疑难杂症效验秘方系列 （第二辑）

耳鼻喉疾病
效验秘方

主　编　杨淑荣

中国医药科技出版社

内 容 提 要

　　本书精选治疗耳鼻喉疾病的验方数百首，既有中药内服方，又有针灸、贴敷等中医外治方；既有古今中医名家经验方，又有民间效验方。每首验方适应证明确，针对性强，疗效确切，患者可对症找到适合自己的中医处方。全书内容丰富，通俗易懂，是家庭求医问药的必备工具书。

图书在版编目（CIP）数据

耳鼻喉疾病效验秘方／杨淑荣主编 . —北京：中国医药科技出版社，2017. 1
（疑难杂症效验秘方系列 . 第二辑）
ISBN 978 - 7 - 5067 - 8819 - 9

Ⅰ. ①耳… Ⅱ. ①杨… Ⅲ. ①中医五官科学 - 耳鼻咽喉科学 - 验方 - 汇编
Ⅳ. ①R289. 5

中国版本图书馆 CIP 数据核字（2016）第 272695 号

美术编辑　陈君杞
版式设计　郭小平

出版　中国医药科技出版社
地址　北京市海淀区文慧园北路甲 22 号
邮编　100082
电话　发行：010 - 62227427　邮购：010 - 62236938
网址　www. cmstp. com
规格　710×1020mm ¹⁄₁₆
印张　20
字数　326 千字
版次　2017 年 1 月第 1 版
印次　2019 年 11 月第 2 次印刷
印刷　三河市百盛印装有限公司
经销　全国各地新华书店
书号　ISBN 978 - 7 - 5067 - 8819 - 9
定价　**45. 00 元**

《疑难杂症效验秘方系列》第二辑

编委会

总 主 编 吴少祯

副总主编 王应泉　许　军　刘建青

编　　委（按姓氏笔画排序）

　　　　　　王茂泓　石　强　刘中勇　杨淑荣

　　　　　　李禾薇　李宇恒　张光荣　张芳芳

　　　　　　范志霞　金芬芳　胡小荣　饶克瑯

　　　　　　贾清华　郭新宇　党志政　徐慧慧

　　　　　　葛来安　傅　缨

《耳鼻喉疾病效验秘方》

编委会

主　编　杨淑荣

副主编　谢　强　许增华

编　委（按姓氏笔画排序）

王　颖　王雨薇　亢婷婷

甘丽丽　平江涛　叶　云

刘文娣　宋　济　陈小瑞

林丽佳　饶颖慧　黄婷婷

出 版 说 明

　　昔贤谓"人之所病，病病多，医之所病，病方少"，即大众所痛苦的是病痛多，医者所痛苦的是药方少。然当今之人所病，病病更多；当今之医所病，不是病方少，而是病效方少。故有"千金易得，一效难求"之憾。

　　《内经》云："言病不可治者，未得其术也"。"有是病，必有是药（方）"，对一些疑难杂症，一旦选对了方、用对了药，往往峰回路转，出现奇迹。

　　本套《疑难杂症效验秘方系列》第一辑于 2014 年初出版后，受到广大读者的热烈欢迎，不到 3 个月就销售一空，屡次重印。为此，我们组织专家编写了《疑难杂症效验秘方系列》（第二辑），包括糖尿病、冠心病、胃肠疾病、性病、耳鼻喉疾病、儿科疾病、头痛眩晕、便秘泄泻、产前产后病等，共计 9 个分册。第二辑延续第一辑的编写体例，每分册精选古今文献中效方验方数百首，既有中药内服方，又有针灸、贴敷等外治方。每首验方适应证明确，针对性强，疗效确切，患者可对症找到适合自己的中医处方，是家庭求医问药的必备参考书。

　　需要说明的是，原方中有些药物，按现代药理学研究结果是有毒性和不良反应的，如川乌、草乌、天仙子、黄药子、雷公藤、青木香、马兜铃、生半夏、生南星、木通、商陆、牵牛子，等等，这些药物尤其是大剂量、长时间使用易发生中毒反应。故在选定某一验方之后，使用之前，请教一下专业人士是有必要的！

　　本套丛书参考引用了大量文献资料，在此对原作者表示衷心感谢！最后，愿本套丛书所集之方，能够解除患者的病痛，这将是我们最为欣慰的事。

中国医药科技出版社

2016 年 10 月

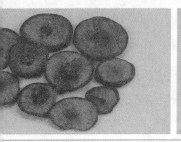
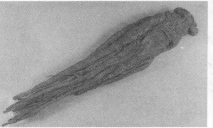
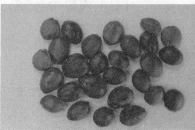

目录

第二章 鼻腔疾病

第三章　咽科疾病

第四章　喉科疾病

第一章

耳 科 疾 病

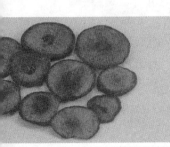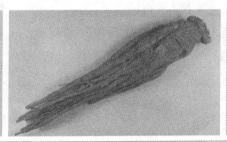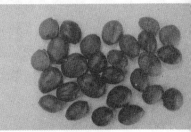

第一节　耳廓假性囊肿

　　耳廓假性囊肿，长期以来由于对该病的认识不同而命名各异，曾被称为耳廓非化脓性软骨膜炎、耳廓浆液性软骨膜炎、耳廓软骨间积液等，临床表现为耳廓外侧面出现局部性囊肿样隆起，常因刺激后加速增大；有胀感，无痛，有时有灼热和痒感；小囊肿仅有隆起，大时隆起明显，有波动感，无压痛，表面肤色正常；穿刺可抽出淡黄色液体，生化检查为丰富的蛋白质，细菌培养无细菌生长。

　　耳廓假性囊肿病因不明，目前认为与机械性刺激、挤压有关，造成局部微循环障碍，引起组织间的无菌炎性渗出而发病。临床上常用穿刺抽液加压包扎、高渗液囊腔注入等方法进行治疗。

　　耳廓假性囊肿属于中医学"耳廓痰包"的范畴，主要因脾胃功能失调，痰浊内生，复受风邪外袭，挟痰浊上窜耳廓，痰浊凝滞，困结于耳而为病。治疗上采用祛痰散结、疏风通络之法。

艾灸

　　艾灸一炷

　　【用法】艾灸一炷，点燃一端对准隆起部位 1～2cm 处灸，每天 2 次，1 次 30～40 分钟，经常清除艾灰，保持温热，使局部有温热舒适感，而无灼痛，艾灸处的皮肤呈红晕为宜（可让家人按照上法操作，避免烫伤）。

　　【功效】疏风解表，温经散寒，活血通络，双向调节。

　　【适应证】耳廓假性囊肿（痰瘀凝滞证）。

　　【疗效】22 例中，治愈 22 例（占 100%），无效 0 例。

　　【来源】李爱玮，姜美香. 艾灸治疗耳廓假性囊肿疗效观察. 中医外治杂志，2004，13（5）：38

煅石膏

　　煅石膏 100g

【用法】①以碘伏或乙醇棉球将患耳严格消毒，于囊肿最低处以注射器将囊液全部抽出，然后以消毒棉球压迫片刻以止血；②无菌干棉球堵塞外耳道口；③以煅石膏100g加水45～60ml搅拌均匀，使之呈可塑或流动状态；④将耳廓内外侧包埋，厚度1～1.5cm，可将外形修整少许，使之表面圆滑，约5分钟后，煅石膏凝固于耳廓；⑤1周后以石膏剪拆除石膏；⑥伴有感染可同时给予广谱抗生素口服。

【功效】清热，收敛。

【适应证】**耳廓假性囊肿（痰浊凝滞证）。**

【疗效】本组病例中，54只耳采用此方法一次均获痊愈，其中有12例来本院前曾多次行穿刺抽液或切开引流治疗，但始终未愈，并有轻度感染，应用煅石膏压迫1周后，感染消除，囊肿消失，未再复发。有7例在1～2周后复发，再次应用此法将囊液抽出后以煅石膏压迫1周，均未再复发。

【来源】张书民，张卫红，李洪义.煅石膏治疗耳廓假性囊肿57例临床体会.辽宁中医杂志，2005，32（11）：1166

石膏棉花糊

石膏适量 棉花适量

【用法】取侧卧位，患耳朝上，用碘伏原液消毒患处及耳廓内外侧面皮肤。取10ml 7号针头一次性注射器，针头自囊肿最下部直接刺入囊腔，尽可能抽取囊腔内的液体，抽尽后用无菌纱布按压局部1～3分钟，外耳道口放置橡皮管（直径与外耳道口相同），用无菌蒸馏水调匀混有无菌棉花的石膏糊涂敷于患处，并扩展到耳廓的内外侧面。患处石膏略厚于周围，待石膏凝固后，拔出橡皮管，用无菌纱布包扎、压实。固定2周后剥离石膏即可。

【功效】清热，收敛，加压包扎；混有棉花有利于石膏的固定及愈合后的石膏剥离。

【适应证】**耳廓假性囊肿（痰浊凝滞证）。**

【疗效】临床治愈为囊肿消失，无任何不适症状。结果1次治愈272例，占72%；2次治愈81例，占21.8%；多次治愈22例，占5.8%。无感染发生。

【来源】陈琴兰，庄丽，王亚红.石膏棉花糊治疗耳廓假性囊肿375例.实用中医药

杂志，2015，31（7）：672－673

中药外敷加石膏绷带固定

芒硝 30g　生大黄 15g　三七 10g

【用法】上药共研细末，冷开水适量调成糊状备用。石膏绷带剪成 6cm×9cm，3 块；8cm×10cm，2 块（根据耳廓大小而异）。囊肿及周围耳廓常规消毒（2% 碘酒，75% 乙醇脱碘或安尔碘），用无菌注射器自囊肿最低部位穿刺抽尽囊内液体，拔出针头后，用消毒棉球压迫针眼处，取单层无菌纱布（纱布大小根据囊肿的范围而定），将中药涂于纱布上，拿掉棉球后，敷于患处，然后再把 5 块石膏绷带浸湿后，先用眼科镊子取出 1 块，按照耳廓形状定型两面加压，小块在囊肿局部加压，大块把整个耳廓全部包裹，并用镊柄把耳廓轮廓显示出来，5 块石膏绷带依次覆盖完毕，待 3~5 分钟石膏凝固变硬后即成型。5~7 日自行拆除石膏。

【功效】清热消毒，消炎消肿止痛；石膏绷带清热祛腐，收敛生肌。

【适应证】**耳廓假性囊肿（痰浊凝滞证）**。

【疗效】58 例 58 耳中，首次治愈 56 耳（96.6%），经 2 次治疗治愈 2 耳（3.4%），治愈率为 100%。

【来源】杨桂森，朱志臣. 中药外敷加石膏绷带固定治疗耳廓假性囊肿 58 例. 河北中医，2004，26（6）：422

倒石膏疗法配合仙方活命饮

金银花 15g　防风 10g　天花粉 10g　赤芍 10g　乳香 10g　白芷 8g
当归尾 8g　陈皮 8g　穿山甲 8g　浙贝母 8g　没药 8g　甘草 6g　牙科石膏粉适量

【用法】在严格无菌消毒下，用 5ml 注射器穿刺抽液，抽出淡黄色浆液性液体。用消毒乙醇棉签把耳廓前面、后面及外耳道消毒，待乙醇挥发干净，取牙科石膏粉用冷开水搅拌调匀，稀稠适中，先将外耳道用棉球堵塞，把调好的石膏浆用小药匙轻轻倒在耳廓前、后面，倒薄薄一层，用电灯烘干，再把石膏粉薄薄撒在一段 100cm×2cm 的纱块上，用冷开水浸湿，把纱块从前到后，从上到下，缠绕耳廓前后包扎。耳廓的三角窝、耳甲腔等凹陷位置都要小心包扎固定，用电灯烘干，再在纱块上铺上一层薄薄的已调好的石膏浆，再用电灯烘干，使耳廓前后面成为薄薄的光滑一层。起初 2~3 天患者均有患耳稍重，听力稍稍下降，3 天后可适应，无其他不适。10 天后拆除石膏，先用水润湿，剪开外面一层石膏直至纱块层，把纱块层慢慢拆除，最后一层在耳廓后面小心剪开，最底层石膏很快脱落，把塞外耳道棉球取出，把耳廓前、后面擦干净即可。

中药水煎服，每日 1 剂。

【功效】清热化痰散结，行气止痛。

【适应证】耳廓假性囊肿（痰热瘀滞证）。

【疗效】本法治疗 30 例患者，治愈（耳廓凹面局部不再出现肿块，1 年内未见复发）29 例，好转（虽无肿块，但半年内复发）1 例。

【来源】梁云燕. 倒石膏疗法配合仙方活命饮治疗浆液性软骨膜炎 30 例. 新中医，2000，32（12）：41－42

🪷 中药内服外用

指迷茯苓丸（《医门法律》）或汤：当归 9g　丹参 12g　地龙 15g　丝瓜络 9g　茯苓 12g　佛手花 9g　郁金 9g

冲和散（《外科正宗》）：炒紫荆皮 150g　炒独活 90g　炒赤芍 60g　白芷 30g　石菖蒲 45g

【用法】指迷茯苓丸，每次 5g，每日 2 次吞服，一般用于症情较缓，囊肿较小者。或用汤药水煎服，日 1 剂。

冲和散研粉，拌醋调匀，敷于患耳，每日更换 1 次，逐时滴醋其上，以湿为度。治疗 1 周为 1 个疗程。

【功效】活血通络，化痰散结，收敛生新。

【适应证】耳廓假性囊肿（痰浊凝滞证）。

【临证加减】抽液后如囊腔内有瘀血者，则加重活血药物用量；若局部疼痛发热，肿处肤色变红者，为痰郁化热，外邪入侵之证，可加蒲公英、龙胆草、紫花地丁、金银花、连翘、柴胡等。

【疗效】痊愈 16 例，显效 7 例，无效 5 例。7 例显效病例，均因接受抽液治疗，囊腔内有不同程度的出血，检查时透光试验不佳，1 例最多抽液达 9 次，1 例机化畸形使三角凹消失。无效病例中，1 例因公出差来沪，发病后治疗 1 周，因不能久留而中断治疗，2 例因嫌治疗效果太慢在 2 周后中止治疗。

【来源】刘副官．中药内服外敷治疗耳廓囊肿 28 例．上海中医药杂志，1987，(12)：19

第二节　外耳道炎

外耳道炎是外耳道皮肤或皮下组织的广泛的急、慢性炎症，是耳鼻喉科门诊的常见病，多发病。由于潮热的热带地区发病率很高，因而又被称为"热带耳"。根据病程可将外耳道炎分为急性弥漫性外耳道炎和慢性外耳道炎。急性弥漫性外耳道炎临床表现：①疼痛：发病初期耳内有灼热感，随病情发展，耳内胀痛，疼痛逐渐加剧，甚至坐卧不宁，咀嚼或说话时加重；②分泌物：随病情发展，外耳道有分泌物流出，并逐渐增多，初期是稀薄的分泌物，逐渐变稠成脓性。慢性外耳道炎临床表现：耳痒不适，不时有分泌物流出。

外耳道炎常见的病因为：①温度升高，空气湿度过大，腺体分泌受到影响，降低了局部的防御能力；②外耳道局部环境的改变：游泳、洗澡或洗头，水进入外耳道，浸泡皮肤，角质层被破坏，微生物得以侵入；③外伤：挖耳时不慎损伤外耳道皮肤，或异物擦伤皮肤，引起感染；④中耳炎脓液流入外耳道，刺激、浸泡，使皮肤损伤感染；⑤全身性疾病使身体抵抗力下降，外耳道也易感染，且不易治愈，如糖尿病、慢性肾炎、内分泌紊乱、贫血等。外耳道的致病菌因地区不同而有差异，在温带地区以溶血性链球菌和金黄色葡萄球菌杆菌多见，而在热带地区，则以绿脓杆菌最多，还有变形杆菌和大肠杆菌等感染。

外耳道炎属于中医学"耳疮"的范畴，多因挖耳等损伤耳道，风热之邪乘机侵袭；或因污水入耳，脓耳之脓液浸渍染毒而发；或为肝经湿热上结耳道，熏灼肌肤而发；或因久病不愈，阴血耗伤，耳窍肌肤失于濡养而发。治疗上分别采用疏风清热、解毒祛湿、清利肝胆、利湿消肿、养血润燥之法。

四黄膏

四黄膏（医院自制，以黄芩、黄连、黄柏、大黄、乳香、没药等量打细粉，加凡士林而成膏）

【用法】首先清洁外耳道，然后用消毒小棉球蘸上四黄膏适量，贴于外耳道疖表面，如为外耳道炎，则将四黄膏棉球塞于外耳道软骨部，保持 24 小时，每天换药 1 次。

【功效】清热止血，消肿敛疮。

【适应证】外耳道炎、外耳道疖（风热湿邪犯耳证）。

【疗效】经治疗 3~4 次，显效 44 例，有效 8 例，总有效率 100%。

【来源】丁勇．四黄膏治疗外耳道炎、外耳道疖 52 例．中国中西医结合耳鼻咽喉科杂志，2009，11（2）：104

黄连滴耳液

黄连滴耳液（医院自制）：川黄连 100g　生大黄 100g　枯矾 10g　冰片 15g　甘油 500g　95% 乙醇 10ml　蒸馏水 2000ml

【用法】将黄连、生大黄加水 1000ml，煎煮 2 次过滤，浓缩至约 400ml，加入枯矾溶化，滤过。取乙醇溶解冰片，加甘油，再将上面滤过的药液加入甘油中，添加蒸馏水至 1000ml，分装 5ml 一支配用。先外耳道清洁，耵聍及菌团物清除，用 4% 浓度的双氧水进行清洗并擦干，黄连滴耳液滴耳，3 次/天，早、中、晚各 1 次，每次滴 3~4 滴。停止服用抗生素，禁耳道进水和掏耳。

【功效】燥湿，解毒。

【适应证】真菌性外耳道炎（风热湿邪犯耳证）。

【疗效】治疗 30 例，痊愈 15 例，显效 9 例，有效 5 例，无效 1 例，总有效率 96.67%，痊愈率 50.00%。

【来源】张胜男，张赫男．中药治疗真菌性外耳道炎的临床观察．中国实用医药，2013，8（34）：152－153

耳炎粉

黄连 2g　密陀僧 1g　儿茶 0.5g　冰片 2g

【用法】将黄连、密陀僧、儿茶三味药碾成粉末，过细筛，再将冰片 2g 加入研锅，研成细末，最后将黄连、密陀僧、儿茶三味和冰片调匀，装瓶备用。先将患耳道用双氧水洗净，用脱脂棉将耳道擦干净，将苇筒（或输液管）剪成马蹄形，把药粉吹入患处，按病情每日 1~2 次，用药期间忌辛辣食物。

【功效】清热燥湿杀菌，止痛敛疮。

【适应证】**破溃性外耳道炎（风热湿邪犯耳证）。**

【疗效】治疗 7 天痊愈的 2 例，8 天痊愈的 1 例，10 天痊愈的 1 例。

【来源】多运贵. 自制耳炎粉治愈 4 例破溃性外耳道炎. 中医外治杂志，2003，12 (6)：46 – 47

吹耳散

朱砂 3g　牛黄 0.6g　冰片 3g　硼砂 15g　枯矾 15g　磺胺噻唑 3g

【用法】混合研细备用。先将患耳用 3% 双氧水冲洗，再以药棉拭净，后用喷粉器喷入吹耳散粉剂少许，每日 1 次。如渗出液较多者，可每日 2 次，直至痊愈。

【功效】消炎，解毒。

【适应证】**慢性外耳道炎（血虚生风化燥证）。**

【疗效】治疗慢性外耳道炎 23 例，痊愈 22 例，1 例无效。

【来源】杜纬国，刘跃宁. 吹耳散治疗外耳道疾病. 河北中医，1984，(2)：57

复方黄鱼膏

三黄粉 30g（大黄、黄柏、黄芩、苦参各等份研末过筛 100 目）10% 鱼石脂软膏 30g　核桃油 30g（核桃仁 25g、植物油 50g 炸枯后过滤去渣）　医用石炭酸 1mg

【用法】将石炭酸溶入核桃油中，加入鱼石脂软膏搅拌后投入三黄粉，于油膏缸内调和均匀入有色瓶中贮藏，或将预先剪制的消毒棉纱条（1.5 ~

2.5cm）浸入备用。首诊时仔细清除外耳道分泌物后，将黄鱼膏纱布条或棉栓敷塞于外耳道内。疖肿未溃破者切勿敷塞过紧，每日换药 1 次；症状较重或病程 3 天以上者，每日换药 2 次。换药前均需清洁外耳道，不加用其他中西药物。

【功效】清热解毒，止痛消肿。

【适应证】外耳道炎及疖（风热湿邪犯耳证）。

【疗效】治疗外耳道炎及疖 37 例，外耳道肿胀减轻，分泌物减少，疼痛减轻或消失时间：用药后最快者 1.5 小时，最长者 60 小时，平均 31 小时。疖肿吸收、自行溃破 14 例，切开引流 1 例。治愈天数：最短者 3 天，最长者 4 天。平均 4 天。

【来源】郑光正. 复方黄鱼膏治疗外耳道炎及疖. 云南中医杂志，1992，13（6）：9 - 10

通耳散

枯矾 10g　五倍子 10g　全蝎 10g　硼砂 10g　冰片 25g　黄丹 5g

【用法】将上药共研极细粉装瓶备用。常规消毒耳门，耳廓皮肤，用 3% 双氧水清洗外耳道分泌物，将通耳散用硬纸筒吹入耳道。要求药粉分布均匀，每日 2 次。

【功效】祛风湿，除痒痛，消肿胀，活血络，通耳窍。

【适应证】渗出性外耳道炎（风热湿邪犯耳证）。

【疗效】治愈 30 例：局部渗液停止，瘙痒消失，外耳道皮色正常，3 个月不复发；显效 17 例：渗液明显减少，瘙痒基本消失，皮肤颜色由暗转红；无效 3 例：用药 3 周以上，诸症无明显好转。

【来源】于树林，丛庆芝. 通耳散治疗渗出性外耳道炎 50 例. 中国中医药信息杂志，1996，3（6）：31

冰黄液

花椒 30g　黄连 30g　黄芩 30g　黄柏 30g　五倍子 30g　大黄 30g
冰片 6g

【用法】按下述方法制备：①将中药饮片花椒、黄连、黄芩、黄柏、五倍子、大黄洗净，60℃烘干；②将烘干的花椒、黄连、黄芩、黄柏、五倍子、大黄入麻油中浸泡24小时，在耐火容器中置电炉上加热100~120℃煎炸至花椒、黄连、黄芩、黄柏、五倍子、大黄焦黑色；③过滤，滤液放至温度约为70℃；④将冰片放入70℃的滤液中趁热搅拌溶解，充分混匀；⑤加入液体石蜡至1000ml；⑥在洁净环境中将混匀的滤液灌装于无菌密闭容器中备用。用预先制备的无菌小纱条浸冰黄液0.5ml后，予患者外耳道换药，鼓膜有炎症者可使其接触鼓膜，松紧适度；外耳道宽大者可塞入2条，使其充分接触外耳道壁，每日2次，疗程为5天。治疗观察过程中均不给予全身应用抗生素。

【功效】清热解毒，消肿止痛，祛腐生肌，燥湿排脓。

【适应证】**急性弥漫性外耳道炎（风热湿邪犯耳证）。**

【疗效】46例中，治愈41例，好转3例，无效2例，总有效率95.7%。

【来源】刘盛林，刘兴，展翼，等. 冰黄液外用治疗急性弥漫性外耳道炎的临床研究. 中国中西医结合耳鼻咽喉科杂志，2011，19（3）：159－162

🪷 吹耳散

枯矾10g　轻粉2g　冰片2g

【用法】上药各研细末，过80~100目筛，混匀装瓶备用。吹药前先将外耳道脓液清洗干净，然后用吹粉器或塑料管将药散吹入耳道内，每日2~3次，每次少许。第2天用药前，须将上一天吹入的药散及脓液清洗干净。

【功效】清热解毒，燥湿收敛，生肌祛腐。

【适应证】**外耳道炎，急、慢性中耳炎（风热湿邪犯耳证）。**

【疗效】外耳道炎，急、慢性中耳炎52例61耳中，其中外耳道炎22例，痊愈17例，显效4例，有效1例，无效0例，有效率100%；急性中耳炎12例，痊愈8例，显效1例，有效2例，无效1例，有效率97.1%；慢性中耳炎18例，痊愈13例，显效2例，有效2例，无效1例，有效率94.4%。总共痊愈38例，显效7例，有效5例，无效2例，有效率96.4%。

【来源】吴爱先. 吹耳散治疗耳疾52例临床观察. 国医论坛，1995，（2）：24

甘冰酊

甘草 冰片适量

【用法】将生甘草切薄片盛于密闭容器中,倒入 75% 乙醇,以浸没甘草为度。2 周后将甘草捞出,压榨取液,所剩药渣以原乙醇再次浸泡 1 周后压榨,两次所得溶液相混并过滤,再将研成细末的冰片按 5% 的比例加入,搅匀后即得棕褐色之甘冰酊,分装小滴瓶中备用。治疗前先以卷棉子或小棉签清洁外耳道,然后以甘冰酊滴耳。1 天 3 次,3 天为 1 个疗程,一般治疗 1~2 个疗程。

【功效】清火解毒,止痛,防腐止痒。

【适应证】**外耳道炎或疖（风热湿邪犯耳证）。**

【疗效】175 例中,治愈 162 例,好转 13 例,总有效率 100%。

【来源】马连运. 甘冰酊治疗耳疖、耳疮 175 例. 中医外治杂志,2008,17（2）:49

韭菜汁滴耳

韭菜 250g

【用法】切取韭菜白杆后捣烂,过滤取新鲜汁。用去针头的注射器抽取约 1ml 韭菜汁,滴入患耳,一般每日滴 2~3 次,每次滴洗后留液浸洗约 10 分钟。

【功效】清热解毒,收湿敛疮。

【适应证】**外耳道炎（风热湿邪犯耳证）。**

【疗效】外耳道炎 2 例,连用约 1 周,症状缓解。

【来源】陈佩玲. 韭菜汁滴耳治疗外耳道炎. 中国民间疗法,2013,21（9）:42

三黄滴耳液

黄连 60g 黄柏 60g 大黄 60g 苦参 60g

【用法】将上药洗净,加水 2000ml 浸泡 48 小时,文火煎煮 30 分钟,待冷后再用文火煎 30 分钟,冷却后去滓过滤,分别装入无菌小瓶中备用。8 例流脓患者在应用本药前均先用 3% 双氧水清洗外耳道或鼓室分泌物。嘱咐患者取患耳向上位，滴入三黄滴耳液6滴（小儿减半），耳浴10分钟左右，每日3次，7天为1个疗程。急性患者同时应用有效抗生素。

【功效】清热利湿，消炎解毒。

【适应证】**急、慢性外耳道炎、中耳炎（风热湿邪犯耳证）。**

【疗效】在急性外耳道炎、急性中耳炎患者40例中，32例7天内临床症状消失，干耳，检查恢复正常；8例在2周内症状消失，干耳。在慢性外耳道炎和慢性单纯型化脓性中耳炎患者10例中，2周内干耳7例，3例在经过2周治疗后分泌物减少，炎症减轻。全部50例患者均未见有头晕，头痛，眩晕，恶心，呕吐，耳痛，耳鸣，听力减退等副反应发生，总有效率100%，治愈率94%。

【来源】王浩澜. 三黄滴耳液的临床治疗观察. 内蒙古中医药，2011，30（5）：13－14

外耳炎散

黄连10g 海螵蛸10g 冰片10g 枯矾少许

【用法】上药共研成粉状，加适量香油，装入瓶中备用。先用棉签蘸3%双氧水，清除局部分泌物及脱屑，涂上中药外用剂，每天换药1次，重者每天2次。如果渗出过多，可清洗后将不加香油的粉剂吹入，治疗期间不服其他药物。6天为1个疗程。

【功效】止痛，清热解毒，敛湿。

【适应证】**弥漫性外耳道炎（风热湿邪犯耳证）。**

【疗效】158例弥漫性外耳道炎患者，经4～10天（平均6天）治愈，无1例并发症。

【来源】项广东，况忠信，黄燕凌. 自制中药外用剂治疗弥漫性外耳道炎158例. 沈阳部队医药，2003，16（5）：391

蔡氏耳炎散

白矾20g 钩吻6g 轻粉3g 冰片6g 煅硼砂20g

【用法】白矾、轻粉研面后加钩吻、冰片、煅硼砂粉混匀，装瓶备用。①先用3%双氧水洗净外耳道后，用吹散器将耳炎散喷入外耳道内，每日2次。

②将耳炎散加入液状石蜡调匀过滤后装入眼药水瓶内备用。用时先用双氧水洗净耳内分泌物，然后滴入药液 2~3 滴，每日 2 次。③将耳炎散加香油调成稀糊状，滴耳内 1~2 滴，滴后让患者侧仰头部，使药直达病所，每日 2 次。

【功效】芳香通窍，燥湿解毒。

【适应证】急、慢性中耳炎、外耳道炎，旋耳疮，耳内红肿痒痛等证。

【来源】仝选甫，蔡纪堂. 中国现代百名中医临床家丛书 – 蔡福养. 北京：中国中医药出版社，2007

第三节　外耳道疖

外耳道疖是指发生于外耳道的疖肿，以耳痛、外耳道红肿为特征，是一种多发病，夏季更为多见，是耳科常见病之一。主要症状为耳痛剧烈，张口、咀嚼时尤甚，严重时牵引同侧头痛，全身可有发热、恶寒等症。外耳道疖检查有耳廓牵拉痛及耳屏压痛，外耳道壁局限性红肿、隆起，肿甚者可堵塞外耳道，脓肿溃破后外耳道可见脓血。

本病病因中多有挖耳病史，致病菌多为葡萄球菌侵入毛囊、皮脂腺所致。

本病的表现明显，一般容易诊断。如有发热等全身反应，应检验白细胞或血常规；对本病还应检查血糖和尿糖，作脓液或血的细菌培养及药物敏感试验。

临床上外耳道疖的治疗方法主要有：可用 1%~2% 酚甘油或 10% 鱼石脂甘油棉栓留置外耳道内，或局部涂中药消肿散加 2% 达克罗宁黄连素软膏；必要时给抗菌药物及镇痛药；局部热敷、理疗或普鲁卡因封闭治疗；疖肿已有波动者，可行切开引流。反复发病者，应注意有无慢性消耗性疾病，如糖尿病、肾炎、营养不良等，并给予相应的治疗。

外耳道疖属中医学"耳疖"的范畴，系风热邪毒上攻耳窍或肝胆湿热上蒸，致耳道气血瘀滞、血肉腐败而成。治疗上以疏风清热、解毒消肿或清泻肝胆、利湿消肿为原则。除中药内服外，中药制剂外敷、针灸疗法等中医特色治疗亦是治疗外耳道疖的方法。

🌸 五味消毒饮加味

金银花30g　野菊花30g　紫花地丁30g　蒲公英30g　玄参30g
天葵子15g　升麻6g　黄连6g　乳、没各6g　皂角刺10g　穿山甲10g
柴胡10g

【用法】每日1剂，按常规先水煎2次，共取汁约300ml，分3次于饭后加白酒1~2匙口服。上药渣第3次水煎时，宜多加水约600ml，取汁500ml，倒入小盆中，取干净小毛巾一条，待药汁不烫皮肤时，乘热用毛巾浸汁后外敷患耳，药汁凉后，再加热外敷。每次30分钟，1日3次。

【功效】清热解毒，消肿除疮。

【适应证】**严重外耳道疖肿（风热邪毒外侵型及肝胆湿热上蒸型）**。症见：除外耳道肿胀外，常伴耳廓周围的高度肿胀，疼痛较剧烈，多伴有全身症状。

【临证加减】凡大便干结者，加生大黄6g（后下）。以上为成人常用剂量，小儿酌减。

【疗效】本组30例，经上方上法治疗，用药3~7剂后全部治愈，半年后随访均未复发。

【来源】汪宁波.五味消毒饮加味治疗严重外耳道疖肿.四川中医，1994，(8)：50-51

🌸 冰黄散

4份生大黄　1份冰片

【用法】由4份生大黄、1份冰片制成粉剂，用石腊油调匀浸透棉条后外敷于耳道，每天更换1次，5天为1个疗程。

【功效】清热泻火，活血消痈。

【适应证】**外耳道疖（气血瘀滞，血肉腐败证）**。症见：急起耳痛，伴同侧头痛，牵拉耳廓及按压耳屏则加剧，部分可伴周身不适及发热等症状，外耳道局限性红肿。

【疗效】共50例，治愈38例，好转9例，无效3例，总有效率为94%。

【来源】陶欣，孙静．冰黄散治疗外耳道疖的临床观察．湖南中医药大学学报，2000，20（4）：62

甘冰酊

生甘草　75%乙醇　冰片

【用法】将生甘草切薄片盛于密闭容器中，倒入75%乙醇，以浸没甘草为度。2周后将甘草捞出，压榨取液，所剩药渣以原乙醇再次浸泡1周后压榨，两次所得溶液相混并过滤，再将研成细末的冰片按5%的比例加入，搅匀后即得棕褐色之甘冰酊，分装小滴瓶中备用。治疗前先以卷棉子或小棉签清洁外耳道，然后以甘冰酊滴耳，1天3次，3天为1个疗程，一般治疗1~2个疗程。

【功效】疏风清热解毒。

【适应证】外耳道疖（风热邪毒外侵型及肝胆湿热上蒸型）。

【疗效】175例中，治愈162例，好转13例，总有效率100%。

【来源】马连运．甘冰酊治疗耳疖、耳疮175例．中医外治杂志，2008，17（2）：49

西黄丸

牛黄0.9g　麝香4.5g　乳香30g　没药30g

【用法】上药各去油，研极细末，耳疖溃破前用香油或白酒调涂，若已溃破则用生理盐水调涂，每日1~2次。

【功效】清热解毒，活血散结，消肿定痛。

【适应证】外耳道疖（风热邪毒外侵型及肝胆湿热上蒸型）。

【疗效】60例中，痊愈41例（68.13%），有效19例（31.17%），总有效率100%。

【来源】赫冀桂，贾春芒，刘文泰，等．西黄丸外治耳疖60例临床观察．河北中医药学报，2000，15（1）：21

耳疖膏

蟾酥6g　洋金花6g　乳香6g　没药6g　血竭6g　儿茶6g　冰

片 3g

【用法】先将乳香、没药麸炒去油，与余药共研成细末，加适量蜂蜜调匀制成膏药。用时根据疖肿大小，将耳疖膏均匀地涂布于棉栓上塞敷患处。每日或隔日换药 1 次，直至病愈。

【功效】活血化瘀，消肿止痛。

【适应证】**外耳道疖（风热邪毒外侵型及肝胆湿热上蒸型）。**

【疗效】显效：用药 24 ~ 72 小时红肿疼痛消退；有效：治疗 7 天内红肿疼痛减轻，局部脓头破溃；无效：治疗 7 天后局部症状未见改善，肿痛加剧。共 108 例，显效 65 例，有效 29 例，无效 14 例，总有效率 87.0%。

【来源】沈国勤. 中药耳疖膏治疗外耳道疖肿 108 例. 浙江中西医结合杂志，1995，5（S1）：65

第四节　分泌性中耳炎

分泌性中耳炎是以中耳积液及听力下降为主要特征的中耳非化脓性炎性疾病，又称卡他性中耳炎、黏液性中耳炎、浆液性中耳炎等，中耳积液甚为黏稠者称胶耳。多发于秋冬季节，小儿及成人均可发病。根据病程长短，一般分为急性和慢性两种，病程长达 8 周以上者即为慢性，主要是因急性期未得到及时与恰当的治疗，或由急性分泌性中耳炎反复发作、迁延、转化而来。临床表现为：①听力减退：主要为传导性耳聋、自音增强；②耳痛、耳内闭塞感或胀闷感；③耳鸣。检查可见：①鼓膜：松弛部或全鼓膜内陷，鼓室积液时鼓膜失去正常光泽，鼓气耳镜检查鼓膜活动受限；②纯音测听呈传导性耳聋或混合性耳聋，以低频为主；③声阻抗检查平坦型。

目前认为咽鼓管功能障碍、中耳局部感染和变态反应等为其主要病因。任何原因导致的全身或局部免疫功能低下，均可诱发分泌性中耳炎的发生。本病西医主要治疗手段为药物及手术。

分泌性中耳炎属于中医学"耳胀""耳闭"的范畴，耳胀多由风邪侵袭，经气痞塞而致；耳闭多为耳胀反复发作，迁延日久，由邪毒滞留而致，与脏腑失调有关，因此多为虚实夹杂之证。治疗方面，在辨证用药的基础上，应注意通窍法的运用。

通耳窍方

柴胡 香附 川芎 石菖蒲各10g 当归15g 红花 泽兰 法半夏 茯苓各10g 水蛭5g

【用法】水煎服，每日1剂，连续服1个月以上。同时配合自行咽鼓管吹张法（捏鼻鼓气法）、鼓膜按摩法及耳前后穴位按摩法，早、晚坚持进行。

【功效】祛瘀除痰，行气通窍。

【适应证】**渗出性中耳炎，咽鼓管阻塞（气滞血瘀痰凝证）。**

【来源】李凡成，徐绍勤．中国现代百名中医临床家丛书－谭敬书．北京：中国中医药出版社，2007

抗渗耳方

柴胡 香附各10g 川芎 石菖蒲 白术 茯苓 金银花各15g 黄芪30g 当归 黄芩各12g 水蛭 炮山甲各5g 泽泻20g

【用法】水煎服，每日1剂。

【功效】健脾利水，化瘀通络，清热解毒，行气通窍。

【适应证】**渗出性中耳炎（脾虚饮停，挟热挟瘀证）。**

【来源】李凡成，徐绍勤．中国现代百名中医临床家丛书－谭敬书．北京：中国中医药出版社，2007

李淑良宣肺散邪方

①三拗汤加减：麻黄9g 杏仁9g 甘草9g 葶苈子12g 白芷12g 石菖蒲9g 荆芥10g 防风9g 枳壳10g

②银翘散加减：金银花20g 连翘12g 桔梗9g 淡竹叶9g 甘草6g 荆芥12g 淡豆豉9g 芦根12g 前胡9g 车前子9g

③九味羌活汤加减：羌活6g 防风9g 苍术6g 细辛2g 川芎

9g 白芷9g 甘草6g 陈皮9g 厚朴9g 大腹皮9g

【用法】水煎服，日1剂，5剂为1个疗程，共观察3个疗程。

【功效】①三拗汤加减：宣肺散邪，解表；②银翘散加减：宣肺散邪，清热解毒；③九味羌活汤加减：宣肺散邪，祛湿清热。

【适应证】分泌性中耳炎早期（风寒郁肺型；肺经风热型；湿热郁肺型）。

【疗效】本组60例治愈56例，好转4例，总有效率100%。其中风寒郁肺型20例，治愈19例，好转1例；肺经风热型24例，治愈22例，好转2例；湿热郁肺型16例，治愈15例，好转1例。

【来源】江宁. 从肺论治分泌性中耳炎早期60例. 山东中医杂志，2005，24（3）：155－156

🪷 宣肺聪耳汤

柴胡12g 白芷10g 桔梗10g 桑白皮10g 辛夷花10g 车前子10g 葛根10g 路路通10g 茯苓10g 僵蚕6g，甘草6g

【用法】水煎，1剂/天，每剂分2次温服，1个疗程7天。

【功效】宣肺化湿，通窍聪耳。

【适应证】急性分泌性中耳炎（肺气不宣，痞塞耳窍证）。

【临证加减】对于偏风寒，加桂枝6g、麻黄3g、细辛2g；偏风热，加黄芩、牡丹皮各10g，蝉蜕5g；伴湿重痰多者，加芥子、陈皮、半夏各10g。

【疗效】本组36例，治愈24例，有效10例，无效2例，总有效94.44%。

【来源】叶宝祥，刘一贞，秦勇. 宣肺聪耳汤治疗急性分泌性中耳炎疗效观察. 中医临床研究，2014，6（16）：59－60

🪷 通窍耳聋汤

柴胡15g 香附（醋制）12g 川芎12g 葛根15g 通草12g 丝瓜络15g 石菖蒲15g 丹参15g 全蝎12g 白芷12g 茯苓30g 甘草6g

【用法】小儿用量酌减。每日1剂，水煎，分早、晚2次服，1～2周为1个疗程。

【功效】行气活血，通络开窍。

【适应证】**分泌性中耳炎（气滞挟湿瘀型）。**

【临证加减】若鼻塞加苍耳子6g、辛夷花12g；黄脓涕多者加鱼腥草15g、黄芩15g；若脾虚明显者加党参15g、白术12g；痰多者加法半夏10g、浙贝母15g。

【疗效】60例中，治愈35例，好转22例，无效3例，有效57例，有效率为95.00%。57例耳闷堵感，治愈33例，好转21例，无效3例；听力下降33例，治愈19例，好转12例，无效2例；耳膜内陷48例，治愈28例，好转18例；12例有鼓室积液，治愈7例，好转5例，无效1例。

【来源】柴峰. 通窍耳聋汤治疗分泌性中耳炎疗效观察. 河南中医学院学报，2003，18（5）：61－62

宣肺通窍汤

路路通12g 穿山甲12g 川芎12g 辛夷花10g 苍耳子10g 白芷10g 麻黄各9g 甘草6g 细辛3g

【用法】每日1剂，水煎服，以上为成人剂量，儿童可酌情减量。

【功效】驱邪宣肺，通窍聪耳。

【适应证】**急性分泌性中耳炎（风寒袭肺型）。**

【临证加减】咽中不利，加射干、桔梗；气虚者加黄芪、党参；阳虚者加干姜、附子。

【疗效】治愈48例，好转12例，未愈4例，总有效率94%。治愈病例中，服药最少者5剂，最多者20剂。用药达10剂，症状体征无改变，视为无效。

【来源】韩潮，高仁虎. 宣肺通窍汤治疗急性分泌性中耳炎疗效观察. 陕西中医，2013，34（4）：440－441

三拗汤加减

麻黄15g 杏仁15g 甘草10g 荆芥10g 防风10g 淡豆豉10g

桔梗 10g　柴胡 15g　香附 9g　川芎 12g

【用法】水煎服，1 日 1 剂，早、晚分服。治疗 7～10 天后判定疗效。

【功效】宣肺通窍。

【适应证】**分泌性中耳炎（风邪犯肺型）。**

【临证加减】外受风寒者，去淡豆豉，加桂枝 10g、细辛 3g；外受风热者，去柴胡，加菊花 10g、连翘 10g。

【疗效】治愈 21 例，有效 8 例，无效 1 例，总有效率 90.0%。

【来源】王秉权，申琪. 三拗汤加减治疗急性分泌性中耳炎 30 例. 中医研究，2013，26（11）：14－16

🌸 通窍活血汤加味

赤芍 20g　桃仁 12g　红花 12g　川芎 15g　老葱 12g　生姜 12g
麝香 0.15g　柴胡 10g　石菖蒲 10g　升麻 10g　红枣 10g

【用法】每日 1 剂，水煎 2 次，取汁 500ml，分 3 次服。14 岁以下者，药物剂量减半。治疗 2 个疗程，每个疗程 7 天。2 个疗程结束后随诊 1 个月。

【功效】行气活血，通窍开闭。

【适应证】**慢性分泌性中耳炎（气血瘀阻证）。**

【疗效】治疗 55 例 64 耳，治愈 32 耳，显效 16 耳，有效 13 耳，无效 3 耳，有效率为 95.13%。随诊 1 个月，治疗 55 例 64 耳，治愈 32 耳，显效 16 耳，有效 13 耳，无效 3 耳，总有效率为 95.13%。

【来源】贺兴，李婷婷，梁山. 通窍活血汤治疗慢性分泌性中耳炎的疗效观察. 中医研究，2013，35（5）：59－60

🌸 小柴胡汤

柴胡 12g　黄芩 9g　半夏 9g　生姜 9g　人参 6g　炙甘草 6g　大枣 4 枚

【用法】1 剂/天，水煎 2 次，分 2 次温服。

【功效】和解少阳。

【适应证】**儿童分泌性中耳炎（邪犯少阳证）。**

【临证加减】病初起者，加荆芥、防风、石菖蒲各9g；迁延不愈成为慢性者，加用当归、石菖蒲、路路通各10g。

【疗效】临床治愈（自觉听力恢复，且无耳胀，耳闭感觉；听力检查基本正常，声导抗呈A型）28例，好转（听力改善，声导抗呈A型）8例，无效（症状及声导抗检查无明显改善）4例，总有效率为90%。

【来源】汪厚祥．小柴胡汤治疗分泌性中耳炎40例．湖北中医杂志，2001，23（1）：32-33

调中益气汤

黄芪3g　人参1.5g　甘草1.5g　苍术1.5g　柴胡3g　陈皮3g
升麻1g　蝉蜕3g　防风1g　木香0.5g

【用法】水煎服，日1剂，清晨空腹服之。

【功效】健脾渗湿，调中升阳开窍。

【适应证】**小儿分泌性中耳炎（脾虚失运证）。**

【疗效】5天后复诊，耳闷、耳鸣较前减轻，唤之较前爽应。嘱其再进5剂，后又复诊，患儿听力明显上升，耳疼消失，耳闷、耳鸣较前减轻。继服1月，听力正常，诸症悉平，告愈。随访1年未复发。

【来源】段淑兰，王景云．调中益气汤儿科临床应用举隅．四川中医，2005，23（4）：70

干祖望升清流气饮加减

升麻10g　柴胡10g　黄芪15g　陈皮10g　青皮10g　半夏10g

【用法】加水煎成400ml，分早、晚2次服，连服1~3个疗程。配合外用1%麻黄素滴鼻。

【功效】行气活血，化痰通窍。

【适应证】**分泌性中耳炎（气血阻滞证）。**

【临证加减】若痰热阻窍，咽鼻不利，伴见咽痛咳痰黄稠，咽黏膜红肿，或鼻塞流涕黄稠，鼻甲红肿，舌红、苔黄腻，脉滑数者，加黄芩、鱼腥草、胆南星；鼻痒重者，配加苍耳子、白芷、诃子；若素体肺肾阴虚，伴见咽干痛不适，潮热盗汗，五心烦热，舌红无苔，脉细数者，则加牡丹皮、黄柏。

【疗效】本组患者经治疗结果痊愈 114 耳，好转 18 耳，无效 10 耳，总有效率 93%。

【来源】田进强，杨军．行气活血化痰通窍法治疗分泌性中耳炎 120 例临床疗效观察．内蒙古中医药，2014，(35)：39

益气聪明汤加味

黄芪 15g　人参 15g　蔓荆子 9g　葛根 9g　白芍 9g　黄柏 6g　升麻 6g　炙甘草 6g

【用法】水煎服，每日 1 剂。

【功效】益气升阳开窍。

【适应证】**老年分泌性中耳炎（脾气虚型）。**

【疗效】痊愈：耳内淡黄色水样物消失，无耳鸣、耳聋、耳闷，听力恢复到发病前水平，21 例（72.4%）；好转：耳内淡黄色分泌物基本消失，耳鸣、耳闷症状好转，偶有听力障碍，6 例（20.7%）；无效：服药前后症状体征无变化，2 例（6.9%）。

【来源】单育彦，林学奇，赵光华．益气聪明汤治疗老年分泌性中耳炎 21 例．山东中医药大学学报，1998，22（3）：197－198

苓桂术甘汤加味

茯苓 30g　桂枝 20g　白术 10g　甘草 6g

【用法】水煎服，每日 1 剂。

【功效】温脾化饮。

【适应证】**慢性分泌性中耳炎（脾寒失运证）。**

【临证加减】液体量多质清稀者可加泽泻、猪苓；耳闷胀甚者加石菖蒲、僵蚕、路路通；积液量少较黏稠加浙贝母、全瓜蒌；量少不能抽出加桃仁、红花。

【疗效】治愈 13 例，好转 9 例，无效 4 例，总有效率为 84.6%。

【来源】刘谊．苓桂术甘汤加味慢性治疗分泌性中耳炎．中国民族民间医药杂志，

2006，（5）：264 - 265

开闭饮

柴胡 10g　香附 10g　川芎 10g　陈皮 10g　半夏 10g　茯苓 15g
薏苡仁 15g　杏仁 12g　石菖蒲 10g　路路通 10g　木香 10g　枳壳 10g
苍耳子 10g　甘草 10g

【用法】上药水煎服，每日 1 剂，每天 2 次，分早、晚 2 次温服，每疗程
7 天。

【功效】行气化湿，活血通窍。

【适应证】**分泌性中耳炎（风邪外袭型）。**

【临证加减】外感风寒加防风 10g、荆芥 10g；外感风热加金银花 10g、连
翘 10g；儿童剂量减半。

【疗效】治疗 60 例，治愈 52 例，有效 4 例，无效 4 例，治愈率 86.67%，
总有效率 93.33%。观察 2 个疗程（疗程内症状、体征和指标正常者停止继续
服药），随访 1 个月。

【来源】马胜民，高兴贤，吴健明. 自拟"开闭饮"治疗风邪外袭型耳胀 60 例的临
床观察. 中国中西医结合耳鼻咽喉科杂志，2014，22（5）：368 - 370，373

针灸方

取穴：听宫　听会　百会　丘墟　太冲　内关

【用法】取 1.5～2 寸 30 号针，穴位常规消毒后，直刺 1 寸许，得气后，
留针 30 分钟。阳气虚者加灸法。起针后适当推拿，每日 1 次，10 次为 1 个
疗程。

【功效】调节脏腑，疏通经络。

【适应证】**分泌性中耳炎。**

【疗效】60 例中，治愈 55 例，时间最短不到 1 个疗程，最长 3 个疗程。

【来源】姜兆全. 针灸治疗分泌性中耳炎 60 例. 中医外治杂志，2004，13（2）：24 - 25

第五节　化脓性中耳炎

化脓性中耳炎根据病程长短，一般分为急性和慢性两种，急性化脓性中耳炎是细菌感染引起的中耳黏膜的急性化脓性炎症，好发于儿童，以耳痛，耳内流脓，鼓膜充血、穿孔为临床特点。急性中耳化脓性炎症病程超过 6~8 周时，病变侵及中耳黏膜、骨膜或深达骨质，造成不可逆的损伤，常合并慢性乳突炎，称为慢性化脓性中耳炎，以反复耳流脓、鼓膜穿孔及听力下降为主要临床特点。严重者可引起颅内、外并发症。

急性化脓性中耳炎的主要致病菌为肺炎球菌、流感嗜血杆菌、溶血性链球菌、葡萄球菌及绿脓杆菌等。常见的感染途径有：①咽鼓管途径；②外耳道鼓膜途径；③血行感染：极少见。急性化脓性中耳炎未及时治疗或用药不当，身体抵抗力差，或病菌毒性过强，都可能是急性化脓性中耳炎迁延为慢性的原因。鼻腔、鼻窦、咽部存在慢性病灶易导致中耳炎反复发作；常见致病菌多为变形杆菌、铜绿假单胞菌、大肠杆菌、金黄色葡萄球菌等，病程较长者可有两种以上细菌的混合感染。

本病治疗原则为控制感染，通畅引流，清除病灶，消除病因。主要治疗手段为药物及手术，但有一定的局限性。临床上在本病的治疗多采取中医或中西医结合的治疗方法。

化脓性中耳炎属于中医学"脓耳"的范畴。脓耳是以鼓膜穿孔、耳内流脓、听力下降为主要特征的耳病。发病的外因多为风热湿邪侵袭，内因多属肝、胆、脾、肾脏腑功能失调。初期多为实证、热证；流脓日久，多属虚证或虚中夹实。临证治疗时，在辨证用药的基础上，应注意排脓法的运用。

❀ 加味补中益气汤

黄芪 15g　炙甘草 3g　党参 15g　白术 10g　当归 6g　陈皮 8g
升麻 6g　柴胡 12g　夏枯草 20g　穿山甲 10g　石菖蒲 15g　白芷 10g
【用法】每日 1 剂，水煎至 250ml，分 2 次口服，7 天为 1 个疗程，连用

2~3个疗程。

【功效】健脾渗湿，益气升阳，排脓通窍。

【适应证】**慢性单纯性中耳炎（脾虚湿困证）。**

【临证加减】脾虚邪滞者加薏苡仁 20g、蒲公英 10g、地肤子 8g、茯苓 30g；肾虚骨腐者加熟地黄 30g、山茱萸 15g、黄柏 15g 等。

【疗效】32 例经治疗，痊愈 26 例（81.3%），有效 5 例，无效 1 例，总有效率 96.9%。

【来源】罗素芳. 加味补中益气汤治疗脓耳 32 例. 湖南中医杂志，2002，18（1）：46

🏵 仙方活命饮

金银花 30g　川贝母 10g（研冲）　白芷 10g　赤芍 10g　当归 10g　皂角刺 4g　炮岬 10g　天花粉 20g　乳、没各 10g　龙胆草 10g　黄芩 10g　生大黄 10g（后下）

【用法】水煎服，并用少许药汁冷却后过滤洗耳，而后用消毒棉签拭净外耳。

【功效】清热解毒，活血排脓。

【适应证】**急性化脓性中耳炎（风热外侵证；气滞血瘀证）。**

【疗效】观察 1 例，如此内服外治 10 余日，病证告愈。

【来源】张正凡. 仙方活命饮治疗五官科急症举隅. 中国中医急症，2002，11（1）：72－73

🏵 鲜白毛藤汁滴耳

白毛藤适量

【用法】先用棉签蘸盐水，反复洗净脓垢，再用干棉签揩干。取鲜白毛藤叶捣碎挤汁，滴数滴于耳中，头偏向健侧片刻，轻压耳屏，每日 2~3 次（每日只须洗脓垢 1 次），症状轻者，每日 1~2 次即可，1 周为 1 个疗程。耳道口周围红肿者，用捣碎之叶敷局部。

【功效】清热利湿，祛风解毒。

【适应证】急慢性脓耳（风热外侵证）。

【疗效】21 例均为门诊治疗。16 例经治疗 1 个疗程，症状全部消失，听力逐渐恢复；3 例经复治 1 个疗程而愈；随访 3 个月，未见复发；2 例无效（后经改用中西结合治疗而获痊愈）。

【来源】尹德珍，胡若兰．白毛藤外用治疗脓耳 21 例．实用中医药杂志，1998，14（10）：32

❀ 石榴花滴耳油

石榴花（焙干）3g　枯矾 3g　冰片 1g　蚯蚓（活）2 条　香油 50ml

【用法】将前 3 味共研为细末，用活蚯蚓与香油研烂，共调和后装瓶备用。用棉签清洗外耳道后，将石榴花滴耳油滴入耳内 1～2 滴后，用棉花塞住，每日 2 次，3 天为 1 个疗程。

【功效】清热解毒，燥湿排脓，收敛生肌，止痛。

【适应证】急性化脓性中耳炎单纯型（风热外侵证）。

【疗效】经 1～3 个疗程治疗后，痊愈 11 例（占 68.75%），显效 3 例（占 18.75%），好转 1 例（占 6.25%），无效 1 例（占 6.25%），总有效率 93.75%。

【来源】王秋生，范小艳．石榴花滴耳油治疗化脓性中耳炎．中医外治杂志，2001，10（4）：55

❀ 使君明矾散

使君子 40g　明矾 30g　冰片 10g

【用法】先将使君子撬一小孔塞入黄豆大一块明矾，然后置于锅内炒至明矾溶化为度，取出，加入冰片共研细末，过细筛后装入瓶内备用。先用双氧水洗净患耳脓液，用药棉拭干，再将药粉少许吹入耳内，每日 1 次（不可吹入过多），轻者用药 1 次，重者用至 2～3 次即愈，炎症较重时可配合用消炎药以加强疗效。

【功效】清热解毒，排脓，收敛生肌。

【适应证】**化脓性中耳炎（风热外侵证）。**

【疗效】治疗化脓性中耳炎 70 多例，全部治愈。

【来源】康善哲．使君明矾散治疗化脓性中耳炎．中医外治杂志，2004，13（8）：55

脓耳散

寒水石 120g　冰片 35g　鱼脑石 50g　滑石 25g　甘草 25g

【用法】以上 5 味药共研细末。患者确诊后先用 3% 双氧水清洗患耳，用棉签擦干后再用喷粉器将药吹入耳内，每日早、晚各 1 次。

【功效】清热解毒，敛湿祛脓。

【适应证】**慢性化脓性中耳炎（风热外侵证）。**

【疗效】全部病例，用药 1 周之内观察疗效。显效（7 天之内流脓停止，鼓膜表面干燥）46 例，有效（7～10 天，耳内分泌物显著减少，性质变稀，鼓膜无充血，但未达到干燥）12 例，无效（2 周以上，耳内分泌物未减少）9 例，总有效率 83.5%。

【来源】李玮．脓耳散治疗慢性化脓性中耳炎 67 例．辽宁中医药大学学报，2007，9（2）：109

连参蜈蚣油

黄连 20g　苦参 15g　蜈蚣 3 条　麻油 100 ml　冰片 2g

【用法】制作方法：先将黄连、苦参在麻油中浸泡 24 小时，然后用文火将其煎熬至药芯黄枯后捞出，再加入蜈蚣，煎熬至焦黑枯脆后取出，继续炼油至滴水成珠后停火，待油温下降至 60℃ 左右时加入研成细末的冰片，并不断搅拌使其均匀。油凉后过滤，分装入无菌眼药水瓶中备用。

用药前用 3% 双氧水和生理盐水先后清洗外耳道及中耳腔内脓液，然后用棉签拭净擦干。患者取坐位或卧位，患耳朝上。将耳廓向后上方轻轻牵拉，向外耳道内滴入药液 2～3 滴（成人），小儿为 1～2 滴，1 天 3 次。滴药后用手指轻按耳屏数次，促使药液经鼓膜穿孔处流入中耳，数分钟后方可变换体位。注意滴耳药液应尽可能与体温接近，以免引起眩晕。再次滴药时重复上述操作。1周为1个疗程，连用3个疗程后观察疗效。

【功效】清热泻火，燥湿排脓，除风攻毒，通络止痛。

【适应证】**慢性单纯型化脓性中耳炎（风邪外侵证）。**

【疗效】治愈40例，占75.47%；好转12例，占22.64%；无效1例，占1.89%。总有效率为98.11%。53例中，有10例小穿孔也在治疗3周内愈合。

【来源】陈建国，汤远林.连参蜈蚣油治疗慢性单纯型化脓性中耳炎53例.中医外治杂志，2007，16（5）：39

2.5%双黄甘油

大黄100g 黄连100g 五倍子50g 冰片10g

【用法】取五倍子50g，黄连100g，加蒸馏水煎煮2次，每次20分钟；第3次加大黄100g，煎煮30分钟，过滤合并3次滤液，浓缩至糖浆状，加乙醇使溶液的含醇量为80%（约3倍），搅匀，放置24小时沉淀，滤过滤液回收乙醇至尽，调至pH呈弱酸性，用少量的乙醇将10g冰片溶解后与前液合并，配成1:1水溶液。取1:1的水溶液25ml，加甘油1000ml，调pH6.5，制成浓度为2.5%双黄甘油制剂，分装成每瓶20ml，常温内放置3个月，经检测药液不变性，无细菌生长。先用3%双氧水拭净外耳道脓液，用干棉签拭干后点2.5%双黄甘油2滴，每日4次，1周为1个疗程。

【功效】清热解毒，消肿止痛，收敛燥湿。

【适应证】**慢性化脓性中耳炎（风热外侵证）。**

【疗效】32例33耳患者中，痊愈10耳（30.33%），显效15耳（45.46%），有效4耳（12.12%），无效4耳（12.12%），总有效29耳（87.88%）。

【来源】王连芬，林文森，张小波，等.2.5%双黄甘油治疗化脓性中耳炎32例疗效观察.中国中医急症，2002，11（1）：24-25

干耳滴耳油

麝香1g 黄连10g 甘油40ml

【用法】取麝香1g经回流制成1%的麝香提取液，再取黄连10g，煎煮后加入乙醇制成 20% 黄连提取液，二种提取液各 10ml，甘油 40ml，加入蒸馏水至 100ml，搅匀、灭菌、分装，即制得"干耳滴耳油"。患耳取在上体位，先 3% 双氧水清洗患耳，拭干，然后将药液 3~5 滴沿外耳道后上壁缓缓滴入，1 日 3 次，14 天为 1 个疗程。

【功效】开窍通闭，清热燥湿。

【适应证】**慢性化脓性中耳炎（脾虚湿困证）。**

【疗效】治愈（耳内流脓停止，听力明显改善）11 例，好转（耳内流脓减少，听力改善）17 例，无效（临床症状和体征无改善）2 例，总有效率 93.3%。临床观察到"干耳滴耳油"治疗耳痛效果较好，最短 3 天耳痛症状可缓解。

【来源】王颖，田理，朱自泉，等. 干耳滴耳油治疗慢性化脓性中耳炎 30 例. 四川中医，2000，18（2）：54

🪷 复方黄连滴耳液

甘油 500g　黄连 100g　生大黄 100g　冰片 15g　枯矾 10g　95% 乙醇 10ml　蒸馏水适量

【用法】将黄连与生大黄加水煎煮，过滤取浓缩液 400ml，将枯矾溶解在浓缩液中，冰片溶解在乙醇中，并将浓缩液与乙醇混合，加入甘油及蒸馏水至 1000ml，分装，每支 5ml。滴耳前用 3% 双氧水清洗外耳道，并将耳脓液擦拭干净，每次 3~6 滴，每日 2 次，每次滴完后用手轻轻按压耳屏。

【功效】燥湿止痛，清热泻火，解毒凉血。

【适应证】**急性化脓性中耳炎（风热外侵证；脾虚湿困证）。**

【疗效】31 例患者中，显效 24 例，有效 6 例，无效 1 例，总有效 30 例，有效率 96.77%。

【来源】谢枫. 复方黄连滴耳液治疗急性中耳炎临床观察. 中国中医急症，2013，22（4）：655-656

🪷 脓耳解毒煎合胆矾五倍血余散

脓耳解毒煎：黄芪 30g　金银花 30g　白芷 10g　皂角刺 15g　地

肤子 15g　野菊花 20g　蒲公英 30g　茯苓 30g　木通 10g　黄连 10g

穿山甲 10g　乳香 10g　没药 10g

胆矾五倍血余散：猪胆汁　枯矾　五倍子　血余炭（制成散剂）

【用法】上述中药量为成人量，小儿用量酌减。脓耳解毒煎每天 1 剂，水煎分 3 次服。

先用 3% 双氧水清洗外耳道，再用干棉签拭干，而后用空心小管蘸少许胆矾五倍血余散药粉吹入耳道，每日 2 次。1 周为 1 个疗程。

【功效】脓耳解毒煎：益气，清热解毒，消肿收敛；胆矾五倍血余散：清热解毒，消肿止痛，祛腐排脓，渗湿生肌。

【适应证】**慢性化脓性中耳炎（气虚邪滞证）。**

【疗效】经上述疗法治疗并经追踪观察，结果 246 例中治愈 78 例，占 31.7%；显效 128 例，占 52.1%；好转 33 例，占 13.4%；无效 7 例，占 2.8%。总有效率为 97.2%。

【来源】王文明，刘爱存. 中药内外合治慢性化脓性中耳炎 246 例. 国医论坛，2001，16（4）：31

🪷 冰黛散

黄连　青黛　冰片各等份

【用法】上药研末装瓶，封闭备用。3% 的双氧水清洗患耳，将少许药末吹入耳道，使药末穿过鼓膜穿孔，每天 2 次，5 天为 1 个疗程。不配合其他疗法。

【功效】清热解毒，芳香开窍，收湿生肌，止痒定痛。

【适应证】**急、慢性化脓性中耳炎（风热外侵证）。**

【疗效】41 例经治疗，痊愈 36 例，好转 4 例，无效 1 例。1 个疗程治愈 35 例，好转 0 例，无效 1 例。

【来源】赵岩，赵博，成新莲. 冰黛散治疗急、慢性化脓性中耳炎 41 例. 陕西中医，1994，15（2）：61

🪷 冰连散

黄连 10g　冰片 1g

【用法】将黄连研细末，加入冰片再研匀，贮瓶备用。用前取药棉擦净耳内脓液，再滴入少许双氧水，擦干，用麦草管将药末吹入耳内，每天 2 ~ 3 次。

【功效】清热解毒，开窍醒神，止痛止痒。

【适应证】**化脓性中耳炎（风热外侵证）**。

【疗效】一般 3 ~ 5 天见效。无任何不良反应。若用药后 5 天仍不见效，加入青黛 5g。

【来源】孙亚威. 冰连散治疗化脓性中耳炎. 中国民间疗法，2015，23（6）：96

🪷 二黄散

大黄 12g　黄连 10g　冰片 3g　枯矾 5g　五倍子 6g

【用法】上药共为细末，过 100 目筛，入瓶消毒备用。先用生理盐水清洗耳道，用棉签除尽残留的分泌物，再用棉签蘸药适量分布耳内，此时可用软细管将药末吹入耳内，每日 2 次。

【功效】清热消炎，收敛杀菌，修复鼓膜。

【适应证】**化脓性中耳炎（风热外侵证）**。

【来源】彭中. 二黄散治疗化脓性中耳炎. 中医外治杂志，1996，（5）：26

🪷 复方黄连滴耳剂

黄连 100g　冰片 1.5g　麝香 0.5g

【用法】黄连 100g，加清水 800ml，文火煎 50 分钟，经过滤、浓缩、再净滤得澄清黄连液 60ml，然后加入含冰片 1.5g、麝香 0.5g 的甘油混合剂 10ml，最后再加 10ml 注射用水，搅匀后分装 10ml 药瓶以备用（以上操作均在无菌条件下进行）。先以 3% 双氧水清洗耳内脓液，拭净后，患耳向上滴入药液 3 ~6 滴，轻按耳屏 1 分钟，促使药液经鼓膜穿孔流入中耳腔，每日 2 次，5 天为 1 个疗程。

【功效】清热燥湿，泻火解毒，开窍生肌，消肿杀虫。

【适应证】**化脓性中耳炎（风热外侵证）**。

【疗效】58 耳中，痊愈（耳干、鼓膜穿孔愈合，听力基本恢复，2 年内无复发）29 耳，占 50%；好转（中耳无积脓，不潮湿，鼓膜穿孔部分愈合，听力有所提高，1 年内无复发，1 年后复发者，再次治疗，仍然有效）24 耳，占 41%；无效（治疗后症状、体征无变化或加重者）5 耳，占 9%。总有效率达 91%。

【来源】郑现甫，马耀斌，赵爱敏. 复方黄连滴耳剂治疗化脓性中耳炎. 四川中医，1995，（2）：48

🪷 黄枯散

黄连 3g　枯矾 15g　樟脑 10g　乌贼骨 10g　猪胆 2～3 个（以腊月宰猪摘取者为佳）

【用法】取猪胆汁，慢火烘干，研成细末，将黄连、枯矾、樟脑、乌贼骨研成细末，混合拌匀即可。先用 2% 双氧水或生理盐水把耳道内渗出液或脓液等分泌物清洗干净，再用消毒棉签擦干，取小量药末，用一纸筒对准外耳道吹入，早、晚各 1 次，共治疗 3～7 天。

对于有合并感染者，可口服抗生素或静脉滴注对症处理。

【功效】清热解毒，祛湿敛疮，消肿止痒。

【适应证】**慢性化脓性中耳炎（风热外侵证）。**

【疗效】15 例中，治愈 13 例，好转 2 例，总有效率 100%。

【来源】胡萍，胡德传. 黄枯散治疗慢性中耳炎 15 例. 中医外治杂志，2008，17（2）：25

🪷 金丝荷叶汁

金丝荷叶数片

【用法】取鲜金丝荷叶数片，洗净晾干，双层纱布包裹后捣汁，加入适量冰片，装入滴眼瓶内备用。先用 3% 双氧水洗涤患侧外耳道，将脓性分泌物清除干净，并用棉签擦干，取金丝荷叶汁滴耳，每次 2～3 滴，每日 3～4 次。

【功效】祛湿消肿，清热，凉血解毒，散郁通窍，消炎止痛。

【适应证】**化脓性中耳炎（风热外侵证）。**

【疗效】急性化脓性中耳炎一般滴入金丝荷叶汁1～2次，即能迅速止痛、退热，3～4天治愈；慢性患者平均6～10天治愈。

【来源】唐乃进.金丝荷叶汁治疗化脓性中耳炎.中医外治杂志，1994，(3)：20－21

苦冰油

苦参15g 冰片12g 香油50ml

【用法】取香油置铁勺内加热至150℃，加入苦参炸至枯黄色，捞出药渣，过滤后加入冰片，至冷后贮于容器内备用。先用双氧水灌洗患耳，待脓液洗净，以消毒干棉球拭干，然后用苦冰油滴耳，1次1～1.5ml，每日2～3次，5天为1个疗程。急性期可配用抗生素等药物治疗。

【功效】祛腐除湿敛疮。

【适应证】**化脓性中耳炎（湿邪困耳证）。**

【疗效】经用1个疗程治愈者30例，2个疗程治愈者6例，显效5例，无效1例，总有效率97.62%。

【来源】苗化南.苦冰油治疗化脓性中耳炎42例.中医外治杂志，2000，9(3)：25

龙骨枯矾散

煅龙骨30g 煅白矾10g 黄柏15g 白芷10g 珍珠1g

【用法】上药均研细过筛装瓶备用。取药粉少量用纸管吹入耳内，每日1～2次。

【功效】收敛除湿，消肿止痛，托里排脓，祛腐生肌。

【适应证】**急、慢性化脓性中耳炎（湿邪困耳证）。**

【疗效】本组85例经治疗均获痊愈，疗程最短为5日，最长15日。

【来源】闫承先，闫承文.龙骨枯矾散治疗急慢性化脓性中耳炎85例.中国民间疗法，1996，(3)：28

托里消毒散内服合外用中药

托里消毒散：党参10g 黄芪10g 茯苓10g 川芎10g 当归10g

白芍 10g　皂角刺 10g　白芷 10g　桔梗 10g　金银花 15g

外用药物：川黄连 10g　黄柏 8g　紫草 8g　枯矾 10g　煅龙骨 15g

【用法】托里消毒散每日 1 剂，每剂煎 2 次，10 岁以下儿童剂量酌减。

将川黄连、黄柏、紫草、枯矾、煅龙骨共研极细末，装瓶备用。用 3%双氧水清洁患耳外耳道，并用干棉签将药水吸干，然后将药粉少许吹入耳腔中，每日用药 1 次，10 日为 1 个疗程，3 个疗程后统计疗效。

【功效】健脾渗湿，清热排脓；清热燥湿，解毒排脓，收敛消炎。

【适应证】**慢性化脓性中耳炎（脾虚失运证；风热外侵证）**。

【疗效】本组 36 例中，痊愈 31 例（其中 1 个疗程内痊愈者 5 例，2 个疗程内痊愈者 19 例，3 个疗程内痊愈者 7 例；一般用药 3～5 天，脓液明显减少），占 86.1%；有效 5 例，占 13.9%。36 例全部有效。

【来源】叶艾凤. 内外合治慢性化脓性中耳炎 36 例小结. 湖南中医杂志，1996，12（2）：20 – 21

🪷 鲜蒲公英汁外用

鲜蒲公英汁适量

【用法】采新鲜蒲公英取全草，根茎叶花，去枯叶，用清水洗净，置于阴凉通风处将其水分蒸发干净，然后剪成碎片，用洗净的药臼捣成糊状，取出用消毒纱布双层包住用力拧挤，干净器皿接其鲜汁。用吸管吸取鲜汁，每日早、中、晚滴入耳孔，滴药之前先将耳道脓血清除干净。3～5 岁每日用 3 株，6～10 岁每日用 5 株，10 岁以上每日用 7 株。

【功效】清热解毒。

【适应证】**化脓性中耳炎（风热外侵证）**。

【疗效】5 例患者经治疗，全部达到治愈标准，即耳道无脓血、无炎症，无疼痛，耳道通畅，听力恢复，经五官科耳镜检查一切正常。随访 2 年无 1 例复发。疗程长者 1 周，短者 3 天。

【来源】谷正本. 鲜蒲公英汁外用治疗化脓性中耳炎. 中医杂志，1992，(5)：6

🪷 蝎子散

全蝎（带尾）6g　白矾 60g　冰片 3g

【用法】先将白矾用铝勺煅制，研为粉末。全蝎焙干，同冰片、白矾混合，研成细末备用。用前，先用双氧水将耳内洗净，后用笔管或吸奶管将药吹敷耳内，每日 2 次，3 天为 1 个疗程。

【功效】止痛，消肿，排脓。

【适应证】**化脓性中耳炎。**

【疗效】治愈 27 例，占 90.00%；好转 3 例，占 10%。总有效率 100%。

【来源】丛萍．蝎子散治疗化脓性中耳炎 30 例．中医外治杂志，2012，21（1）：33

穴位埋线

主穴：听宫　听会　耳门　翳风　配穴：外关　太溪　太冲

【用法】选准穴位，用紫水作好标记。外科常规消毒，用 2% 利多卡因局麻，左手持止血钳夹 2cm 长羊肠线，将线中央置于局麻皮丘上，右手持埋线针缺口向下压线，双手配合以 15°角将线埋入穴位适当深度，快速拔针，用乙醇棉球压迫针眼，防止出血，创可贴保护针眼 2～3 天。30 天埋 1 次，视疗效情况可进行 2～3 次。

【功效】排脓。

【适应证】**慢性化脓性中耳炎。**

【疗效】本组 56 例中，痊愈 43 例，显效 11 例，无效 2 例，总有效率为 96%。

【来源】靳勇．穴位埋线治疗慢性化脓性中耳炎 56 例．上海针灸杂志，1997，16（1）：41

药针并用

全蝎 3g　蜈蚣 2 条　明矾 3g　香油 100ml

针刺取穴：足三里　阳陵泉　三阴交

【用法】将香油、全蝎、蜈蚣放入铝勺内，文火煎至二药炭性为止，然后加明矾使其熔化，待冷后装瓶备用。用棉签清洗外耳道后，滴滴耳油 2～3 滴，每日 2 次，7 天为 1 个疗程。

常规消毒，毫针刺，足三里、阳陵泉用泻法，三阴交用补法，得气后，留针 10 分钟，每日 1 次，7 天为 1 个疗程。

【功效】祛风止痉，解毒散结，祛腐生新；散热利湿，清肝胆三焦之火，滋补肾阴，解虚火上扰。

【适应证】**慢性化脓性中耳炎。**

【疗效】本组 32 例，经 4～5 个疗程治疗后，痊愈 22 例，占 68.75%；显效 6 例，占 18.75%；好转 2 例，占 6.25%；无效 2 例，占 6.25%。总有效率 93.75%。

【来源】刘宝华，朱绪文．药针并用治疗慢性化脓性中耳炎 32 例．中医外治杂志，2000，9（6）：7

中耳灵

枯矾　大黄　冰片（按 6：2：2 比例）

【用法】上药研极细末，放入玻璃瓶内摇匀密封备用。先用 5ml 注射器吸入 3% 双氧水冲洗患耳，将耳道内脓液清洗净后，用消毒棉签轻轻擦干外耳道，然后用特制耳镜小头取中耳灵少许，伸入耳内对准穿孔处吹入。第 3 天与第 15 天分别再用药 1 次。

【功效】清热解毒，燥湿排脓，消肿敛疮。

【适应证】**慢性化脓性中耳炎（风热外侵证）。**

【疗效】本组 60 例中，显效 25 例，占 41.7%；好转 33 例，占 55%；未愈 2 例，占 3.3%。总有效率 96.7%。

【来源】刘敏，史永刚．中耳灵治疗慢性化脓性中耳炎 60 例．实用中医药杂志，1998，14（12）：24

蔡氏开窍滴耳乐

蜈蚣 2 条　栀子 15g　大黄 30g　黄芩 25g　黄柏 25g　黄连 30g　苦参 30g　冰片 10g　香油 500ml　液状石蜡 1000ml

【用法】先将前 7 味药放入香油瓶内，浸泡 3 天，然后炸至药枯成黑黄色时，捞净药渣。等油的温度降到 35℃以下加冰片、石蜡，搅匀过滤，分装于空眼药水瓶内备用。用时先用棉签拭净耳内脓液，然后滴入 1～2 滴药液，每日2次；或用棉签拭净耳内脓液后再用纱布条蘸药液塞入耳内，每日1次。

【功效】凉血解毒，祛腐生肌，燥湿排脓。

【适应证】**急慢性中耳炎。**

【来源】仝选甫，蔡纪堂．中国现代百名中医临床家丛书－蔡福养．北京：中国中医药出版社，2007

第六节　耳　　鸣

耳鸣是一种常见的临床症状，是指人们在没有任何外界刺激条件下所产生的异常声音感觉，常常是耳聋的先兆，因听觉机能紊乱而引起。由耳部病变引起的常与耳聋或眩晕同时存在；由其他因素引起的，则可不伴有耳聋或眩晕。

耳鸣是累及听觉系统的许多疾病不同病理变化的结果，病因复杂，机制不清，主要表现为无相应的外界声源或电刺激，而主观上在耳内或颅内有声音感觉。在临床上它既是许多疾病的伴发症状，也是一些严重疾病的首发症状（如听神经瘤）。

中医诊病强调辨证，将实证耳鸣分为下列三类：风热外袭、肝火上扰、痰火壅结。中医虚证耳鸣主要是脾虚和肾虚所致，分为四类：脾气虚弱、心血不足、肾精不足、肾元亏虚。

治疗上，中医学认为耳鸣耳聋的发病源于机体的失调，治疗即从调其平衡入手，根据其辨证分型确定治疗方法，有从脏腑而治，气血而治，以及脏腑、气血合调。耳为肾窍，虚证耳鸣耳聋多从肾治，予以补肾填精、滋阴潜阳之法；实者多责之于肝胆，故对于实证耳鸣耳聋常从肝治，予以清肝泻热、开郁通窍之法。有用活血化瘀、行气通窍或单用或与他法合用。

❀ 半夏白术天麻汤合柴胡清肝汤

清半夏9g　生白术10g　天麻10g　钩藤30g　柴胡10g　川芎10g　赤芍10g　当归10g　辛夷花10g　防风10g　石菖蒲12g　丹参30g

泽泻 10g　车前子 30g（包）　浙贝母 10g　瓜蒌 30g　菊花 10g

【用法】将上述中药头煎加水 400ml，先泡 20 分钟，武火煮沸后，改小火再煮沸 30 分钟，取汁约 150ml，二煎加水 400ml，武火煮沸后，改小火再煮沸 30 分钟，取汁约 150ml，两煎药汁混合后，分成 2 份，分早、晚 2 次温服，每日 1 剂，连续服用 2 周为 1 个疗程。

【功效】清肝泄火，化痰祛湿，通窍止鸣。

【适应证】**耳鸣耳聋（肝火上扰，痰浊蒙蔽清窍证）**。症见：耳鸣、耳胀闷、头晕沉等症状，耳鸣多为低音调，似机器声、刮风声、流水声等，多因感冒、乘飞机或潜水后引起咽鼓管功能不良、中耳积液所致。

【疗效】治疗 1 例，服药 35 剂，耳鸣缓解。

【来源】刘巧平，刘建华. 耳鸣治验 2 则. 北京中医药大学学报（中医临床版），2013，20（2）：60－61

半夏厚朴汤合通气散加减

清半夏 9g　厚朴 6g　茯苓 30g　紫苏梗 10g　柴胡 10g　香附 10g　川芎 10g　石菖蒲 12g　钩藤 30g　天麻 10g　菊花 10g　泽泻 10g　丹参 30g　合欢花 10g　玫瑰花 10g　酸枣仁 10g　柏子仁 10g

【用法】将上述中药头煎加水 400ml，先泡 20 分钟，武火煮沸后，改小火再煮沸 30 分钟，取汁约 150ml，二煎加水 400ml，武火煮沸后，改小火再煮沸 30 分钟，取汁约 150ml，两煎药汁混合后，分成 2 份，分早、晚 2 次温服，每日 1 剂，连续服用 2 周为 1 个疗程。由于此患者心理负担重，在药物治疗的同时，注意进行心理疏导。

【功效】疏肝解郁，化痰开窍，止鸣安神。

【适应证】**耳鸣（肝气郁结，痰湿阻滞型）**

【疗效】治疗 1 例，服药 14 剂，耳鸣缓解，再复发仍服上方缓解。

【来源】刘巧平，刘建华. 耳鸣治验 2 则. 北京中医药大学学报（中医临床版），2013，20（2）：60－61

乌梅丸

乌梅 15g　黄连 6g　黄柏 6g　干姜 6g　细辛 3g　椒目 6g　肉桂

5g（后下）　制附子 6g　炒当归 10g　生晒参 10g　法半夏 20g　茯苓
10g　白豆蔻 5g（后下）　厚朴 10g

【用法】将上述中药除白豆蔻、肉桂外，头煎加水 400ml，先泡 20 分钟，
武火煮沸后，改小火再煮沸 30 分钟，取汁约 150ml，二煎加水 400ml，武火煮
沸后，改小火再煮沸 30 分钟，离火前 5 分钟加入白豆蔻、肉桂，取汁约
150ml，两煎药汁混合后，分成 2 份，分早、晚 2 次温服，每日 1 剂，连续服
用 2 周为 1 个疗程。

【功效】疏肝泻火，补气通窍。

【适应证】**神经性耳鸣（中焦脾胃虚寒，肝热犯脾之寒热错杂证）**。症
见：耳鸣呈"嗡嗡"样，每于情绪急躁时加重，偶有头晕及耳内堵闷感，自
觉左耳听力下降，无视物模糊，平素怕冷，易心烦急躁，夜间难以入眠，舌
淡红、苔薄腻，脉细弦。

【疗效】服药 5 日后，患者诉左耳耳鸣明显减轻，耳内堵闷感消失，听力
提高，头晕不明，但夜间仍然难以入睡。原方继服 7 日，患者诉耳鸣未作，
听力明显提高，无头晕等。

【来源】沈洁，吴拥军，蒋中秋. 经方治疗耳鸣耳聋验案 4 则. 江苏中医药，2015，
47（8）：56－57

🪷 李声岳消鸣汤加味 I

杜仲 10g　续断 10g　生地黄 10g　熟地黄 10g　制何首乌 10g　夜
交藤 30g　五味子 6g　磁石 15g（先煎）　石菖蒲 10g　芥子 10g　葶
苈子 10g　法半夏 6g　甘草 6g

【用法】上述中药将磁石先煎 30 分钟，再合余药，头煎加水 400ml，先泡
20 分钟，武火煮沸后，改小火再煮沸 30 分钟，取汁约 150ml，二煎加水
400ml，武火煮沸后，改小火再煮沸 30 分钟，取汁约 150ml，两煎药汁混合
后，分成 2 份，分早、晚 2 次温服，每日 1 剂，连续服用 2 周为 1 个疗程。

【功效】滋阴祛痰，通窍复聪。

【适应证】**神经性耳鸣（肝肾亏虚，兼挟痰湿证）**。症见：耳鸣如蝉，音
调较高，昼夜不息，昼轻夜重，心烦，失眠，舌红、苔白厚，脉细。听力学
检查纯音听阈右耳平均 45dBHL，左耳平均 25dBHL，右耳高频听力下降明显。

【疗效】服 6 剂后耳鸣症状稍减轻，但手足心烦热，体温不高，为阴虚致五心烦热，原方加用龟甲 10g、鳖甲 10g 滋阴益肾，续服 5 剂，耳鸣声音较前减低，时鸣时止，听力如前，失眠减轻，舌质淡、苔薄黄，脉细。续服 5 剂，耳鸣声音明显减轻，静时仍能听到，听力如前，偶有失眠，五心烦热消失。上方继服 5 剂，夜间安静时仍有耳鸣，听力如前，偶有失眠，舌质淡红、苔薄，脉弦细。上方续服 5 剂，夜间安静时仍有耳鸣，听力如前，睡眠较好，未再继续服药。嘱以营治城郭法、鼓膜按摩法自行导引。

【来源】赵芳芳，李声岳，张燕平，等．李声岳治疗虚证耳鸣经验．实用中医药杂志，2015，31（1）：57

❀ 李声岳消鸣汤加味 Ⅱ

杜仲 10g　续断 10g　夜交藤 30g　生地黄 10g　熟地黄 10g　五味子 6g　制何首乌 10g　磁石 15g（先煎）　石菖蒲 10g　三棱 10g　莪术 10g　路路通 10g　鸡血藤 15g　远志 6g　酸枣仁 20g　合欢皮 10g

【用法】上述中药将磁石先煎 30 分钟，再合余药，头煎加水 400ml，先泡 20 分钟，武火煮沸后，改小火再煮沸 30 分钟，取汁约 150ml，二煎加水 400ml，武火煮沸后，改小火再煮沸 30 分钟，取汁约 150ml，两煎药汁混合后，分成 2 份，分早、晚 2 次温服，每日 1 剂，连续服用 2 周为 1 个疗程。

【功效】补肾益精，活血化瘀。

【适应证】神经性耳鸣（气滞血瘀证）。症见：耳鸣呈"嗡嗡"声，夜间较重，失眠多梦，甚至彻夜不眠，舌暗红、少苔，脉弦细。检查示外耳道清洁。听力学检查示纯音听阈右耳平均 30dBHL，左耳平均 25dBHL，双耳鼓室压图、声导抗、咽鼓管功能测定无明显异常。

【疗效】连服 6 剂后，耳鸣稍减轻，恶心，头痛不适，原方加天麻 10g、砂仁 10g、白术 10g，饭后服药。续服 6 剂，耳鸣白天声音较前减轻，夜间耳鸣未减，恶心消失，原方加用丹参 20g、栀子 10g。续服 6 剂，日间耳鸣明显减轻，夜间仍有较轻耳鸣。续服 6 剂，耳鸣明显减轻，舌淡、苔薄，脉细。继服 6 剂，耳鸣消失，避免过度劳累。

【来源】赵芳芳，李声岳，张燕平，等．李声岳治疗虚证耳鸣经验．实用中医药杂志，2015，31（1）：57

疏肝通窍安神法

柴胡 10g　郁金 10g　五味子 10g　酸枣仁 10g　石菖蒲 20g　丹参 20g

【用法】将上述中药头煎加水 400ml，先泡 20 分钟，武火煮沸后，改小火再煮沸 30 分钟，取汁约 150ml，二煎加水 400ml，武火煮沸后，改小火再煮沸 30 分钟，取汁约 150ml，两煎药汁混合后，分成 2 份，分早、晚 2 次温服，每日 1 剂，8 周为 1 个疗程。

【功效】疏肝通窍安神。

【适应证】**神经性耳鸣**（肝气郁结型）。

【临证加减】实证加葛根；伴肝阳上亢者加桑寄生、磁石、钩藤；痰热阻窍者加黄芩、栀子、浙贝母；虚证加黄芪、绞股蓝、女贞子、菟丝子、黄精；伴眩晕者加藿香、泽泻、天麻。

【疗效】治疗组中显效 28 例，有效 12 例，无效 10 例，显效率为 56%，总有效率为 80%。治疗组辨证属实证者 20 例中，显效 15 例，有效 3 例，无效 2 例；属虚证者 30 例中，显效 13 例，有效 9 例，无效 8 例。虚实分型治疗提示了实证耳鸣疗效优于虚证耳鸣，而对照组则显示病程短者优于病程长者。中医治疗有较好的优势。

【来源】宣伟军，黄煜猷．疏肝通窍安神法为主辨证治疗感音神经性耳鸣 50 例疗效观察．新中医，2004，2（36）：25－26

猪肾方

猪肾 1 只　骨碎补 20g

【用法】猪肾 1 只，切片；骨碎补 20g，研末。二者一起拌匀后，煨熟食之，每日 3 次，连服 1 个月为 1 个疗程。服药期间每周随访 1 次，1 个疗程后再行耳鸣强度测定。

【功效】滋肾阴，补肾阳。

【适应证】**神经性耳鸣**（肾虚型）。

【疗效】50 例患者中痊愈 9 例，显效 29 例，有效 8 例，无效 4 例，有效率为 92.0%。

【来源】刘钢，宋若会．猪肾方治疗耳鸣 50 例．安徽中医学院学报，1998，17（2）：29

陈华德运用调摄神志针法

体针：选用内关、神门、神庭、心俞、四神聪、百会等为主穴，选耳门、听宫、听会、翳风、上关等配穴。

【用法】针法："百会穴长留针"此种针法是陈教授在临床施术的过程中独创的一种特色疗法，通常沿帽状腱膜平刺，将针体的三分之二以上刺入，留针 6～8 小时，将柄剪短，嘱患者离开后自行取出；其他穴位常规操作。

耳穴疗法：常取耳穴神门、皮质下、心、肝、肾等处按压，使局部产生酸、麻、胀、痛等感受，以达到治疗效果的一种简单方便的疗法。

【功效】调摄神志，聪耳息鸣。

【适应证】**耳鸣，脑鸣。**

【临证加减】风热上袭者选取外关、风池、合谷针刺泻法；胆郁痰扰者选取丰隆、太冲、丘墟、阳陵泉，以化胆郁之痰火；脾失健运者取足三里、三阴交、脾俞、胃俞以健脾升清；肾精不足，耳窍失养，选取太溪、关元、肾俞以补肾。

【来源】孙雪姣．陈华德教授运用调摄神志法治疗耳鸣经验总结．广西中医药大学学报，2015，18（2）：50-51

磁极针疗法

主穴：听宫　下关　翳风

【用法】局部常规消毒后，以磁极针刺入上述各穴，得气即止，用平补平泻法，留针 30 分钟，中间行针 2 次，每日 1 次，7 天为 1 个疗程，疗程间不休息。

【功效】疏通经络，聪耳息鸣。

【适应证】**神经性耳鸣。**

【临证加减】肝胆火旺者配太冲；痰火郁结者配丰隆；外感风热者配合谷；脾胃虚弱者配足三里；肾虚者配肾俞。

【疗效】40 例患者经 1 个疗程治疗后，显效 24 例，占 60%；有效 1 例，占 30%；无效 4 例占 10%。

【来源】孙晓东. 磁极针治疗神经性耳鸣 40 例. 中国针灸，1999 增刊，196 – 197

辨证配穴耳压法

主穴：神门　内耳　肾上腺　皮质下

配穴：风热侵袭加肺、额点；肝火上扰加肝、胆点；痰火郁结加肺、内分泌点；肾精亏损加肾、三焦点；脾胃虚弱加脾胃点；另外失眠加枕、心区。

中医辨证治疗：外感风热用银翘散加减；肝火上扰用龙胆泻肝汤加减；痰热郁结用温胆汤或黛芩化痰汤加减；肾精亏虚用耳聋左慈丸加减；脾胃虚弱用补中益气汤加减。

【用法】患者端坐，以 0.5% 碘伏消毒皮肤及探棒后，用探棒在患者的一侧耳上准确定位，用 0.5cm×0.5cm 的麝香镇痛膏将王不留行籽固定于耳穴上，按之压痛，以能忍受为度。每次主穴必用，配穴随症选取 2～3 穴，2 天更换 1 次，两耳交替敷贴。嘱患者每日按压 3～4 次（每晚睡前必须按压 1 次），每次按压 5～10 分钟，以耳廓发红为度。

中药汤剂由住院药房代煎，每日 1 剂，分早、晚 2 次服用，每次 100ml。以上治疗均以 10 天为 1 个疗程，治疗 2 个疗程后观察临床疗效。

【功效】疏风清热，开窍散邪；清肝泄热，开郁通窍；清火化痰，和胃降浊；补肾益精，滋阴潜阳；健脾益气，行血通络。

【适应证】耳鸣。

【疗效】治疗 41 例患者，痊愈 15 例，有效 23 例，无效 3 例，痊愈率 36.59%，总有效率 92.68%。

【来源】史军，高蓓. 耳压法配合中医辨证治疗神经性耳鸣 41 例. 国医论坛，2004，19（2）：38 – 39

方剑乔运用电针治疗

主穴一般选用患侧的耳前三穴（耳门、听宫、听会）加翳风、风池作为局部基本穴组；远道取穴一般配合外关、中渚、合谷等。

【用法】耳周诸穴的针刺方法各有不同，"耳前三穴"需要张口取穴，直刺1～2cm；翳风，一般直刺1.5cm左右；风池，针尖朝向内下方刺约1.5cm，最好能使针感传导至患耳。方师治疗耳聋耳鸣首选电针疗法，强调运用电针时，应将耳前穴位和耳后穴位对接，以便在患耳周围形成电场，一般耳前选听宫，因其为手足少阳和手太阳三条经脉的交会穴；耳后穴位一般选翳风或风池；电针频率的选择依据病证虚实而定，虚证用2Hz疏波，实证100Hz密波。

【功效】疏通经络，聪耳息鸣。

【适应证】耳鸣、耳聋。

【临证加减】对于肾虚之证者加用悬钟、太溪以滋阴补肾；肝旺则以太冲平肝息风；伴有侧头胀痛、耳胀者加用角孙、率谷等穴以疏理少阳之气。

【疗效】临证注重针刺手法和"因人制宜"，因耳周诸穴针感较强，对于初次接受治疗的患者，应视其年龄和病证虚实采用不同的针刺手法，以患者产生比较舒适的针感为度；对于年龄较轻、证型偏实的患者，应使其产生较强烈的针感，以"酸胀感"为主；对于年龄偏大、证型偏虚者则不需产生强烈针感。临床疗效颇佳。

【来源】陈利芳，方剑乔. 方剑乔教授运用电针治疗耳鸣耳聋临床经验. 新中医，2012，44（10）：160－161

🪷 傅宝田针灸疗法

循经远近配穴：通常选用耳前的耳门、听宫、听会和耳后的翳风穴及远端的太溪、中渚、液门、内关和公孙。

辨证取穴：实证配以合谷、太冲、风池、内关、曲池、丰隆、内庭等穴。

虚证配以天枢、足三里、脾俞、胃俞、肾俞、三阴交、太溪等穴。

【用法】重视针刺手法：进针指力柔中带刚，刚柔相济，飞针法进针；重视耳周穴位的方向与深度，根据每位患者的骨骼和肌肉特点，顺势进针，进针后提插不多，但均伴有快速的捻转，是针感传至耳内，远端循经上传，提高针刺的效果。强调治疗的时机：对于突发性耳鸣的患者，要早发现早治疗，坚持单侧耳鸣，双侧治疗；严重的耳鸣建议早期、连续治疗。重视针灸时间疗法：他擅长运用子午流注开穴法、灵龟八法，根据时间的变化，月的圆缺与人体阴阳变化联系起来，从而决定了治疗时针刺手法的补泻。强调医生的凝神定志：傅教授在诊治的过程中强调既然要察明患者心身疾患，首先自己必须要调摄心态，安神定志，正人先正己。辅助治疗：重视饮食调护和生活起居、兼顾心理疏导。

【功效】舒经活络，聪耳息鸣。

【适应证】**耳鸣**。症见：实证：起病急，声音大，在嘈杂的环境中更明显，或由情志抑郁，恼怒引起，伴有耳内堵塞、听力下降，舌红、苔黄，脉弦或弦数。常见的证型有心火、肝火上炎，风热上扰，痰火郁结。虚证：起病缓，声音低，在安静的环境下明显，在嘈杂的环境中反而觉得舒服，伴有少气懒言，腰膝酸软，体倦乏力，自汗、盗汗，舌淡或有齿痕、苔薄，脉细弱。

【临证加减】耳鸣通常伴有失眠、记忆力下降、头痛、头晕、烦躁等症，因此在常规和辨证取穴的基础上还要随症加减，失眠、记忆力下降常配以百会、神庭、印堂、四神聪等穴镇静安神、调和阴阳；头晕配以风池、百会平肝潜阳、安神定眩；头痛配以百会、外关、太阳、合谷等穴驱邪通络止痛；烦躁配以内关、神门以安神定志。

【来源】钮铭. 傅宝田教授针灸治疗耳鸣的临床经验. 世界中医药，2014，9（3）：359－360

马立新针灸验方

调理神志取穴：神庭　百会

调节气机取穴：中脘　气海　天枢　丰隆

近端局部取穴：耳门　听宫　听会　翳风

经验取穴：合谷　太冲

【用法】针刺诸穴，得气后留针20分钟。

【功效】调和气血，协调气机，平衡阴阳。

【适应证】**耳鸣**。

【来源】徐昉，康利高阁，柳华锋. 马立新副主任中医师针灸治疗耳鸣经验. 中医

研究，2014，27（8）：55-56

针刺董氏奇穴结合耳振颤法

患侧耳迷根　双侧驷马（包括上、中、下）　肾关

【用法】患侧耳迷根直刺0.2~0.3寸，不行针；双侧驷马及肾关直刺1~1.5寸，提插捻转至有明显胀感，留针30分钟。针后行耳振颤法：双手放松颈部后，手掌紧贴患者双耳，嘱患者深吸气后屏息行震颤手法1分钟，后患者同时呼气，用力发出"呼"的一声，反复5次，1次/天，7天为1个疗程，共治疗2个疗程。

【功效】温经散寒，活血行气。

【适应证】神经性耳鸣。

【疗效】治疗44例患者，痊愈26例，显效16例，有效2例，无效0例，愈显率95.5%。

【来源】张鹏祥，冉文菊，老锦雄．针刺董氏奇穴结合耳振颤法治疗神经性耳鸣44例疗效观察．湖南中医杂志，2015，31（10）：82-83

耳后聪穴埋线

耳后聪穴

【用法】将3个"0"号的烙制肠线分段剪成0.2~0.3cm长，放于盛75%乙醇的细菌培养皿中消毒备用。高压消毒的22号小儿腰穿针针芯抽出约1cm，将备用肠线插入针管内备用。采用2.5%碘酒及75%乙醇先后消毒耳后沟之上部皮肤，将耳廓牵向前外拉紧皮肤，位于耳后皱壁上窝沿耳廓软骨后缘，即为耳后聪穴。应避开血管，将针尖快速垂直刺进乳突骨衣外，再向前内指向鼻梁，进针1.5cm左右，明显得气后，提插捻转3~4次，将针缓缓向外拔出，同时推进针芯，把肠线推入组织内，拔出腰穿针，用无菌棉球压迫针眼止血。每周1次，一般连续4次为1个疗程，必要时可行第2个疗程。

【功效】疏通经络，营养神经。

【适应证】神经性耳鸣。

【疗效】从临床应用看来，对于神经性耳鸣治疗疗效良好。治愈占18.4%，显效占36.8%，总效率93.6%。

【来源】用文明，赵理山．耳后聪穴埋线治疗耳鸣312例报告．中国中西医结合耳鼻喉科杂志，1997，5（1）：27

加味磁朱膏外敷涌泉穴

磁石30g　朱砂2~3g　吴茱萸15~20g　食用醋适量

【用法】将前三味药共研细末，用食醋调为膏状摊于两块干净的白布上备用。将患者双足用温水洗净擦干，用双手掌交叉搓摩两足心，搓3~10分钟，待两足心发热后迅速将备好的加味磁朱膏敷于双足涌泉穴上，外用绷带或胶布固定。每晚治疗1次，每次敷药6~8小时，7天为1个疗程。1个疗程未愈者可继续治疗，如2个疗程无好转可改用他法治疗。

【功效】通关开窍，安神镇静。

【适应证】**神经性耳鸣。**

【疗效】本组痊愈14例，好转12例，无效4例，总有效率87%。

【来源】刘桂然．加味磁朱膏外敷涌泉穴治疗耳鸣30例．中国外科杂志，1998，7（2）：19

第七节　感音神经性耳聋

内耳、听神经或听觉中枢器质性病变均可阻碍声音的感受与分析或影响声音信息传递，由此引起的听力减退或听力丧失称为感音神经性聋。临床上根据导致听力障碍的不同病因，将感音神经性耳聋分为三类：遗传性聋、非遗传性先天性聋、非遗传性获得性感音神经性聋。

遗传性聋系继发于基因或染色体异常等遗传缺陷的听觉器官发育缺陷而导致的听力障碍。出生时已存在听力障碍者称先天性遗传性聋，婴幼儿期、儿童期、青少年期或以后的某个时期开始出现听力障碍者称为获得性先天性遗传性聋。非遗传性先天性聋指由妊娠期母体因素或分娩因素引起的听力障碍。病毒感染、产伤和胆红素脑病（核黄疸）为其发生的主要病因，母亲患梅毒、艾滋病或在妊娠期大量应用耳毒性药物等亦可导致胎儿耳聋。非遗传性先天性聋往往为双耳重度聋或极度聋。非遗传性获得性感音神经性聋发病率占临床确诊感音神经性聋的90%以上，较常见的主要有药物性聋、突发性聋、噪声性聋、老年性聋、创伤性聋、病毒或细菌感染性聋、全身疾病相关性聋等。近些年的临床与试验研究表明，自身免疫反应、某些必需元素代谢障碍亦可直接引起耳蜗损伤，或作为感音神经性聋发生与发展的病理基础。

感音神经性耳聋的诊断：在系统收集患者病史、个人史、家族史的基础上，进行临床全面体检与听力学检查，必要的影像学、血液学、免疫学、遗传学等方面的实验室检测，可为确诊感音神经性聋的病因与类型提供科学依据。感音神经性耳聋的治疗，一般原则是，早期发现、早期诊治，适时进行听觉言语训练，适当应用人工听觉。目前尚无特效药物或手术疗法能使感音神经性聋患者完全恢复听力。

感音神经性耳聋属于中医学"耳聋"的范畴，多因实邪蒙蔽清窍或脏腑虚损、清窍失养所致。耳聋有虚实之分，实者多因外邪、肝火、痰饮、瘀血等实邪蒙蔽清窍；虚者多为脾、肾等脏腑虚损、清窍失养所致。

🪷 蔡氏聪耳冲剂

柴胡100g　川芎100g　香附50g　桃仁180g　红花40g　赤芍50g
陈皮100g　丹参150g　当归50g　穿山甲100g　全蝎30g　冰片20g
甘草50g

【用法】上药共研极细面，分装6g为1包，密封备用。每次1包，日冲服3次。

【功效】芳香通窍，活血通络，聪耳息鸣。

【适应证】**耳鸣、耳聋（外伤或他病致气滞血瘀、脉络受阻型）**。症见：耳鸣、耳聋、耳闷胀、耳痛、听力下降等，或单纯上述某一个症状，舌有瘀点，脉沉而涩者。

【来源】仝选甫，蔡纪堂. 中国现代百名中医临床家丛书－蔡福养. 北京：中国中医药出版社，2007

蔡氏聪耳丸

朱砂 50g　磁石 500g　节菖蒲 250g　煅龙骨 100g　煅牡蛎 100g
神曲 200g　柴胡 100g　白芍 200g　川芎 100g　香附 100g

【用法】上药共研极细面，取药粉酒水为丸如绿豆大小，低温干燥后分
6g 一包，密封备用。服法：每次 6g，日服 2～3 次。

【功效】平肝潜阳，活血通络，聪耳息鸣。

【适应证】**耳鸣、耳聋（肝肾阴虚，相火内盛，肝阳亢盛型）**。症见：鸣
声日久，昼夜不息，听力逐渐下降，伴见头晕目眩，虚烦眠，舌淡、苔薄白，
脉弦细者。

【来源】仝选甫，蔡纪堂．中国现代百名中医临床家丛书－蔡福养．北京：中国中
医药出版社，2007

蔡氏聪耳汤

柴胡 12g　川芎 12g　香附 10g　节菖蒲 15g　路路通 12g　甘草 9g

【用法】上药水泡 30 分钟，煮开后，再煎 20 分钟，每剂煎 2 次，将两次
药液混合备用。每日 1 剂，日服 2 次，1 个疗程 15 天。

【功效】疏肝理气，芳香通络，聪耳息鸣。

【适应证】**耳鸣、耳聋（肝气郁滞证）**。

【来源】仝选甫，蔡纪堂．中国现代百名中医临床家丛书－蔡福养．北京：中国中
医药出版社，2007

聪耳息鸣胶囊

柴胡 100g　川芎 100g　香附 80g　沉香 20g　大黄 30g　黄芩 100g
黄连 30g　黄柏 50g　芦荟 100g　栀子 100g　木通 100g　龙胆草 100g
煅青礞石 250g

【用法】上药共研极细面，装入零号胶囊内备用。每次服 4～6 粒，日服
2～3 次，小儿酌减。

【功效】芳香通窍，凉血活血，聪耳息鸣。

【适应证】**耳鸣、耳聋（肝胆湿热，肝火上扰型）**。症见：耳鸣、耳聋，耳内红肿痒痛、流黄脓或黄水、耳闭胀痛等症，伴见头目眩晕、口苦、大便干或秘结、小便黄、舌红苔黄者为最佳适应证。

【来源】仝选甫，蔡纪堂. 中国现代百名中医临床家丛书–蔡福养. 北京：中国中医药出版社，2007

🪷 谭敬书复聪片

熟地黄　磁石各 30g　淫羊藿　骨碎补各 12g　黄芪　当归　丹参各 15g　水蛭 5g　炮山甲 5g　泽泻　石菖蒲各 10g

【用法】将磁石粉碎，过 100 目筛备用。余药以 70% 乙醇提取过滤，回收后浓缩为流浸膏，加入磁石粉，每日 3 次，饭前淡盐汤送服，连服 60 天为 1 个疗程。

【功效】补肾活血，益气养血。

【适应证】**老年性聋、感音神经性耳聋（肾精不足，气血亏虚型）。**

【来源】李凡成，徐绍勤. 中国现代百名中医临床家丛书–谭敬书. 北京：中国中医药出版社，2007

🪷 复聪熄鸣汤

熟地黄 30g　山药 20g　山茱萸 15g　茯苓 20g　牡丹皮 10g　泽泻 10g　五味子 10g　石菖蒲 20g　磁石 30g　黄精 20g　川牛膝 15g　葛根 15g　酸枣仁 12g　甘草 6g

【用法】头煎加水约 400ml，先泡 20 分钟，武火煮沸后，改小火再煮沸 30 分钟，取液约 150ml；二煎，加水约 400ml，武火煮沸后，改小火再煮沸 30 分钟，取液约 150ml；两煎药汁混合后，分成 3 份，分 3 次服，每日 1 剂，用药 1 个月为 1 个疗程。在用药前 1 周，停用任何其他药物。

【功效】补肾益精，活血通络，聪耳息鸣，镇静安神。

【适应证】**神经性耳聋（肾虚型）**。症见：双耳听力突然下降或逐渐下降，伴有耳内蝉鸣，夜间较甚；兼见头晕目暗，腰膝酸软，虚烦失眠。

【临证加减】若精亏髓虚，耳聋甚者，加制何首乌 30g、枸杞子 15g、鹿角胶 9g；耳鸣甚者加生龙牡各 20g；心烦失眠者加麦冬 15g；若精血亏虚，火闭耳窍，耳聋耳鸣，头晕目昏，烦热，面色萎黄者加当归 20g、白芍 12g、生地黄 20g、知母 12g，黄柏 15g

【疗效】以本方治疗神经性耳聋 100 例，治疗 1 个疗程，其中治愈 35 例，好转 48 例，无效 17 例，总有效率 83%。

【来源】李静波，柴峰．复聪熄鸣汤治疗神经性耳聋 100 例临床观察．四川中医，2005，23（3）：87－88

通窍活血汤合通气散

通窍活血汤：桃仁 12g　红花 12g　赤芍 10g　川芎 14g　麝香 0.2g（冲服）　老葱 10g　生姜 4 片　大枣 24 枚

通气散：香附 14g　川芎 12g　柴胡 8g

【用法】将通气散药物，加水约 400ml，先泡 20 分钟，武火煮沸后，改小火再煮沸 30 分钟，取液约 150ml；将通窍活血汤药物除麝香外，加水约 400ml，先泡 20 分钟，武火煮沸后，改小火再煮沸 30 分钟，取液约 150ml，冲入麝香；早服通气散，每日 1~2 剂，晚服通窍活血汤，每日 1 剂。连服 21 日后停服 5 日，再服 21 日，此为 1 个周期，连续用药 6 个周期。

【功效】活血通络，行气开窍。

【适应证】**久聋（气滞血瘀型）**。症见：明显失聪，耳窍宽大伴严重耳鸣。

【临证加减】兼气虚弱者，通窍活血汤加党参 30g、当归 10g、益母草 10g；气逆上浮者，通气散加紫贝齿 30g、半夏 10g、怀牛膝 9g；耳鸣严重，孔窍闭塞者，上两方加连翘 9g、地龙 5g；外感风邪，邪闭耳窍，两方均加路路通 5g。

【疗效】以本方治疗久聋 86 例，治疗 6 个周期，其中显效 45 例，有效 39 例，无效 2 例，总有效率 97.7%。

【来源】潘勇，岳嫒萍，陶怀燕．通窍活血汤合通气散治疗气滞血瘀型久聋 86 例．河北中医，2006，28（5）：361

补肾化瘀汤

　　山茱萸10g　山药12g　熟地黄15g　黄精15g　当归6g　丹参18g　五味子9g　女贞子15g　茯苓15g　牛膝10g　肉苁蓉15g　石菖蒲10g

【用法】头煎加水约400ml，先泡20分钟，武火煮沸后，改小火再煮沸30分钟，取液约150ml；二煎，加水约400ml，武火煮沸后，改小火再煮沸30分钟，取液约150ml；两煎药汁混合后，分成2份，分2次服，每日1剂，连服3周为1个疗程，服药1个疗程观察疗效。

【功效】补肾益精，祛瘀通窍。

【适应证】**老年性久聋（肾精亏损型）**。

【临证加减】头晕头胀者，加菊花10g、钩藤15g；口干口苦者，加麦冬15g、知母10g；腰膝酸软者，加杜仲10g、桑寄生10g；舌质有瘀点者，加赤芍10g、红花5g。

【疗效】以本方治疗老年性久聋40例，治疗1个疗程，其中治愈13例，好转24例，无效3例，总有效率92.5%。

【来源】黄建兰. 自拟补肾化瘀汤治疗久聋疗效观察. 广西中医药，2000，（3）：31

真武汤加味

　　制附子10g（先煎）　茯苓15g　白术15g　生白芍12g　生姜6g　柴胡12g　川芎30g　石菖蒲15g　磁石30g　木香10g

【用法】上药除制附子外，头煎加水约400ml，先泡20分钟，先将制附子煎煮20分钟，再将其余药物加入，武火煮沸后，改小火再煮沸30分钟，取液约150ml；二煎，加水约400ml，武火煮沸后，改小火再煮沸30分钟，取液约150ml；两煎药汁混合后，分成2份，早、晚饭后服，每日1剂。治疗周期为8周。

【功效】温阳行水，通络开窍。

【适应证】**感音神经性耳聋、耳鸣（阳虚水泛型）**。症见：耳聋耳鸣，伴心悸气短、头晕目眩、倦怠乏力、四肢不温等症，舌象多淡胖而有齿痕，脉沉细无力。

【临证加减】伴有脾胃气虚者，加党参、黄芪、陈皮；伴有虚阳上浮者，加生龙骨、生牡蛎、五味子；伴有眩晕者，加天麻、钩藤；水湿较重者，加泽泻、猪苓；小便不利者，加肉桂、桔梗。

【疗效】以本方治疗感音神经性耳聋耳鸣 60 例，治疗 8 周，结果基本治愈 38 例，显效 15 例，有效 5 例，无效 2 例，愈显率 88.3%，总有效率 96.7%。

【来源】王群羊. 真武汤加味治疗阳虚水泛型感音神经性耳聋耳鸣 60 例. 河南中医，2015，35（11）：2591－2592

🪷 通窍健耳汤

柴胡 10g　香附 10g　川芎 15g　石菖蒲 10g　路路通 10g　山楂 15g

【用法】头煎加水约 400ml，先泡 20 分钟，武火煮沸后，改小火再煮沸 30 分钟，取液约 150ml；二煎，加水约 400ml，武火煮沸后，改小火再煮沸 30 分钟，取液约 150ml；两煎药汁混合后，分成 2 份，早、晚饭后服，每日 1 剂，15 天为 1 个疗程，观察 2 个疗程。

【功效】活血散瘀，通达气血。

【适应证】**感音神经性耳聋（血瘀证）。**

【疗效】以本方治疗患耳 55 例，治疗 2 个疗程，其中痊愈 14 例，显效 5 例，有效 7 例，无效 29 例，总有效率 47.26%。

【来源】刘大新. 通窍健耳汤治疗感音神经性耳聋临床观察. 中医药研究，2002，18（4）：5－6

🪷 耳聋Ⅱ号

川芎 15g　柴胡 15g　香附 15g　龙骨 20g　牡蛎 20g　钩藤 20g　当归 15g　白芍 15g　磁石 25g　路路通 15g　丹参 15g　葛根 15g　甘草 10g

【用法】头煎加水约 300ml，先泡 20 分钟，武火煮沸后，改小火再煮沸 30 分钟，取液约 100ml；二煎，加水约 300ml，武火煮沸后，改小火再煮沸 30 分钟，取液约 100ml；两煎药汁混合后，分成 2 份，早、晚饭后服，每日 1 剂，15 天为 1 个疗程。

同时常规应用凯时注射液、ATP、辅酶 A 以及维生素 B_1、维生素 B_{12} 等药物治疗。

【功效】行气活血，芳香通窍，重镇安神。

【适应证】**感音神经性耳聋（气滞血瘀型）**。症见：以持续性的单耳或双耳听力功能下降为主要症状，或伴有耳鸣及眩晕。耳鸣耳聋病程可长可短，全身可无明显其他症状，口唇暗红，月经色黑有块，舌下脉络暗红、曲张，舌质紫暗或有瘀斑、瘀点，脉弦细或涩或结代。

【疗效】以此方法治疗感音神经性耳聋患者病耳 52 例，治疗 15 天，结果痊愈 6 例，显效 12 例，有效 19 例，无效 15 例，总有效率 71.15%。

【来源】李岩，陈光，李书霖.耳聋Ⅱ号治疗感音神经性耳聋的临床研究.中医药学报，2011，39（3）：61-63

🪷 耳聋活血汤

川芎 10g　当归 10g　赤芍 15g　桃仁 10g　红花 10g　麝香 0.5g（冲服）　柴胡 10g　丹参 10g　路路通 15g　石菖蒲 10g　黄芪 15g　青皮 6g　香附 10g　甘草 6g

【用法】上药除麝香外，头煎加水约 400ml，先泡 20 分钟，武火煮沸后，改小火再煮沸 30 分钟，取液约 150ml；二煎，加水约 400ml，武火煮沸后，改小火再煮沸 30 分钟，取液约 150ml；两煎药汁混合后，分成 2 份，早、晚饭后服，每日 1 剂。

同时给予基础治疗（能量合剂 500ml 静脉滴注，三七总皂苷针剂 400mg加入葡萄糖溶液静脉滴注，每日 1 次），14 天为 1 个疗程。

【功效】行气活血，芳香通窍。

【适应证】**感音神经性耳聋（气滞血瘀型）**。

【疗效】以本方治疗感音神经性耳聋患者 24 例，治疗 14 天，结果显效 3例，有效 15 例，无效 12 例，总有效率 60%。

【来源】常尚撰，李玉华，侯瑞芳，等.耳聋活血汤治疗气滞血瘀型耳聋 24 例.河南中医，2014，34（5）：918

🪷 益肾开窍冲剂

肉苁蓉 15g　淫羊藿 15g　山茱萸 15g　枸杞子 15g　黄芪 15g　当

归 15g 川芎 15g 蝉蜕 15g 菊花 15g 路路通 15g （由医院制剂中心制成颗粒剂）

【用法】开水冲服，每次 2 袋，每日 2 次，2 周为 1 个疗程，治疗 2 个疗程后观察疗效。

【功效】益肾开窍。

【适应证】**神经性耳聋、耳鸣（肝肾亏损型）。**

【疗效】以此方治疗神经性耳聋、耳鸣 312 例，治疗 2 个疗程，其中单纯性耳聋 82 例，显效 25 例，有效 37 例，无效 20 例；单纯性耳鸣 43 例，显效 21 例，有效 14 例，无效 8 例；耳聋伴耳鸣者 113 例，显效 43 例，有效 51 例，无效 19 例；老年性耳聋 68 例，显效 26 例，有效 27 例，无效 15 例；外伤性耳聋 6 例，显效 2 例，有效 3 例，无效 1 例。总有效率 80%。

【来源】刘让，刘彩娟，齐春萍，等. 益肾开窍冲剂治疗神经性耳聋、耳鸣疗效观察. 河北中医，2000，22（1）：23 - 24

通气散加味配合穴位注射

柴胡 20g 川芎 20g 香附 20g 骨碎补 20g 牛膝 20g 熟地黄 20g 石菖蒲 15g 葛根 30g

【用法】头煎加水约 400ml，先泡 20 分钟，武火煮沸后，改小火再煮沸 30 分钟，取液约 150ml；二煎，加水约 400ml，武火煮沸后，改小火再煮沸 30 分钟，取液约 150ml；两煎药汁混合后，分成 2 份，早、晚饭后服，每日 1 剂，2 周为 1 个疗程。

同时用丹参注射液 2ml 均匀地注入耳聪、听宫（或听会）穴，隔日 1 次，7 天为 1 个疗程。

【功效】行气活血，补肾聪耳。

【适应证】**感音神经性耳聋（气滞血瘀型）。**

【疗效】以此方法治疗感音神经性耳聋 30 例，治疗 15 天，结果 6 例治愈，7 例显效，12 例好转，5 例无效，总有效率 83.3%。平均治疗时间 2 个疗程，最短 1 个疗程，最长 4 个疗程。

【来源】肖明珍. 通气散加味结合穴位注射治疗感音神经性耳聋 30 例. 浙江中医杂志，2004，39（11）：488

第八节　突发性耳聋

突发性耳聋或称"特发性聋",简称"突发性聋"或"突聋",是指突然发生的、原因不明的感音神经性听力损失。临床表现主要有:①耳聋:多为单侧耳聋,发病前多无先兆,少数患者则先有轻度感冒、疲劳或情绪激动史。耳聋发生突然,患者的听力一般在数分钟或数小时内下降至最低点,少数患者可在3天以内听力损失达到最低点;②耳鸣:可为始发症状,大多数患者可于耳聋时出现耳鸣,但耳鸣也可发生于耳聋之后。经治疗后,多数患者听力可以提高,但耳鸣可长期存在;③眩晕:一部分患者可伴有不同程度的眩晕,多为旋转性眩晕,伴恶心、呕吐。可与耳聋同时出现,或于耳聋发生前后出现;④其他少数患者可有耳闷堵感、压迫感或麻木感。

突发性聋的病因不明,很多致病因素都可能导致突发性聋,目前获得广泛认可的主要有病毒感染学说、循环障碍学说、自身免疫学说以及膜迷路破裂学说等。

突发性聋治疗目前多采用综合治疗的方法,有效率在70%左右。开始治疗的时间与预后有一定的关系,因此应该在发病后7~10天内尽早治疗。

突发性聋属中医学"暴聋"的范畴,中医学对突发性聋以辨证论治为主,强调根据病机,灵活采用祛邪、泻实、补虚、化瘀、通窍等法,不仅于病程短者有一定疗效,对于部分病程较长者,也能收到一定效果。

❀ 补阳还五汤

黄芪30g　当归10g　赤芍10g　川芎6g　桃仁6g　红花6g　石菖蒲10g　白芍15g　牡丹皮30g

【用法】水煎服,每天2次,每日1剂。

【功效】补气活血化瘀。

【适应证】**突发性耳聋（气虚血瘀型）**。

【疗效】本组病例共55例,治愈7例,显效16例,无效14例,总有效率 74.5%。

【来源】杜长河．补阳还五汤加减治疗突发性耳聋 55 例．实用中医药杂志，2007，23（10）：640

聪耳通窍汤

桑叶 10g　葛根 15g　柴胡 10g　蝉蜕 10g　川芎 10g　香附 10g　石菖蒲 10g　丹参 15g　白芍 15g　路路通 15g　毛冬青 15g　甘草 6g

【用法】头煎加水约 500ml，先泡 20 分钟，武火煮沸后，改小火再煮沸 30 分钟，取液约 150ml；二煎，加水约 400ml，武火煮沸后，改小火再煮沸 30 分钟，取液约 150ml；两煎药汁混合后，分成 2 份口服（温服），每天 3 次，每次 100ml，每日 1 剂。

【功效】疏风散邪，疏通经络。

【适应证】**突发性耳聋（邪闭耳窍型）**。症见：耳内胀闷，耳鸣耳聋，情志抑郁，易怒，面红目赤，头痛眩晕，口苦，二便俱黄，夜寐不宁，舌红、苔黄、脉弦。

【疗效】本组病例共 30 例，总有效率 90%。

【来源】司晓文，李永存．聪耳通窍汤治疗暴聋的临床研究．中医临床研究，2012，4（6）：23－24

突聋 1 号方

丹参 10g　川芎 12g　五味子 10g　蒲公英 12g　泽泻 10g　牛膝 20g　车前子 12g　石菖蒲 15g　磁石 30g　蝉蜕 10g　甘草 6g　柴胡 12g　桔梗 6g

【用法】水煎服，每天 2 次，每日 1 剂，10 天为 1 个疗程。

【功效】疏风清热，活血通络，开窍行闭。

【适应证】**突发性耳聋（风热邪气郁遏不泄，循经上扰，壅闭清窍证）**。

【疗效】治疗组共 60 例，痊愈 32 例，显效 14 例，有效 9 例，无效 5 例，总有效率 91.67%。

【来源】刘桂之，陈旭梅，王晓霞．突聋 1 号方治疗突发性耳聋临床观察．河北中

医, 2006, 28 (5): 370

通窍活血汤加味

葛根15g 丹参15g 石菖蒲15g 桃仁10g 红花10g 香附10g
白芷10g 路路通10g 柴胡10g 川芎12g 赤芍12g 甘草6g

【用法】水煎服, 每天2次, 每日1剂, 14天为1个疗程。

【功效】通窍行气, 活血化瘀。

【适应证】**突发性耳聋 (气血亏虚或实邪壅遏型)**。

【疗效】研究组共60例, 痊愈29例, 显效15例, 有效11例, 无效5
例, 总有效率91.67%。

【来源】王歆. 通窍活血汤治疗60例突发性耳聋的临床疗效观察. 中医临床研究,
2014, (8): 20-21

益气聪明汤加减

葛根10g 蔓荆子10g 升麻6g 黄柏6g 党参15g 黄芪15g
白芍10g 甘草3g

【用法】水煎服, 每天2次, 每日1剂。
每日静脉滴注脉络宁20ml, 脑活素10ml, 10天为1个疗程。

【功效】补脾升清, 滋补肝肾, 活血开窍。

【适应证】**突发性耳聋 (清阳不升, 风热上扰证)**。症见: 外感后听力下
降, 伴神疲, 面色无华, 舌淡、苔薄, 脉细无力。

【疗效】本组病例共12例。1个疗程后, 自觉症状消失者8例; 2个疗程
后, 自觉症状消失者4例, 其中电测听复查正常者10例, 2例因故未复查。

【来源】常燕飞. 益气聪明汤加减治疗突聋12例. 北京中医, 1998, (6): 29-30

聪耳汤

干姜15g (先煎) 炮附子7g (先煎) 桂枝9g 党参25g 生
黄芪25g 苍术15g 茯苓12g 黄芩4g 柴胡12g 木香8g 焦三仙

各30g 炙鳖甲12g（先煎） 何首乌藤30g 生麻黄3g 细辛3g 熟地黄10g 山茱萸10g 山药10g

【用法】头煎加水约500ml，先泡20分钟，武火煮沸后，改小火再煮沸30分钟，取液约150ml；二煎，加水约400ml，武火煮沸后，改小火再煮沸30分钟，取液约150ml；两煎药汁混合后，分成2份，口服（温服），每天2次，每日1剂。嘱患者忌食生冷、辛辣、牛羊肉、海鲜，忌饮酒，保证每日睡眠8小时。

【功效】通行血脉，畅达气机，扶正固本，重生精血。

【适应证】**突发性耳聋（脾肾阳虚，肝肾不足证）。**

【疗效】治疗组共30例，痊愈5例，显效6例，有效11例，无效8例，总有效率73.33%。

【来源】孔令昭. 自拟聪耳汤治疗难治性突聋临床研究. 中国中医急症，2011，20（6）：879 – 880

🪷 突聋汤

龙胆草10g 柴胡10g 川芎10g 桃仁10g 赤芍10g 甘草10g 黄芩15g 栀子15g 香附15g 路路通15g 红花5g 石菖蒲20g

【用法】头煎加水约500ml，先泡20分钟，武火煮沸后，改小火再煮沸30分钟，取液约150ml；二煎，加水约400ml，武火煮沸后，改小火再煮沸30分钟，取液约150ml；两煎药汁混合后，分成2份，口服（温服），每天2次，每日1剂，7天为1个疗程。

【功效】清肝泄热，开郁通窍。

【适应证】**突发性耳聋（肝火上逆型）。**

【疗效】42例患者中治愈，1个疗程5例，2个疗程25例，3个疗程12例，其中治愈率为40.5%，总有效率88.1%。伴随症状眩晕全部消失，耳鸣消失17例。

【来源】葛煜，唐英，盛国滨. 自拟突聋汤治疗特发性突聋42例. 中医药学报，2001，29（6）：29

第九节　周围性面瘫

周围性面瘫为面神经管内面神经的非特异性炎症引起的周围性面肌瘫痪，一般症状是口眼歪斜，无法完成抬眉、闭眼、鼓腮等动作。它是一种常见病、多发病，任何年龄均可发病，男女发病率相近，绝大多数为一侧性，双侧者甚少。

周围性面瘫的病因主要有以下几个方面：一是感染，感染性病变多是由潜伏在面神经感觉神经节内休眠状态的带状疱疹病毒被激活引起。另外脑膜炎、腮腺炎、流行性感冒、猩红热、疟疾、多发性颅神经炎、局部感染以及耳源性疾病等均可引起；二是特发性（常称贝尔麻痹），贝尔麻痹是因为疲劳及面部、耳后受凉，吹风引起；三是肿瘤，肿瘤本身及外科切除肿瘤均可以引起；四是外伤，比如颅底骨折、面部外伤；五是中毒，如乙醇中毒，长期接触有毒物质；六是代谢障碍，如糖尿病、维生素缺乏；七是血管机能不全；八是先天性面神经核发育不全。

本病往往在清晨洗漱时发现口角歪斜，患侧面肌运动障碍及闭眼困难，流涎，可有听觉过敏，味觉障碍，呈现周围性完全性面瘫体征，患侧上下面部及表情肌瘫痪，因此，还可能继发角膜炎。临床上，周围性面瘫的治疗方法主要有：手术疗法，红外线理疗等局部治疗，使用抗病毒药物、糖皮质激素类药物、扩张微循环药物等一般治疗。

周围性面瘫，属于中医学的"口僻""口眼㖞斜""偏风口㖞"等范畴。中药内服及针灸疗法亦是治疗周围性面瘫的方法之一，可与以上治疗配合应用，增强疗效。

❀ 龙胆泻肝汤

龙胆草10g　木通10g　泽泻10g　柴胡10g　车前子10g　当归10g　生地黄12g　栀子10g　黄芩15g　甘草6g

【用法】水煎服，分3次服，每天1剂。

【功效】泻肝胆实火，清三焦湿热。

【适应证】**急性周围性面瘫（肝胆火盛证）**。症见：急性起病，并程度不同地存在着以下症状和体征：①疾病累及一侧，口角歪斜，一侧眼睑闭合不全，有的病例患侧流泪；②说话发音不清；③漱水时从病侧口角流出，或病侧口角流涎。进餐时食物常停滞于病侧齿、颊之间；④病侧面部表情丧失，额纹消失，不能蹙额、皱眉，眼裂增宽；⑤平静时鼻侧鼻唇沟平坦，口角下坠，口牵向健侧，不能作吹口哨，鼓腮动作。

【临证加减】兼风热表证者，加金银花藤 30g、钩藤 15g、菊花 15g；兼风寒表证者，加防风 15g、白芷 12g；半月后未愈者加白术 12g、薏苡仁 30g。

【来源】夏时金．龙胆泻肝汤治疗急性周围性面瘫 31 例．成都中医学院学报，1994，7（1）：29 – 30

🪷 葛根汤

葛根 30g　麻黄 10g　甘草 10g　桂枝 20g　生姜 5g　白芍 20g　大枣 5 枚

【用法】每日早、晚煎服各 1 次，每 6 日复诊检测 1 次。

【功效】祛风散寒，活血通络。

【适应证】**周围性面瘫（风邪阻络证）**。症见：临床表现为神志清楚，一侧额纹消失，眼睑不能闭合，用力闭合时出现"贝尔征"，口角下垂偏向健侧，不能闭合，功能状态时尤为明显。

【来源】曾志海，彭青杰．葛根汤治疗周围性面瘫 143 例．陕西中医，2002，23（2）：117 – 118

🪷 补阳还五汤

生黄芪 50～80g　当归 10g　赤芍 10g　地龙 6g　川芎 6g　红花 6g　桃仁 6g

【用法】每日 1 剂，每剂煎 2 次，每次加水 800ml，煎成 100ml；两者混匀，每日分早、中、晚 3 次口服。

同时配合常规治疗：维生素 B_{12} 注射液 500μg 肌内注射，1 日 1 次；维生素 B₁ 片及维生素 B₆ 片各 20mg 口服，1 日 3 次；急性期者加泼尼松 30mg，每日早餐后 1 次顿服。

【功效】活血祛瘀，通经活络。

【适应证】**周围性面瘫（气虚血瘀证）**。症见：神志清楚，一侧面部板滞、麻木，不能皱眉、露齿等，口角向健侧歪斜，病侧露睛流泪，额纹消失，鼻唇沟平坦，部分患者伴耳鸣，耳后疼痛。

【来源】田华，耿宝剑. 补阳还五汤治疗周围性面瘫疗效观察. 中医药临床杂志，2010，22（12）：1055 – 1056

❀ 复容牵正汤

白附子 20g　僵蚕 20g　白芷 20g　当归 20g　白术 20g　石菖蒲 20g　天南星 20g　党参 15g　地龙 15g　川芎 15g　鸡血藤 15g　炙甘草 10g　全蝎 10g　桂枝 10g

【用法】每日 1 剂，水煎服，取汁 400ml，分早、晚 2 次温服。

同时配合电针治疗。取穴：阳白、蹙额穴（以阳白穴为中心，内外 0.5 寸处各 1 个穴）、四白、翳风、颧髎、地仓、牵正、迎香、合谷、风池；针刺方法：以 28 号 1.5 寸毫针针刺，面部穴位均取患侧，合谷、风池取双侧，内蹙额穴向攒竹穴透刺 1 寸，外蹙额穴向眉毛外侧端透刺 1 寸，合谷、风池采用泻法，其余穴位均采用平补平泻。行针后连电针，疏波，以肌肉向外上方跳动、患者能耐受为度，留针 30 分钟，日 1 次，7 天为 1 个疗程，共治疗 4 个疗程。

【功效】活血祛瘀，通经活络。

【适应证】**周围性面瘫（风痰阻络型）**。症见：面瘫（起病急，突发口眼歪斜，眼睑闭合不能），形体稍胖，胸闷痰多，困倦乏力，食欲不振，头晕身重，舌质淡胖、苔薄白而腻，脉弦滑。

【疗效】痊愈 18 例，显效 11 例，有效 2 例，无效 1 例，总有效率为 96.88%。

【来源】寇吉友，朱茜，张爱邦. 复容牵正汤结合电针治疗风痰阻络型周围性面瘫的临床观察. 中国民间疗法，2015，23（8）：52 – 53

补阳还五汤加蜈蚣

黄芪15g 当归6g 川芎8g 赤芍10g 桃仁10g 红花3g 地龙7g 蜈蚣2条

【用法】每天1剂，水煎服。药渣再加水煮沸取药液待温，用毛巾浸渍药液敷患侧面颊。1周为1个疗程。

【功效】补气活血，祛风通络。

【适应证】**周围性面瘫（气虚血瘀证）。**症见：神志清楚，一侧面部板滞、麻木，不能皱眉、露齿等，口角向健侧歪斜，病侧露睛流泪，额纹消失，鼻唇沟平坦，部分患者伴耳鸣，耳后疼痛。

【来源】张怡安.补阳还五汤加蜈蚣治疗周围性面瘫26例.中医研究，1998，11(5)：25-26

补气养血荣肌汤

生黄芪15～30g 当归10～15g 白芍10～30g 炙何首乌12～20g 熟地黄10～15g 鸡血藤15～30g 红花3～6g 秦艽15～30g 炙甘草10g

【用法】上药每日1剂，水煎2次合并一处，分早、晚食前温服，连服10天为1个疗程。休息4天，再行第2个疗程。

【功效】补气养血，荣肌活络。

【适应证】**周围性面瘫后遗症（气虚血瘀证）。**

【临证加减】面肌痉挛或挛缩者加大方中白芍剂量最小30g、最大至60g，加天麻10～12g、全蝎6～10g；口眼联动征严重者加木瓜12～15g；鳄泪征加菊花12～15g、白蒺藜10～12g；面肌萎缩严重者加白术12～20g、党参12～20g；耳颞综合征者加龙胆草6～9g、知母10～15g；患有糖尿病者方中去炙甘草。

【疗效】显效15例，有效30例，无效15例，总有效率为75.0%。

【来源】陈艳红，陈雅民.补气养血荣肌汤治疗周围性面瘫后遗症.河北中医药学报，2009，24(2)：27

养血祛风纠偏汤

当归 15g　白芍 15g　钩藤 15g　生地黄 15g　天麻 10g　僵蚕 10g　白菊花 10g　全蝎 6g　玉竹 20g　甘草 6g

【用法】武火水煎，头煎加水 500ml，煎 30 分钟，取汁 150ml，二煎加水 300ml，取汁 100ml，混合后，分 3 次内服，每日 1 剂，7 天为 1 个疗程。

【功效】养血益气，祛风纠偏。

【适应证】**周围性面瘫（气虚血瘀证）**。症见：神志清楚，一侧面部板滞、麻木，不能皱眉、露齿等，口角向健侧歪斜，病侧露睛流泪，额纹消失，鼻唇沟平坦，部分患者伴耳鸣，耳后疼痛。

【疗效】痊愈 54 例，显效 44 例，无效 2 例，总有效率为 98%。

【来源】杨春雪，张世忠. 养血祛风纠偏汤治疗周围性面瘫 100 例. 湖南中医杂志，1995，11（6）：36

正容散

全蝎 50g　僵蚕 50g　白附子 60g　地龙 45g　当归 45g　川芎 35g　黄芪 100g　防风 35g

【用法】上方共研细末，用黄酒热饮，每次 10g，每日 2 次，儿童用量酌减。

【功效】祛风化痰，通经活络。

【适应证】**周围性面瘫（风痰阻络证）**。

【临证加减】伴体虚明显者，将黄芪增至 200g；血压高者，加天麻 20g、钩藤 30g。

【来源】王海珍. 正容散治疗周围性面瘫. 辽宁中医杂志，2002，29（2）：94

龙附牵正汤合针刺

龙附牵正汤：白附子 9g　全蝎 6g　僵蚕 9g　地龙 12g　川芎 12g　白芷 10g　甘草 6g

针刺：地仓　颊车　合谷　阳白　太阳　翳风　颧髎　下关　足

三里

【用法】每日 1 剂，文火水煎 30 分钟，取汁 300ml，分早、晚 2 次温服。

同时配合常规针刺疗法治疗：合谷、足三里取双侧，余穴取患侧，平补平泻法，中度刺激，留针 30 分钟，每日 1 次。10 天为 1 个疗程，疗程间休息 2 天，共治疗 3 个疗程。

【功效】祛风散寒，舒经通络。

【适应证】**周围性面瘫（风邪阻络证）**。症见：神志清楚，一侧面部板滞、麻木，不能皱眉、露齿等，口角向健侧歪斜，病侧露睛流泪，额纹消失，鼻唇沟平坦，部分患者伴耳鸣，耳后疼痛。

【临证加减】伴有舌淡红、苔薄白等风寒证象加防风 10g、荆芥 10g；伴有舌红、苔薄黄等风热证象加金银花 15g、葛根 12g、板蓝根 10g；鼻唇沟变浅加迎香；人中沟歪斜加口禾髎；抬眉困难加攒竹；颊唇沟歪斜加承浆。

【疗效】痊愈 91 例，显效 41 例，有效 14 例，无效 4 例，总有效率为 97.33%。

【来源】袁军，李梅，马俊强，等．针刺配合龙附牵正汤治疗周围性面瘫 150 例临床观察．河北中医，2012，34（5）：715－716

🪷 皂角膏外敷配合针刺

皂角 500g

【用法】将皂角 500g 研为细末，用食醋调成糊状，在文火上加热，沸后至颜色呈深棕色为止。趁药温时敷于患侧，用棉布盖于其上，每天 1 次，10 天为 1 个疗程。贴药后局部发痒或起小红点者属正常反应，偶有起水疱者停用后 1～2 天自行消失。

同时配合针刺治疗：针刺取穴阳白、四白、翳风、牵正、地仓、颊车、合谷，急性期宜浅刺，恢复期宜中强刺激或透刺，留针 20 分钟，每日 1 次，10 天为 1 个疗程。

【功效】祛风通络。

【适应证】**周围性面瘫（风邪阻络证）**。症见：急性发病，突然一侧面部额纹消失，眼裂增宽，流泪，鼻唇沟变浅，口角下垂，不能作皱眉、蹙额、闭目、鼓腮、吹口哨等动作，乳突前方可有压痛，可有舌前 2/3 味觉减退或消失、听觉过敏等症。

【临证加减】伴耳部病变加听会、耳门；耸鼻困难加迎香；人中沟歪斜加水沟；闭目困难加鱼腰。

【疗效】痊愈 28 例，好转 9 例，无效 3 例，总有效率为 92.50%。

【来源】耿瑞萍. 针药合用治疗周围性面瘫 40 例. 中国民间疗法，2004，12（6）：30 – 31

🪷 温针灸联合牵正散

白附子 50g　僵蚕 50g　全蝎 50g 等份为末

【用法】每次取上述粉末 3g，以黄酒调匀后加热水适量冲服，一日 2 次，7 天为 1 个疗程，共 4 个疗程。

同时配合针灸治疗：①针刺：采用局部取穴联合循经远道取穴的方法，以手、足阳明经的穴位为主，如：患侧阳白、攒竹透鱼腰、承泣、颧髎、下关、迎香、地仓、颊车、人中等穴和双侧风池、翳风、合谷及外关穴；每次选用面部穴位 5~6 穴，非面部穴位 2~3 穴，交替使用。面部穴位均采用 28 号毫针直刺 0.5~0.8cm，非面部穴位采用 30 号毫针直刺 0.8~1.2cm；急性期适当减少面部穴位，予浅刺以控制刺激量；常规消毒后，以右手持毫针进针，捻转行针至患者得气后，留针约 30 分钟。②温针灸：留针时，于下关及颧髎两穴行温针灸治疗，将一段长约 1.5cm，直径约 2.0cm 的艾灸段插于针柄上，点燃，待燃尽后去掉艾灰后再插另一段；每穴每次共 2 段艾条；在温针灸期间，若患者感觉面部温度过高且不能忍受，则用纸片垫于面部以防止烫伤。每日 1 次，5 天为 1 个疗程。1 个疗程结束后，嘱患者休息 2 天以保持穴位的敏感性，4 个疗程后结束治疗。

【功效】温通血脉，祛风散寒，止痉。

【适应证】**周围性面瘫（风邪阻络证）**。症见：起病较急，发病前可能有感冒或受风史，少数可出现耳前或耳后疼痛。单侧表情肌活动僵硬，额纹消失，眼裂增大，鼻唇沟变浅，口角下垂，不能完成鼓腮或吹哨动作等，少数可出现舌前 2/3 味觉异常。

【疗效】痊愈 34 例，显效 8 例，有效 4 例，无效 1 例，治愈率为 97.87%。

【来源】王伟，袁玉福．温针灸联合牵正散治疗周围性面瘫 47 例临床体会．中国民族民间医药，2015，24（13）：151－152

电针刺加愈正汤

全蝎 12g　白附子 6g　僵蚕 12g　白芍 15g　川芎 15g　葛根 20g　白芷 15g　蝉蜕 15g　地龙 12g　黄芪 30g　防风 20g　钩藤 20g　蜈蚣 3 条

电针刺：患侧地仓沿皮透颊车，太阳斜刺向下关，承浆沿皮透大迎，阳白透鱼腰 0.3～0.5 寸，攒竹向鱼腰横刺 0.3～0.5 寸，丝竹空向鱼腰平刺 0.5～1 寸，四白直透承泣。

【用法】每日 1 剂，水煎两服，10 天为 1 个疗程。

同时配合电针刺疗法：迎香穴针尖向上斜刺 0.3 寸，合谷向后溪穴透刺 1.5 寸，如耳后及耳根痛，可加双侧风池、翳风。每次选 2～4 个穴位，行针得气接 G－6805 电针治疗仪，采用疏密波 15～50 分钟，以患者脸部肌肉微动，电流耐受感觉舒适为度，10 天为 1 个疗程。

【功效】温通经络，调气活血。

【适应证】**周围性面瘫（气虚血瘀证）**。症见：通常急性起病，于数小时或 1～2 天内达高峰，病初可有下颌角或耳后疼痛，主要症状为一侧面部表情肌瘫痪，额纹消失，不能皱眉，眼裂闭合不全，试闭眼时，瘫痪侧眼球向上外方转动，露出白色巩膜，称贝尔现象。病侧鼻唇沟变浅、口角下垂，露齿时歪向健侧，因口轮匝肌瘫痪而鼓气或吹口哨时漏气，因颊肌瘫痪而食物易滞留于病侧齿颊之间。病变在鼓索参与面神经处以上时，可有同侧味觉丧失，多见于单侧。

【疗效】痊愈 94 例，显效 14 例，有效 4 例，无效 4 例，总有效率为 96.50%。

【来源】包刚．电针刺加愈正汤治疗周围性面瘫 116 例．江西中医药，2009，40（8）：61

巨刺法

主穴：健侧阳白　四白　下关　迎香　双侧合谷

【用法】根据患者的病情，左侧面瘫，取右侧穴，右侧面瘫，取左侧穴。阳白穴提捏进针，针尖朝向眼眶方向（向下），平补平泻手法；四白穴提捏进针，针尖朝向眼眶方向（向上），平补平泻；迎香穴与皮肤呈15°角进针，下关直刺与皮肤呈90°角，两穴均平补平泻法；双侧合谷穴垂直进针，平补平泻。以上进针得气后，通电留针半小时，半小时后去除电流，静留针半小时，每次治疗1小时，每周治疗5天，周六、日休息，20次为1个疗程，1个疗程结束后，休1周，继续治疗。

【功效】活血通络。

【适应证】**周围性面瘫（气虚血瘀证）**。症见：通常急性起病，于数小时或1～2天内达高峰，病初可有下颌角或耳后疼痛，主要症状为一侧面部表情肌瘫痪，额纹消失，不能皱眉，眼裂闭合不全，试闭眼时，瘫痪侧眼球向上外方转动，露出白色巩膜，称贝尔现象。病侧鼻唇沟变浅，口角下垂、露齿时歪向健侧，因口轮匝肌瘫痪而鼓气或吹口哨时漏气，因颊肌瘫痪而食物易滞留于病侧齿颊之间。病变在鼓索参与面神经处以上时，可有同侧味觉丧失，多见于单侧。

【疗效】治愈25例，好转20例，无效5例，有效率为90.0%。

【来源】邵霞萍. 巨刺法治疗周围性面瘫后遗症50例. 中医药临床杂志, 2009, 21 (2)：149

耳背割治法

耳背较明显的静脉

【用法】手术前半小时嘱患者饮水500ml。手术时患者取坐位，背向施术者。透光法选取耳背较明显的静脉，常规消毒患侧耳部，2%利多卡因局部浸润麻醉（手术疼痛轻微，患者可自行选择），用手术刀将所选取静脉横向挑断，切口0.1～0.2cm，放血20ml（儿童约10ml），再次消毒创面后用消毒纱布包扎。3天后自换创可贴覆盖。1周左右创面可愈合，2周后可行第2次治疗。

【功效】泄热解毒，消肿止痛，活血化瘀。

【适应证】**周围性面瘫（气滞血瘀证）**。症见：起病突然，每在睡眠醒来时发现单侧面部板滞、麻木、瘫痪，不能做蹙额、皱眉、露齿、鼓颊等动作，漱口漏水，眼睑闭合不全，迎风流泪，口角歪向健侧，额纹消失或变浅，眼裂增宽，鼓腮时单侧口角漏气。部分患者初起还有耳后、耳前及面部疼痛，或伴患侧舌前 2/3 味觉减退或消失，听觉过敏。

【来源】代红雨，韩小军，张燕生. 耳背割治法治疗周围性面瘫 154 例疗效观察. 北京中医药大学学报，2011，18（4）：13

透刺针法

健侧选太阳、下关、曲池、合谷；患侧选太阳、翳风、曲池、颧髎、四白、迎香等。

【用法】健侧选太阳、下关、曲池、合谷，直刺 0.5～1 寸，平补平泻，患侧以透刺为主，针身与皮肤呈 15°角左右进针。百会透太阳穴区，统调阳气；额纹消失，阳白朝上下左右四个方向交替透刺；眼睑闭合不全，颧髎、四白、迎香皆刺透向上；口角歪斜，则地仓、大迎、颊车皆向下关方向透刺，透针深度为 1～3 寸，行平补平泻，针感多以面部发胀，有紧绷感，并配患侧太阳、翳风、曲池、合谷直刺 0.5～1 寸，行泻法。留针 30 分钟，10 次为 1 个疗程，共治疗 2 个疗程，疗程间休息 3 天。

【功效】通经活络，活血止痛。

【适应证】**周围性面瘫（气虚血瘀证）**。症见：通常急性起病。表现为口角歪斜、流涎、讲话漏风、吹口哨或发笑时尤为明显。体格检查时可见病侧面部表情肌瘫痪；额纹消失，眼裂增大，鼻唇沟平坦、拉向健侧；面部肌肉运动时，病侧不能皱眉、蹙额、闭目、露齿、鼓气等动作。

【疗效】痊愈 57 例，好转 3 例，治愈率为 95%。

【来源】李玉云. 透刺针法治疗周围性面瘫 60 例. 中国中医药现代远程教育，2013，1（21）：73－74

温经泻血法

阳白　四白　太阳　地仓　颊车　风池　完骨　合谷　太冲

【功效】温经活血，化瘀排毒。

【用法】以上穴位除合谷、太冲取双侧，余穴均取患侧。针刺操作方法：①面部穴位：急性期采用浅刺法，针刺深度达皮下组织即可，不深入肌肉，不做手法；恢复期：针刺深度达肌肉组织，平补平泻提插捻转手法；后期可结合地仓透颊车、阳白透鱼腰透刺针法；②风池、太冲、合谷急性期提插泻法，恢复期平补平泻捻转手法。针刺留针30分钟，10天为1个疗程。

同时配合艾灸与刺络放血疗法。①艾灸：于患侧面部施灸，施灸时以经穴为主，可结合患者感受不拘于穴位限制，每穴位施灸时间小于3分钟，采用艾条悬灸，温和灸和雀啄灸法相结合，以穴周微红，患者感觉舒适为度。急性期：每日施灸2次，上午针刺后施灸1次，下午1次；恢复期：每日施灸1次，上午针后不灸，下午1次。②刺络放血取穴：患侧太阳、颊车、完骨；穴位采用75%乙醇棉球常规消毒，三棱针浅刺，刺后拔火罐，每次出血约5ml。急性期每3天刺络放血1次，恢复期每周1次。

【功效】祛风通络。

【适应证】**周围性面瘫（风邪阻络证）**。

【疗效】痊愈52例，显效4例，好转3例，无效1例，总有效率为98.30%。

【来源】宗振勇，赵云雁．温经泻血法治疗周围性面瘫60例．医学理论与实践，2013，26（3）：337－338

🪷 经筋透刺法

患侧：阳白　鱼腰　地仓　颊车　牵正　颊车

健侧：合谷

【用法】患者取坐位或卧位，常规消毒后，取患侧阳白透鱼腰，地仓透颊车，牵正透颊车，健侧合谷，合谷穴直刺0.5～1寸，余透刺0.2～0.5寸，针刺得气后，诸穴采用平补平泻手法，连接G6805－2型号的电针治疗仪，电针穴位选组：阳白、地仓、颊车、牵正，连续波治疗40分钟，强度以患侧面部肌肉微微跳动，患者无任何不适为度。1次/天，10天为1个疗程，观察治疗3个疗程。

【功效】营养气血，疏通经络。

【适应证】**周围性面瘫（气虚血瘀证）**。症见：急性起病，起病前可有感冒或受凉史，患侧面部表情肌瘫痪，额纹消失，不能皱眉蹙额，眼裂不能闭合或闭合不全，闭眼时贝尔征，鼻唇沟变浅，口角下垂，示齿时口角歪向健侧，颊肌瘫痪，食物易滞留病侧齿龈，可伴有舌前 2/3 味觉减退或消失，乳突或外耳道感觉障碍等。符合上述诊断标准并且病程在 10 天以内的患者。

【疗效】痊愈 17 例，显效 9 例，有效 3 例，无效 1 例，总有效率为 96.70%。

【来源】吴琦，薛晴. 经筋透刺法治疗周围性面瘫 30 例. 辽宁中医杂志，2013，40（7）：1450 – 1451

针灸结合艾条、生姜施灸法

面部取穴：阳白　鱼腰　瞳子髎　太阳　颊车　地仓　上关　下关（以上穴位均取患侧）

【用法】面部穴深透刺法，阳白透鱼腰，瞳子髎透太阳，颊车透地仓，地仓透迎香，上关透下关；使用 0.40mm×40mm 无菌银针，与面部皮肤成 30°角向所透刺的穴位深刺 40mm。留针 30 分钟，留针期间不行针。每日 1 次，10 次为 1 个疗程。

同时配合艾、姜施灸。姜片 0.3cm 厚，人民币 1 元硬币大小，普通艾条，取患者穴位：阳白、承泣、下关、颊车、地仓、巨髎、瞳子髎，每次取 2~3 个穴位，分别用姜片贴上，点燃艾条贴于姜片，每次 20 分钟，7 天为 1 个疗程，中间休息 1 天。

【功效】通经络，调气血。

【适应证】周围性面瘫（气虚血瘀证）。症见；起病突然，每在睡眠醒来时发现单侧面部板滞、麻木、瘫痪，不能做蹙额、皱眉、露齿、鼓颊等动作，漱口漏水，眼睑闭合不全，迎风流泪，口角歪向健侧，额纹消失或变浅，眼裂增宽，鼓腮时单侧口角漏气。部分患者初起还有耳后、耳前及面部疼痛，或伴患侧舌前 2/3 味觉减退或消失，听觉过敏。

【临证加减】风热型取患侧厉兑；风寒型取患侧足三里。

【来源】杨攀，李利民，朱佳静. 针灸结合艾条、生姜施灸法治疗周围性面瘫疗效观察. 成都中医药大学学报，2010，33（4）：36 – 37

针刺配合耳穴压豆法

急性期选穴：合谷　翳风　风池　太冲　太阳

　　恢复期选穴：阳白　四白　颊车　地仓　百会　合谷

　　后遗症期选穴：足三里　脾俞　三阴交　肾俞等

　　耳压选穴：神门　面颊　口　目　肝　脾　皮质下

【用法】急性期：手法用泻法，得气后留针 20 分钟，中间行针 1 次，1 次/天，7 次为 1 个疗程；恢复期：手法选用平补平泻，得气后留针 20～30 分钟，中间行针 1 次，1 次/天，10 次为 1 个疗程；后遗症期：手法以补法为主，得气后留针 20～30 分钟，中间不行针，1 次/天，10 次为 1 个疗程。头、面部以平刺、斜刺为主，选用 1 寸毫针；四肢直刺，选用 1.5～2 寸毫针；背部俞穴针尖向脊柱方斜刺，选用 1.5 寸毫针。耳压法：采用王不留行籽按压穴位，以胶布固定，每周贴 2 次，每天自行按压 3～4 次，刺激以局部或耳朵发热，有疼痛感为度，10 次为 1 个疗程。

【功效】疏通经络气血，祛风散寒清热，豁痰化瘀行滞。

【适应证】**周围性面瘫**。症见：口角歪斜，口涎外流，有麻木、沉重、发紧甚至僵硬感，表情肌瘫痪，额纹消失，眼裂变大，眼裂不能闭合或闭合不全，有贝尔征，患侧鼻唇沟变浅或平坦，口角下垂，鼓腮漏气，示齿时口角歪向健侧，或伴有耳后疼痛，听觉过敏，眼干或流泪等。

【来源】李伯群. 针刺配合耳穴压豆法治疗周围性面瘫. 中国现代药物应用，2010，4（15）：58－59

贺氏针灸三通法

　　主穴：阳白　四白　地仓　合谷　太冲　颊车　风池

　　配穴：攒竹　迎香　承浆　人中

【用法】以微通法为基础。选穴以患侧局部取穴、循经远端取穴及辨证取穴相结合。主穴为阳白、四白、地仓、合谷、太冲、颊车、风池；配穴为攒竹、迎香、承浆、人中。刺法：用直径为 0.25 mm，长度为 25mm 及 40mm 两种规格的毫针，急性期（发病 7 日以内）采取浅刺，急性期过后可适当深刺、透刺，留针时间为 30 分钟。对伴有面肿、耳廓疱疹、耳痛、舌红苔黄腻、脉滑数等湿热之象者，配合强通法，选穴攒竹、阳白、耳尖；视力模糊者，亦以强通法，选穴耳尖，以三棱针点刺放血，每次 10 滴左右；后遗面肌痉挛或联动者，配合温通法，以火针局部点刺。隔日治疗 1 次，直至痊愈。未痊愈者，观察时间为 3 个月。

【功效】温经活络，活血化瘀。

【适应证】**周围性面瘫（气滞血瘀证）**。症见：①起病突然；②患侧眼裂增大，眼睑不能闭合，流泪，额纹消失，不能皱眉；③患侧鼻唇沟变浅或平坦，口角下垂，并向健侧偏斜；④可不同程度伴有听觉障碍，舌前三分之二味觉障碍，伴有乳突部疼痛，外耳道及耳廓部感觉障碍等症；⑤排除因脑血管疾病、颅脑骨折、颅内肿瘤等因素造成的面神经损害。凡符合上述诊断标准，病程在 3 个月以内。

【临证加减】耳后疼痛加翳风；体虚加足三里；肝胆火热加阳陵泉、行间；肝肾亏虚加太溪。

【来源】孙怡，贺普仁. 贺氏针灸三通法治疗周围性面瘫 96 例. 北京中医药，2008，27（8）：615－616

🪷 穴位割治法

麝香 20g　蜈蚣 20g　僵蚕 20g　白花蛇 20g　马钱子 10g　斑蝥 10g

【用法】上药混合，细研成末，入瓶备用。同时取阳白、太阳、颧髎、颊车、迎香、地仓、下关、翳风等穴位，口角歪斜严重者加人中穴，用无菌刀片在上述穴位攒刺，以少许渗血为度，取药粉约 5g 于各穴位上，予小片追风膏贴敷，每周换药 1 次，4 周为 1 个疗程。

【功效】泄热解毒，消肿止痛，活血化瘀。

【适应证】**周围性面瘫（气滞血瘀证）**。症见：起病突然，每在睡眠醒来时发现单侧面部板滞、麻木、瘫痪，不能做蹙额、皱眉、露齿、鼓颊等动作，漱口漏水，眼睑闭合不全，迎风流泪，口角歪向健侧，额纹消失或变浅，眼裂增宽，鼓腮时单侧口角漏气。部分患者初起还有耳后、耳前及面部疼痛，或伴患侧舌前 2/3 味觉减退或消失，听觉过敏。

【疗效】治愈 594 例，显效 25 例，无效 6 例，总有效率为 99%。

【来源】高锡庆. 穴位割治法治疗周围性面瘫疗效观察. 中国实用医药，2010，5（6）：206

🪷 改良烧山火法

主穴：患侧地仓　颊车　牵正　风池　翳风　健侧合谷　双侧手三里　足三里　太冲

【用法】操作：患者卧位，局部皮肤常规消毒。选用 0.35mm × 25～40mm 毫针治疗，急性期患侧牵正穴、翳风穴点刺，少量出血；水沟直刺，针尖指向口禾髎；其余穴位行改良烧山火针刺手法。

恢复期及后遗症期水沟直刺，其余腧穴均行改良烧山火针刺手法。改良烧山火手法：嘱患者身体尽量放松，鼻吸口呼，匀速呼吸。①待患者张口轻呼气时，医者以左手拇指按压穴周肌肉，爪切进针法快速准确将针刺入穴内，须使得气感舒适温和，勿使太过明显或强烈；②医者左手拇指按压其穴，右手拇指进前、示指退后缓慢捻动针体，保持得气感应；③医者左手拇指加重压力，右手拇、示指持针小幅度低频率匀速提插 9 次，操作时保持均匀持久悬腕力，针尖不离得气平面，患者得气感应不消失；④医者继续以左手拇指重压穴处，右手拇、示指持针向内推按守气，始终保持针尖在得气水平处，并询问患者针下感觉。此时患者针下或远端通常会出现热感，风池、牵正、翳风、合谷、手三里等穴热感常向患侧面部传导，有时热感可波及健侧面颊；足三里、太冲常向上传导，可至面颊或背部。患者诉说头面部有明显热感，甚者有烧热感、汗欲出感，医者用手触摸亦可感知患者左右两侧面部温度不同，或可见患者面部潮红，留针期间热感不退或稍有减退，再运针热感会随之增加；⑤如上法操作一遍后，如患者自觉热感不明显，可不必勉强，第 2 天治疗时继续如前操作，一般针刺当天，患者面部以手触之即可查知患侧面颊温度高于健侧，坚持数次以后，患者自觉热感会越来越显著，敏感的患者治疗数次后于进针瞬间即诉说头面、背部出现强烈热感；⑥治疗结束后，嘱患者深吸气，医者左手以消毒棉球按压穴处，右手快速出针，重压针孔 5～10 秒，完成结束手法。上述治疗均留针 30 分钟，留针期间视患者面部热感行针 1～2 次，每日治疗 1 次，连续治疗 15 次观察疗效。

【功效】祛风散寒，通经活络。

【适应证】**周围性面瘫（风邪阻络证）**。症见：通常急性起病，表现为口角歪斜、流涎、讲话漏风、吹口哨或发笑时尤为明显。体格检查时可见病侧面部表情肌瘫痪。额纹消失，眼裂增大，鼻唇沟平坦、拉向健侧。面部肌肉运动时，病侧不能皱眉、蹙额、闭目、露齿、鼓气等动作。

【临证加减】人中沟歪斜加水沟；鼻唇沟平坦加迎香；额纹消失加阳白。

【来源】张稀，魏清琳. 改良烧山火法治疗周围性面瘫. 中国针灸，2011，31（9）：803－805

第十节 梅尼埃病

梅尼埃病又称"内耳眩晕症""膜迷路积水"，耳眩晕特点是具有前庭刺激症状，其眩晕呈突然发作，睁眼自觉旋转、站立不稳，闭目则自觉脑转身荡，并伴有耳鸣耳聋、恶心呕吐等症状。

其发病原因目前尚未完全阐明。一般认为由变态反应、水盐代谢紊乱或内耳血管痉挛等原因，引起植物神经功能失调，导致膜迷路积水、前庭功能障碍所致。

本病属中医学"眩晕"的范畴，本病的病因有饮食不节，情志不遂，体虚年高，跌仆损伤等因素。本病的病变部位主要在耳窍，病变脏腑与肝、脾、肾三脏有关。

傅培宗首珍汤

何首乌藤 30g 珍珠母 30g 刺蒺藜 15g 香附 9g 川芎 9g

【用法】水煎服，每天 2 次，每日 1 剂。

【功效】息风化痰祛邪，调肝健脾滋肾。

【适应证】梅尼埃病（风邪阻络证）。反复发作的眩晕，感音神经性听力下降，耳鸣和耳胀闷感等，常伴恶心呕吐，发作间歇期内无眩晕。

【临证加减】调理肝脾合丹栀逍遥散加减化裁；运脾化痰合二陈汤、半夏白术天麻汤；滋养肝肾合二至丸、左归饮；息风酌加钩藤、菊花等。

【疗效】临床每获良效。患者服药丸后，诸症除，门诊随访 1 年，未见复发。

【来源】傅健，牟元丽．傅培宗治疗梅尼埃病的经验．四川中医，2009，8
(27)：3－4

葛芎汤

葛根 20g　川芎 12g　陈皮 12g　半夏 15g　天麻 12g　泽泻 15g
茯苓 15g　白术 12g　丹参 20g　赤白芍各 15g　山楂 12g　生龙牡
各 20g

【用法】水煎服，每天 2 次，每日 1 剂。

【功效】化痰祛瘀。

【适应证】**梅尼埃病（风邪阻络证）**。排除颅内占位病变及内科其他
疾病。

【临证加减】气虚明显加太子参 20g、黄芪 15g；肝阳上亢加石决明 20g、
钩藤 15g；恶心呕吐剧者加旋覆花 10g（包煎）、代赭石 20g（先煎）；大便秘
结者加大黄 10～15g。

【疗效】以本方治疗内耳病 51 例中，治愈（眩晕消失）39 例，好转（眩
晕减轻）12 例，有效率 100%。

【来源】杨晓峰，陈宇飞．化痰祛瘀法治疗梅尼埃病．河南中医，1999，4
(19)：40

活血利水汤

白术 15g　泽泻 25g　仙鹤草 40g　半夏 10g　茯苓 20g　陈皮 10g
甘草 3g　龙胆草 10g　黄芩 12g　益母草 30g　防风 12g　石菖蒲 10g

【用法】水煎服，每天 2 次，每日 1 剂。

【功效】活血利水。

【适应证】**梅尼埃病（气虚血瘀证）**。症见：反复发作的眩晕，感音神经
性听力下降。

【疗效】治疗 100 例，治愈 46 例，好转 49 例，有效率 95%。

【来源】尹长海．活血利水汤治疗梅尼埃病 100 例临床研究．河北中医，2012，6
(34)：842－843

半夏白术天麻汤

半夏 10g　陈皮 10g　生姜 10g　大枣 10g　白术 15g　天麻 15g
茯苓 15g　甘草 6g

【用法】水煎服，每天 2 次，每日 1 剂。

【功效】镇痛，镇静，抗惊厥，降压。

【适应证】**梅尼埃病（风邪阻络证）。**

【临证加减】恶心、呕吐重者加旋覆花 10g（包煎）、代赭石 20g（先煎）、重镇降逆；耳鸣重者加郁金 12g、石菖蒲 10g，通阳开窍；脘闷不食者加白豆蔻 10g、砂仁 8g，化浊开胃。

【疗效】65 例中治愈 24 例，好转 36 例，有效率 90.1%。起效最短 1 天，最长 11 天，平均住院 5 天。

【来源】瞿金鸿，王子坪.健脾祛痰法治疗美尼尔氏综合征 65 例.陕西中医，2008，8（29）：17 – 18

降浊定眩汤

天麻 10g　半夏 10g　白术 10g　橘红 10g　桂枝 10g　泽泻 10g
青皮 10g　茯苓 15g　香附 15g　川芎 15g　甘草 6g　生姜 3 片　大枣
4 枚

【用法】水煎服，每天 2 次，每日 1 剂。

【功效】健脾助运，燥湿化痰，定眩止晕。

【适应证】**梅尼埃病（脾虚失运证）。**

【临证加减】恶心呕吐加旋覆花（包煎）10g、紫苏 10g；痰热加瓜蒌 15g、竹茹 10g。

【来源】牛占海，刘永芹.降浊定眩汤治疗痰浊中阻型梅尼埃病 48 例.河北中医，2009，3（31）：6 – 7

利湿宁眩合剂

山东肿足蕨 12g　天麻 12g　绞股蓝 30g　代赭石（先煎）30g

半夏 12g　泽泻 30g　茯苓 18g　川芎 12g　陈皮 12g

【用法】水煎服，每天 2 次，每日 1 剂。

【功效】利湿化痰，开窍定眩，降逆止呕，清热解毒，益气补脾。

【适应证】**内耳眩晕（湿邪困阻证）。**

【疗效】治疗 76 例，治愈 59 例，好转 15 例，有效率 97.37%。

【来源】胡元坤，周银生，朱文元. 利湿宁眩合剂治疗内耳眩晕病 76 例. 中国中医急症，2008，3（17）：390

❀ 苓桂术甘汤加味

茯苓 30g　桂枝 12g　白术 12g　法半夏 10g　干姜 12g　石菖蒲 15g　车前子（包煎）15g　川芎 12g　丹参 20g　葛根 20g　仙鹤草 20g　炙甘草 5g

【用法】水煎服，每天 2 次，每日 1 剂。

【功效】温阳健脾，祛痰开窍，益气和中。

【适应证】**内耳眩晕（脾虚湿困证）。**

【临证加减】气虚甚者，加党参、黄芪；耳鸣甚者，加磁石；呕吐甚者，加代赭石、旋覆花；痰湿重者，加泽泻；夜寐欠佳者，加炒酸枣仁。

【疗效】治疗组 36 例，治愈 23 例，好转 11 例，有效率 94%。

【来源】李红. 苓桂术甘汤加味治疗耳眩晕 36 例临床观察. 北京中医，2007，2（26）：356－357

❀ 麻夏平晕汤

天麻 10g　法半夏 10g　代赭石（先煎）30g　磁石（先煎）各 30g　白芍 15g　钩藤（后下）15g　白术 15g　茯苓 20g　泽泻 20g

【用法】水煎服，每天 2 次，每日 1 剂。

【功效】息风化痰，降逆止呕，平抑肝阳。

【适应证】**梅尼埃病（风邪阻络证）。**

【临证加减】耳鸣甚者加蝉蜕 6g；听力下降明显者加石菖蒲 10g、郁金 15g；呕吐甚者加生姜 10g；胸闷痰多者加竹茹、枳实各 10g；伴心悸汗出者加酸枣仁 15g、山茱萸 10g。

【疗效】显效（治疗后临床症状完全消失，恢复正常生活及工作）28 例，有效（临床症状明显减轻）5 例，总有效率为 94.3%。

【来源】林枫. 麻夏平晕汤治疗美尼尔氏病 35 例. 四川中医，2000，6（18）：32

🪷 梅味汤

乌梅 30g　五味子 20g　龙眼肉 20g　黄芪 20g　白术 15g　茯苓 15g　甘草 10g

【用法】水煎服，每天 2 次，每日 1 剂。

【功效】健运中焦，补肾固元，除湿。

【适应证】**内耳眩晕（脾肾亏虚证）**。症见：反复发作旋转性眩晕，耳鸣、耳聋伴恶心呕吐、出汗等。

【疗效】89 例中临床痊愈 72 例，显效 11 例，有效 4 例，总有效率 97.8%。

【来源】赵秀玲，张秀丽. 梅味汤治疗耳眩晕 89 例. 实用中医药杂志，1998，7（14）：17

🪷 祛痰止眩汤

天麻 12g　法半夏 15g　胆南星 10g　橘红 15g　白术 10g　党参 15g　茯苓 15g　陈皮 10g　苍术 10g　石菖蒲 15g　升麻 15g　泽泻 15g　甘草 6g

【用法】水煎服，每天 2 次，每日 1 剂。

【功效】燥湿化痰，降逆止呕，息风止眩。

【适应证】**梅尼埃病（痰湿阻滞证）**。症见：以阵发性眩晕伴恶心、呕吐为主，兼有波动性耳聋、耳鸣及耳内胀满感。

【疗效】治疗 92 例，治愈 61 例，显效 18 例，有效 9 例，总有效率 95.65%。

【来源】高云. 祛痰止眩汤治疗痰湿壅盛型梅尼埃病疗效观察. 河北中医，2012，8（34）：1130 - 1131

王湘化痰泻浊汤

法半夏 10g　白术 10g　天麻 10g　钩藤 15g　姜竹茹 10g　茯苓 10g　陈胆南星 10g　大枣 8 枚　泽泻 10g　石菖蒲 10g　葛根 10g

【用法】水煎服，每天 2 次，每日 1 剂。

【功效】降逆止呕，理气健脾，燥湿化痰，息风止眩。

【适应证】**耳眩晕（痰浊中阻，清阳不升，蒙蔽清窍证）。**

【疗效】治疗 1 月余而愈，随访至今未发。

【来源】郭小红. 王湘治疗耳鼻喉疾病验案 3 则. 时珍国医国药，2005，16（11）：1184－1185

温胆汤加味

制半夏 15g　竹茹 12g　枳实 10g　橘皮 9g　甘草 6g　白术 15g　扁豆 10g　茯苓 12g　旋覆花 12g（包煎）

【用法】水煎服，每天 2 次，每日 1 剂。

【功效】降逆止呕，理气健脾，燥湿化痰，息风止眩。

【适应证】**梅尼埃病（脾虚湿困证）。**

【疗效】治疗组痊愈率 50%，显效率 28%，有效率 19%，总有效率为 97.2%。

【来源】杨燕玲. 温胆汤加味治疗梅尼埃病的临床观察. 辽宁中医杂志，2008，8（36）：1183

五苓散加味

茯苓 20g　白术 15g　桂枝 20g　泽泻 20g　猪苓 12g

【用法】水煎服，每天 2 次，每日 1 剂。

【功效】脱水利尿，降逆止呕，镇静安神。

【适应证】**梅尼埃病（肾虚水犯证）。**

【临证加减】若同时伴有恶心、呕吐者上方加生姜 10g、半夏 12g；若伴有恶心呕吐、心悸、烦躁、恐惧不安者上方加郁金 15g、钩藤 15g。

【疗效】本组 60 例症状全部消失，其中 30 例复发患者过去曾多次服中西药物治疗，但仍复发，服本方后眩晕症状均消失。本组患者服药最少者 2 剂，最多者 4～5 剂。我们对全部患者治疗后进行了随诊，初发者经 1.5 年随访无 1 例再发。反复发作者经服本方后随访，其中 5 年未发作者 4 例，1 年未发作者 18 例，1 年发作 1 次者 8 例，发作时症状轻微，持续时间短，再服本方仍有防治作用。

【来源】王俭. 五苓散加味治疗美尼尔氏病 60 例观察. 中西医结合杂志，1986，5（6）：303

半夏白术天麻汤加减

法半夏 10g　白术 15g　陈皮 15g　茯苓 20g　黄芪 30g　党参 30g　石菖蒲 10g　瓜蒌 15g　天麻 20g

【用法】水煎服，每天 2 次，每日 1 剂。

【功效】健脾燥湿，消痰化浊，降逆止呕。

【适应证】**耳眩晕（脾虚痰阻证）**。症见：神疲乏力，倦怠懒言，面色无华，夜寐不安，耳内有闭塞感，大便干结。

【临证加减】若湿重，精神疲倦，肢重无力，痰多色白，舌苔白腻，则倍半夏，加泽泻，以增强燥湿之力；眩晕甚者，加僵蚕、胆南星等化痰息风；呕逆甚者，加代赭石以降逆止呕。

【来源】李莉. 熊大经教授治疗耳眩晕医案举隅. 中医学报，2012，27（7）：817

导痰定眩饮

泽泻 30g　钩藤 30g　石决明 30g　天麻 15g　茯苓 15g　白术 15g　制半夏 12g　甘草 12g　天南星 12g　陈皮 12g　威灵仙 12g　生姜 12g　甘草 12g　全蝎 6g　芥子 4g　蜈蚣 2 条

【用法】水煎服，每天 2 次，每日 1 剂。

【功效】健脾祛痰，息风定眩。

【适应证】**内耳眩晕（脾虚痰阻证）**。

【疗效】治疗 34 例，临床显效 15 例，好转 14 例，无效 5 例，总有效率 85.3%。

【来源】曹胭莉,周云翔.导痰定眩饮治疗内耳眩晕 34 例.陕西中医,2004,25 (7):597-598

当归芍药散

当归 15g　白芍 18g　茯苓 18g　姜半夏 12g　川芎 10g　天麻 10g 泽泻 30g　白术 30g　仙鹤草 30g

【用法】水煎服,每天 2 次,每日 1 剂。

【功效】健脾化痰,活血通络。

【适应证】**内耳眩晕(气虚血瘀证)**。症见:头晕目眩,视物旋转,或急性起病,或反复发作,可伴恶心呕吐,耳鸣耳聋,眼球震颤等,电测听力检查有不同程度的听力下降。

【临证加减】耳聋,耳鸣明显加石菖蒲、郁金各 15g;呕吐频作加代赭石 18g、旋覆花 10g;气虚甚者加黄芪 18g、党参 15g。

【疗效】治愈(治疗后眩晕止,恶心呕吐消失,听力明显改善,1 年内无复发)20 例,有效(眩晕等症状基本消失,发作次数明显减,听力改善)7 例,无效(治疗前后症状无变化)1 例。

【来源】裴建锋.当归芍药散加味治疗梅尼埃病 28 例.新中医,2003,8 (35):68

化饮平眩汤

泽泻 15g　白术 15g　制半夏 10g　茯苓 17g　生姜 10g　天麻 10g 川芎 12g

【用法】每日 1 剂,水煎 2 次取药汁 200ml,分 2 次服。对恶心呕吐严重不能一次服完一次药液者,先用生姜 3g、竹茹 6g,水煎取药汁 50ml 慢慢咽下以和胃降逆止,待恶心呕吐减轻后继续服化饮平眩汤进行治疗。

【功效】健脾化痰,降逆平眩。

【适应证】**梅尼埃病(脾虚痰阻证)**。

【临证加减】对肝阳上亢型川芎用量要减少至 3g,天麻量增至 15g。

【疗效】治疗组 300 例,治愈 205 例,好转 80 例,无效 15 例,总有效率95%。

【来源】韦麟，潘炳堂，唐奇端，等．化饮平眩汤治疗梅尼埃病临床应用．光明中医，2007，12（22）：78

定眩汤

党参30g 白术20g 茯苓30 陈皮9g 荷叶15g 川芎15g 半夏9g 代赭石（先煎）15g 柴胡15g 甘草6g

【用法】水煎服，每天2次，每日1剂。

【功效】益气健脾，和胃降逆。

【适应证】**内耳眩晕（气血亏虚，耳窍失养证）。**

【临证加减】若气虚明显者加黄芪30g；血虚明显者加当归12g、龙眼肉9g；失眠者加炒酸枣仁30g；呕吐者加白豆蔻12g；浮肿便稀者加泽泻30g、车前子15g。

【疗效】以本方治疗而眩晕26例，完全控制16例，基本控制6例，部分控制4例，总有效率100%。

【来源】方永山，李正民．定眩汤加减治疗耳眩晕26例．实用中医内科杂志，2003，17（3）：224

钩泽合剂

钩藤50g 夜交藤50g 半夏15g 陈皮15g 白术15g 天麻20g 竹茹15g 泽泻50g 龙骨30g（先煎） 牡蛎30g（先煎） 石决明30g（先煎） 磁石（先煎）40g 牛膝30g 路路通15g 蝉蜕15g

【用法】水煎服，每天2次，每日1剂。

【功效】清肝明目，平肝潜阳，润肠通便。

【适应证】**头眩，痰眩，虚眩（肝阳上亢证）。**

【疗效】临床治愈16例，有效20例，无效2例，总有效率94.7%。出院后随访1年疗效满意未发病。

【来源】石钟坤，曹海．钩泽合剂治疗耳眩晕38例．辽宁中医杂志，2006，6（33）：699

葛芎汤

葛根20g 川芎12g 陈皮12g 半夏15g 天麻12g 泽泻15g

茯苓 15g　白术 12g　丹参 20g　赤白芍各 15g　山楂 12g　龙骨 20g
（先煎）　牡蛎 20g（先煎）

【用法】水煎服，每天 2 次，每日 1 剂。

【功效】息风化痰镇眩，健脾利水。

【适应证】**梅尼埃病（脾虚痰浊，清窍失养证）**。

【临证加减】气虚明显加太子参 20g、黄芪 15g；肝阳上亢加石决明 20g、钩藤 15g；恶心呕吐剧者加旋覆花 10g（包煎）、代赭石 20g；大便秘结者加大黄 10～15g。

【疗效】51 例中，治愈（眩晕消失）39 例，好转（眩晕减轻）12 例，有效率 100%。服药时间最短 3 天，最长 21 天。

【来源】杨晓峰，陈宇飞. 化痰祛瘀法治疗梅尼埃病. 河南中医，1999，4（19）：40

豁痰健脾汤

法半夏 10g　党参 12g　甘草 3g　大枣 10g　生姜 9g　陈皮 10g
茯苓 15g　白术 15g　泽泻 15g　柴胡 10g　黄芩 10g　天麻 10g　钩藤 12g　菊花 10g

【用法】水煎服，每天 2 次，每日 1 剂。

【功效】健脾运脾，和胃止呕。

【适应证】**梅尼埃病（脾虚失运证）**。症见：脘痞纳呆，头身困重，倦怠乏力，气短懒言等。

【疗效】治疗 66 例，总有效率为 95.5%。

【来源】朱文宗，金永喜，黄建平，等. 豁痰健脾法治疗梅尼埃病的临床研究. 浙江中医药大学学报，2012，11（36）：1202－1204

活血定眩汤

川芎 6g　丹参 10g　赤芍 10g　泽泻 10g　天麻 10g　半夏 10g　车前子 10g

【用法】水煎服，每天 2 次，每日 1 剂。

【功效】活血化瘀，化湿降浊，行气止眩。

【适应证】**内耳眩晕（瘀血阻滞证）**。症见：恶心呕吐，面色暗滞，每遇情志影响而发作，舌质暗紫，脉相沉涩。

【临证加减】眩晕甚加珍珠母；呕吐频繁加姜竹茹、代赭石；面色暗滞甚者加当归、红花；耳鸣甚者加石菖蒲。

【疗效】活血定眩汤治疗耳眩晕43例，治愈34例，有效7例，无效2例，总有效率95.33%。

【来源】章国琳. 活血定眩汤治疗耳眩晕43例. 浙江中医学院学报，1999，5（23）：26

活血利水汤

白术15g 泽泻25g 仙鹤草40g 半夏10g 茯苓20g 陈皮10g 甘草3g 龙胆草10g 黄芩12g 益母草30g 防风12g 石菖蒲10g

【用法】水煎服，每天2次，每日1剂。

【功效】健脾化痰，理气和中。

【适应证】**梅尼埃病（脾虚痰阻证）**。

【疗效】活血利水汤治疗梅尼埃病100例中，痊愈46例，好转49例，未愈5例，总有效率95%。

【来源】尹长海. 活血利水汤治疗梅尼埃病100例临床研究. 河北中医，2012，6（34）：842

加味白术泽泻汤

白术15g 泽泻30g 牛膝12g 柴胡6g 僵蚕9g 仙鹤草60g 酸枣仁12g

【用法】水煎服，每天2次，每日1剂。

【功效】补脾益气，利水渗湿。

【适应证】**内耳眩晕（脾虚湿困证）**。

【临证加减】呕吐频繁发作加藿香12g、紫苏梗9g、木香6g；气虚加黄芪30g、党参15g。

【疗效】本组60例，治愈43例，有效15例，无效2例，总有效率 96.67%。

【来源】雒焕文. 加味白术泽泻汤治疗梅尼埃病 60 例. 中国中医急症, 2009, 12 (18): 2053

🪷 头皮发际微针法

取头皮前、后、侧发际区头穴和上焦穴点 共 12 个穴位

【用法】将前、后、侧发际区各分为两等份，每一等份再细分为四等份，并用龙胆紫标记之，头皮发际区穴位分布规律为：①前、后、侧发际各有两个对称的穴位区；②相邻穴位区以相同的两极相连；③每穴区均有 5 个穴位，分别为头、上焦、中焦、下焦和足穴；④头、足穴分别位于穴区两极，上焦、中焦、下焦 3 穴等距离分布在头、足穴之间；⑤相邻穴区的两极穴位彼此重叠。穴区常规消毒，以 0.28mm×25mm 毫针与皮肤呈 30°角进针，向头皮方向平刺，深度 0.8 寸，勿须有得气感，将针调整至无不适感，静留针 1 小时。每日 1 次，连续治疗 5 天，休息 2 天，此为 1 个疗程，共治 3 个疗程。

【功效】滋阴养元，镇肝息风。

【适应证】**梅尼埃病（肝阳上亢证）。**

【疗效】采用治疗后 18～24 个月之间眩晕发作次数与治疗前 6 个月眩晕发作次数进行比较，按分值计。分值 = 治疗后 18～24 个月之间眩晕发作次数/治疗前 6 个月眩晕发作次数×100。临床痊愈：0 分，眩晕完全控制；显效：1～40 分，眩晕基本控制；有效：41～80 分，眩晕部分控制；无效：81 分以上，眩晕未控制或加重。在收治的 40 例患者中：8 例痊愈，12 例显效，12 例有效，8 例无效，总有效率达 80%。

【来源】黄山，孙菁菁，赵昱. 头皮发际微针疗法治疗梅尼埃病临床观察. 上海针灸杂志, 2013, 32 (2): 102 – 103

🪷 穴位敷贴

取穴：听宫 耳门 百会 肝俞 肾俞 神阙

【用法】穴位敷贴方法：药物研末，醋调，敷贴听宫、耳门、百会、肝俞、肾俞、神阙穴，胶布固定，15 天换 1 次。

同时辨证用药：

痰浊中阻型（46 例）方用祛痰通窍散：仙鹤草、白术、茯苓、厚朴、陈皮、姜半夏、天麻、生姜、甘草；

肝风内动型（42 例）方用天麻钩藤散加味：仙鹤草、天麻、钩藤、石决明、栀子、黄芩、牛膝、杜仲、益母草、桑寄生、夜交藤、茯苓；

肾精亏虚型（26 例）方用杞菊地黄汤加减：仙鹤草、枸杞子、白菊花、熟地黄、山茱萸、山药、牡丹皮、茯苓、泽泻。

【功效】镇肝息风，除湿和胃。

【适应证】**梅尼埃病（痰浊中阻型；肝风内动型；肾精亏虚型）。**

【疗效】痊愈：临床症状全部消失，随访半年未复发；显效：临床症状全部消失，但半年内复发；有效：临床症状减轻；无效：临床症状无变化。在收治的 114 例患者中，经 1~2 次治疗，痊愈 52 例，显效 40 例，有效 18 例，无效 4 例，总有效率96.49%。

【来源】丁若望. 穴位敷贴治疗美尼尔氏综合征 114 例. 湖南中医药导报,2012,8(1):36

阳陵泉穴位注射

取穴：阳陵泉

【用法】患者取仰卧位，阳陵泉穴位常规消毒后用 2ml 注射器 5 号封闭针头抽取山莨菪碱注射液 10mg（1ml）将针头快速刺入阳陵泉穴，针头方向略向上斜刺，待局部有酸胀感或沿足少阳经循膝、股、脾枢，侧腹走之胁、肋、腹处，抽吸针管看无回血后，注入药物 5mg（0.5ml）即可。同样方法注射另一侧穴位，每日 1 次，3 次为 1 个疗程。

【功效】平肝息风，除湿和胃。

【适应证】**梅尼埃病（肝风内动证）。**

【疗效】治愈：经治疗临床症状完全消失，能正常工作，随访 2 年内未复发；显效：经治疗临床症状消失，正常工作，1 年内复发；有效：经治疗后临床症状明显好转，恢复正常工作，6 个月内有复发；无效：经治疗后，临床症状未见明显变化。在收治的 46 例患者中，痊愈 27 例，显效 12 例，有效 6 例，无效 1 例，总有效率97.83%。

【来源】辛向红，刘玉珍. 穴位注射治疗梅尼埃病 46 例. 中医研究，2000，13(3)：36 - 37

第二章
鼻腔疾病

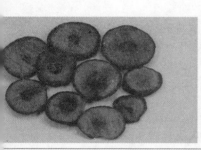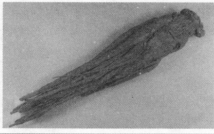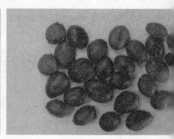

第一节 急 性 鼻 炎

急性鼻炎是由病毒感染引起的鼻黏膜急性炎性疾病，俗称"伤风""感冒"。四季均可发病，但冬季更为多见。急性鼻炎潜伏期 1～3 天，整个病程可分为 3 期：前驱期、卡他期和恢复期。前驱期数小时或 1～2 天，鼻内有干燥、灼热感或异物感、痒感，少数患者眼结膜亦有异物感；患者畏寒，全身不适，鼻黏膜充血、干燥。卡他期 2～7 天，此期出现鼻塞，逐渐加重，频频打喷嚏，流清水样鼻涕伴嗅觉减退，说话时有闭塞性鼻音，还可能出现鼻出血；同时全身症状达高峰，如发热，倦怠，食欲减退及头痛等，如并发急性鼻窦炎则头痛加重；鼻黏膜弥漫性充血，肿胀，总鼻道或鼻腔底充满水样或黏液性分泌物。恢复期清鼻涕减少，逐渐变为黏液脓性，合并细菌感染时，鼻涕为脓性，全身症状逐渐减轻。如无并发症，7～10 天后痊愈。

依据本病的病史及临床表现，诊断比较简单。西医治疗以支持治疗和对症治疗为主，并注意预防并发症。中医治疗手段较多，内服中药、推拿、针灸、滴鼻等效果都不错。

鼻舒滴丸

黄芩 9g　羌活 9g　荆芥 6g　细辛 3g

【用法】原方为滴丸，可改为汤剂。水煎服，每天 2 次，每日 1 剂。

【功效】清热除湿，祛风散寒，通窍止痛。

【适应证】**急性鼻炎（外感风寒，肺经郁热型）。**

【疗效】临床应用本方治疗 24 例外感风寒，肺经郁热型急性鼻炎患者，痊愈 5 例（20.83%），显效 8 例（33.33%），有效 11 例（45.83%），无效 0 例，愈显率 54.17%，总有效率 100%。

【来源】王嘉玺，刘大新，刘娇媚，等. 鼻舒滴丸治疗急性鼻炎的临床疗效观察. 北京中医药大学学报（中医临床版），2007，(5)：17－19

柴葛解肌汤加减

柴胡　葛根　羌活各15g　防风　白芷　桔梗　黄芩各10g

【用法】每日1剂，水煎2次，早、晚分服。

【功效】解肌清热，宣肺利窍。

【适应证】**急性鼻炎（外感风热，邪毒循经传里型）。**

【疗效】临床用本方治疗1例急性鼻炎患者，疗效甚好，服4剂愈。

【来源】卫建业，闫庆忠．柴葛解肌汤临床应用举隅．山西中医，2006，22（4）：35

通窍鼻炎方

苍耳子（炒）20g　防风15g　金银花20g　黄芪10g　白芷10g
辛夷花15g　白术（炒）10g　薄荷10g

【用法】原方为胶囊，可改为汤剂。每日1剂，水煎分2次饭后温服。

【功效】清热解毒，祛风通窍。

【适应证】**急性鼻炎（外感风邪型）。**

【疗效】运用本方治疗39例急性鼻炎患者，痊愈19例，显效18例，无效2例，总有效率为94.8%。

【来源】唐太红，廖梦林，费凌云．通窍鼻炎胶囊治疗78例急性鼻炎的临床疗效及安全性．医学美学美容（中旬刊），2015，24（2）：726

辛芩方

细辛3g　黄芩10g　荆芥15g　白芷9g　麻黄9g　苍耳子9g　石
菖蒲9g　黄芪5g　白术10g　辛夷花9g　桂枝9g　白芍9g　生姜10g
甘草5g　麻黄5g

【用法】每日1剂，水煎分2次饭后温服。

【功效】解肌发表，调合营卫。

【适应证】**小儿鼻炎（外感风热型）。**

【疗效】临床治疗150例小儿鼻炎患者，痊愈35例，显效45例，有效65例，无效5例，总有效率96.7%。

【来源】黄跃，甘金梅，黄碧霞．辛芩颗粒治疗小儿鼻炎 150 例．华西药学杂志，2002，(4)：311 – 312

芎术香苏散

川芎 10g　苍术 10g　白芷 10g　香附 12g　紫苏叶 12g　陈皮 6g
生甘草 6g

【用法】每日 1 剂，水煎分 2 次温服。

【功效】祛除毒邪，开宣肺气。

【适应证】**急性鼻炎（风寒袭肺型）。**

【来源】王秋雨，王玉红．芎术香苏散治疗急性鼻炎应用体会．中医临床研究，2012，4（12）：53

银翘苍耳子散

金银花 10g　连翘 10g　竹叶 8g　荆芥 10g　薄荷 20　苍耳子 10g
辛夷花 15g　白芷 10g　川芎 12g　藁本 10g　牛蒡子 15g　射干 15g
桔梗 15g　甘草 6g

【用法】水煎，每日 1 剂，分 2 次温服，每次 300ml。

【功效】疏风清热，宣通鼻窍。

【适应证】**急性鼻炎（外感风热型）。**

【来源】郭瑜．银翘苍耳子散治疗伤风鼻塞体会．江西中医药，2007，38（7）：67

复方葛芷夷汤加味

葛根 30g　白芷 15g　辛夷花 10g　浙贝母 10g　连翘 15g　板蓝根
30g　石菖蒲 15g　薄荷 12g　羌活 15g　桔梗 10g

【用法】每日 1 剂，分早、中、晚服用。

【功效】疏风祛邪，宣肺通窍。

【适应证】**急性鼻炎（外感风邪型）。**

【疗效】应用本方治疗 100 例急性鼻炎患者，治愈 60 例（60.00%），好转 35 例（35.00%），无效 5 例（3.33%），总有效率为 95.00%。

【来源】李玉琼.复方葛芷黄汤加味治疗伤风鼻塞 100 例临床疗效观察.云南中医中药杂志，2001，22（3）：40

❁ 清热通窍饮

金银花 15g　连翘 15g　黄芩 10g　芦根 15g　桔梗 9g　白芷 9g
辛夷花 9g　苍耳子 9g　牛蒡子 10g　赤芍 10g　薄荷 6g

【用法】原方为胶囊，可改为汤剂。每日 1 剂，水煎分 2 次饭后温服。

【功效】辛凉解表，清热解毒，芳香辟秽，宣通清窍。

【适应证】**急性鼻炎（外感风热型）**。

【疗效】临床应用上方治疗 102 例急性鼻炎患者，显效 54 例（52.94%），有效 38 例（37.26%），无效 10 例（9.8%），有效率 90.19%。

【来源】马敏，马华，张京平，等.清热通窍胶囊治疗急性鼻炎的临床观察及急毒性试验.中成药，2004，26（10）：117－118

❁ 鼻炎 I 号方

佩兰 12g　苍耳子 15g　辛夷花 10g　防风 10g　薄荷 6g　白芷 10g
地龙 10g　金银花 10g　黄芩 10g　蒲公英 10g　黄芪 10g

【用法】将上剂中药加水 500～600ml，浸泡 1.5～2 小时，文火煎，将上药液浓缩成 300ml 左右，每次 100ml，每日 3 次。

【功效】疏风散邪，宣肺通窍。

【适应证】**急性鼻炎（外感风寒、风热之邪，内有湿热积火上熏型）**。

【疗效】临床运用本方治疗 155 例急性鼻炎患者，显效 142 例，好转 13 例，无效 0 例，总有效率 100%。

【来源】侯孝坤，王兵.自拟鼻炎 I 号方治疗鼻炎 286 例临床观察.时珍国医国药，2002，13（7）：405

❁ 葱姜汤

葱白 15g（切碎）　生姜 10g（切片）

【用法】上药放入汤锅中，加水 1000ml 左右，煮开后继续加热约 3 分钟，让患者趁热用鼻深吸气，使水蒸气充分进入鼻腔内（以患者鼻腔内有发痒感为佳），熏蒸时间约 30 分钟。每日 1 次，5 次为 1 个疗程。

【功效】发散风寒，宣通鼻窍。

【适应证】**急性鼻炎（外感风寒型）。**

【疗效】应用本方治疗 30 例急性鼻炎患者，显效 20 例（66.67%），有效 9 例（30.00%），无效 1 例（3.33%），总有效率为 96.67%。

【来源】邓江华，胡湘洪，胡启煜. 葱姜汤熏蒸治疗急性鼻炎. 山西中医，2010，26（9）：5

鼻窒通

辛夷花 9g　苍耳子 12g　金银花 12g　连翘 9g　白芷 9g　荆芥 6g　防风 9g　川芎 9g　青黛 12g　桉叶油 2g　冰片 5g　檀香 9g

【用法】上各味共研细末，装瓶保存，即成鼻窒通。轻症者，拔开瓶盖，鼻吸入气味，每日 3～6 次；重症者，可将药粉喷入鼻腔局部，每日 3～4 次。喷药时，暂停呼吸，以免药粉喷出，或吸入咽喉，引起咳嗽。

【功效】祛风散邪，宣肺通窍，清上爽神。

【适应证】**急性鼻炎（风寒或风热证）。**

【疗效】139 例急性鼻炎患者，应用"鼻窒通"后，痊愈 92 例（66.19%），显效 38 例（27.34%），有效 7 例（5.04%），无效 2 例（1.44%），总有效率为 98.56%。

【来源】张跃林. 鼻窒通治疗急慢性鼻炎 496 例小结. 中医外治杂志，2003，12(5)：12-13

辛苍滴鼻剂

苍耳子 20 粒（去皮壳）　鹅不食草 20g　辛夷花 20g

【用法】研成散剂，用香油浸泡 7 天（药、油为 1：1），取其上渍敆，消毒后装瓶备用。每日 3～4 次，每次滴 1～3 滴，4 天为 1 个疗程。

【功效】疏风通窍，散瘀解毒。

【适应证】**急性鼻炎（风邪袭肺型）。**

【疗效】用药 1 个疗程后，30 例患者中治愈 9 例，好转 18 例，无效 3 例，治愈率 30%，好转率 60%，无效 10%，总有效率 90%。

【来源】姜敏，常世平，谢洪．辛苍滴鼻剂治疗急性鼻炎 30 例．中医外治杂志，1999，(3)：11

第二节　慢性鼻炎

慢性鼻炎，是指以经常性鼻塞为主要特征的慢性鼻病，鼻塞呈间歇性或交替性，病变较重者，可呈持续性鼻塞，鼻涕不易擤出，久病者可有嗅觉减退，或可有头晕、头重、咽部不适等表现。广义上慢性鼻炎的范围较广，本节主要讨论慢性单纯性鼻炎和慢性肥厚性鼻炎。两者病因基本相同，后者多由前者发展、转化而来，在组织学上两者间缺少绝对的界限，常有过渡型存在。

慢性鼻炎的病因较多，一般局部原因主要为急性鼻炎反复发作或发作后未彻底治疗，演变为慢性鼻炎，或局部解剖异常等导致妨碍鼻腔通气引流，引起黏膜发生炎症，或鼻腔及鼻窦慢性疾病的影响及邻近感染病灶的影响等。职业和环境因素与本病的发生也有关系。另外，慢性鼻炎常为全身疾病的局部表现，与整体健康情况有密切关系。

本病的诊断要点为：有伤风鼻塞反复发作史；以鼻塞为主要症状，呈间歇性或交替性，重者可呈持续性，鼻涕不易擤出，久病者可有嗅觉减退，或可有头晕、头重、咽部不适等表现；早期检查鼻黏膜色红或暗红，下鼻甲肿胀，表面光滑，触之柔软，弹性好，对血管收缩剂敏感，久病者下鼻甲肥大，呈桑椹状或结节状，触之有硬实感，弹性差，对血管收缩剂不敏感，部分可见严重的鼻中隔偏曲。

慢性鼻炎属中医学"鼻窒"的范畴，病机多为肺经蕴热，壅塞鼻窍；肺脾气虚，邪滞鼻窍及邪毒久留，血瘀鼻窍等。治疗时根据病机不同，治宜清热宣肺通窍、益气散邪通窍、行气活血通窍等。

鼻炎平

黄芪 党参 金银花藤 鹅不食草各30g 白术 防风 白芷 辛夷花 苍耳子 黄芩 当归 丹参各15g 甘草6g

【用法】上药共研细末,炼蜜为丸,每丸重10g,每次2粒,每日3次,温开水送服,15天为1个疗程,轻者1个疗程,重者2个疗程。

【功效】益气解表,清热通窍,活血消肿。

【适应证】**慢性鼻炎(风寒邪毒外袭,留滞鼻道,阻滞脉络,毒瘀挟杂者)。**

【疗效】临床应用本方治疗82例慢性单纯性鼻炎患者,1个疗程痊愈者56例,服药2个疗程痊愈者26例;28例慢性肥厚性鼻炎患者,服药2个疗程,痊愈者15例,好转8例,无效5例,总有效率95.5%。

【来源】张芯诚,梁树兰.鼻炎平治疗慢性鼻110例疗效观察.新中医,1999,31(3):26-27

苍耳子口服液

苍耳子9g 柴胡9g 葛根6g 黄芩6g 白芷6g 细辛3g 薄荷6g 甘草3g

【用法】原方为口服液,可改为汤剂。水煎服,每天2次,每日1剂。

【功效】益气解表,清热通窍,活血消肿。

【适应证】**慢性鼻炎(外邪侵袭,肺卫本虚,邪滞鼻道,毒瘀挟杂者)。**

【疗效】治疗82例慢性单纯性鼻炎患者,服药1个疗程,痊愈56例,服药2个疗程,痊愈26例;治疗28例慢性肥厚性鼻炎患者,服药2个疗程,痊愈15例,好转8例,无效5例。总有效率95.5%。

【来源】魏自敏,周清华.苍耳子口服液治疗慢性鼻炎110例.山东中医杂志,2003,22(12):725-726

苍耳子散

苍耳子 辛夷花 荆芥 黄芩 桔梗各10g 薄荷 白芷各6g

甘草 4.5g

【用法】文火煎沸后 10 分钟即可服用。每日 1 剂，每剂煎 2 次，儿童剂量酌减，7 剂为 1 个疗程。

【功效】疏风散寒，宣肺祛邪。

【适应证】**慢性鼻炎（肺虚邪滞鼻窍者）。**

【临证加减】有黄脓涕者加金银花 20g、生黄芪 12g，煎药时放茶叶适量，葱白 3 根。

【疗效】临床应用本方治疗 183 例慢性鼻炎患者，治愈 142 例，显效 30 例，无效 11 例，总有效率 94%。

【来源】王明善，叶非常，方绍珍. 苍耳子散治疗慢性鼻炎 183 例. 安徽中医学院学报，1993，12（2）：21－22

慢鼻祛瘀汤

黄芪 20g　白术 15g　甘草 6g　当归 10g　三棱 10g　丹参 15g　莪术 10g　川芎 15g　牡丹皮 10g　皂角刺 15g　僵蚕 10g　连翘 15g　泽泻 10g　赤芍 15g

【用法】水煎服，每天 2 次，每日 1 剂。

【功效】益气固卫，健脾化痰，活血通窍。

【适应证】**慢性鼻炎（肺虚风邪滞留，毒瘀阻滞鼻窍证）。**

【疗效】临床应用本方治疗 30 例慢性鼻炎患者，治愈 19 例，好转 9 例，无效 2 例，总有效率 93.3%。

【来源】张建伟，张慧玲. 自拟方煎汤口服治疗慢性鼻炎. 中医药临床杂志，2005，17（4）：411

血府逐瘀汤

生地黄 15g　当归 15g　川芎 15g　赤芍 15g　桃仁 15g　柴胡 15g　枳壳 15g　牛膝 15g　桔梗 12g　炙甘草 10g

【用法】水煎服，每天 2 次，每日 1 剂。

【功效】活血化瘀，通窍止痛。

【适应证】**慢性鼻炎（血瘀证）。**

【来源】由薇，刘宝恒. 慢性鼻炎从瘀论治验案. 吉林中医药，2006，26（9）：66

当归芍药散加减

当归 9g　茯苓 12g　白术 12g　泽泻 12g　川芎 9g　黄芩 15g　辛夷花 15g　白菊花 15g　甘草 6g　赤芍 12g

【用法】水煎服，每天 2 次，每日 1 剂。

【功效】活血利水。

【适应证】**慢性鼻炎（血瘀水停证）。**

【来源】杨琼芬. 当归芍药散临证举隅. 中国民间疗法，2004，12（12）：52－53

加味芎芷石膏汤

白芍 15g　羌活 10g　川芎 15g　荆芥穗 10g　防风 15g　白芷 10g　川芎 5g　细辛 3g　石膏 30g　党参 25g　炙黄芪 20g　白术 15g　三寸葱白 3 根　生姜 15g　甘草 10g

【用法】以上诸药，水蒸，蒸汽熏鼻，每日 1 剂，分 3 次使用，2～4 周为 1 个疗程。

【功效】益气健脾，祛风通窍。

【适应证】**慢性鼻炎（肺脾气虚证）。**

【疗效】临床运用本方治疗 58 例慢性鼻炎（肺脾气虚证）患者，痊愈 49 例占 84.48%　好转 6 例占 10.3%，未愈 3 例占 5.18%，总有效率 94.82%。

【来源】吕洪，石磊，徐萍芝. 加味芎芷石膏汤治疗肺脾气虚型慢性鼻炎 58 例. 实用中医内科杂志，2005，19（5）：457－458

王付益气验方

桂枝加黄芪汤合四君子汤：桂枝 15g　生白芍 15g　生姜 4 片　大枣 20 枚　白术 15g　茯苓 25g　红参 10g　黄芪 35g　炙甘草 10g

【用法】水煎服，口服（温服），每天 3 次，每日 1 剂。

【功效】健脾益气，疏散表邪。

【适应证】**慢性鼻炎（肺气虚证）**。

【来源】李亮，关芳芳，王付．王付教授运用经方辨治慢性鼻炎．光明中医，2013，28（9）：1794－1795

王付养阴经方合验方

百合地黄汤、麦门冬汤与苍耳子散合方：百合14g　生地黄50g　麦冬68g　姜半夏24g　红参9g　粳米18g　大枣12枚　甘草6g　苍耳子8g　辛夷花15g　白芷30g　薄荷3g　茜草15g

【用法】水煎服，口服（温服），每天3次，每日1剂。

【功效】滋阴润燥，益气化痰。

【适应证】**慢性鼻炎（阴虚证）**。

【来源】李亮，关芳芳，王付．王付教授运用经方辨治慢性鼻炎．光明中医，2013，28（9）：1794－1795

辛夷鼻炎丸

苍耳子15g　辛夷花9g　薄荷6g　防风9g　山药10g　白芷9g　菊花9g　紫苏叶9g　广藿香9g　鹅不食草9g　板蓝根9g　鱼腥草15g　三叉苦9g　甘草5g

【用法】原方为丸剂，可改为汤剂。水煎服，每天2次，每日1剂。

【功效】祛风通窍，清热解毒。

【适应证】**慢性鼻炎（外感风热证）**。

【疗效】临床运用本方治疗125例慢性鼻炎患者，治愈28例，显效57例，有效38例，无效2例，总有效率98.40%。

【来源】彭涛，曾友志，李红光，等．辛夷鼻炎丸治疗急、慢性鼻炎及变应性鼻炎多中心随机对照试验．中国医药指南，2010，8（8）：24－27

鼻窒通

辛夷花9g　苍耳子12g　金银花12g　连翘9g　白芷9g　荆芥6g

防风 9g 川芎 9g 青黛 12g 桉叶油 2g 冰片 5g 檀香 9g

【用法】将以上各味共研细末，装瓶保存。轻症者，拔开瓶盖，鼻吸入气味，每日 3~6 次；重症者，可将药粉喷入鼻腔局部，每日 3~4 次。喷药时，暂停呼吸，以免药粉喷出，或吸入咽喉，引起咳嗽。

【功效】祛风散邪，宣肺通窍，清上爽神。

【适应证】**慢性鼻炎（风寒或风热证）**。症见：鼻塞不通，多涕、脓涕，香臭不辨，头痛、头晕等。

【疗效】临床应用本方治疗 357 例慢性鼻炎患者，痊愈 212 例，显效 69 例，有效 62 例，无效 14 例，总有效率 96.08%。

【来源】张跃林. 鼻窒通治疗急慢性鼻炎 496 例小结. 中医外治杂志，2003，12 (5)：12 – 13

冰矾涂剂

冰片 10g 枯矾 10g 液状石蜡适量

【用法】取枯矾研粉过 120 目筛备用，取冰片与适量液状石蜡研溶，加入枯矾细粉研匀成混悬液，添加液状石蜡至 100ml，用 100ml 塑料瓶包装。每次用棉签蘸药液少许涂鼻，每日 4 次，1 周为 1 个疗程。

【功效】化湿祛浊，解毒通窍。

【适应证】**慢性鼻炎（肺气虚，卫表不固，风寒外袭者）**。

【疗效】临床应用本方治疗 60 例慢性鼻炎患者，痊愈 18 例，显效 30 例，无效 12 例，总有效率 80.00%。

【来源】叶玉娣，吴海芬. 冰矾涂剂治疗慢性鼻炎疗效观察. 河北中医，2001，23 (9)：678

苍耳子散熏洗方

苍耳子 15g 辛夷花 15g 白芷 10g 细辛 5g 鹅不食草 8g 薄荷 15g 金银花 15g 食盐 5g 冰片 2g

【用法】先将上述药物放入药煲中，加入 500ml 水，用武火煮开后改文火慢熟，并加入冰片 2g，当热蒸汽不断上升时，用鼻孔呼吸暖热蒸汽（注意保持距离，避免烫伤面部皮肤），时间约10分钟，再将药汁倒出约100ml（不够可翻渣），待药液温度下降至接近体温37℃，开始洗鼻。洗鼻的要点是：用吸球取熏洗液置于鼻前庭，呼气时冲洗鼻腔，吸气时暂停，反复多次直到药物用完。每天2次，7天为1个疗程，用1~3个疗程。

【功效】疏风散寒，宣肺祛邪。

【适应证】慢性鼻炎（肺虚邪滞鼻窍者）。

【疗效】临床运用本法治疗123例慢性鼻炎患者，显效18例，有效88例，无效17例，总有效率86.2%。

【来源】卢日铭. 苍耳子散熏洗治疗急慢性鼻炎、鼻窦炎的疗效观察. 中国中西医结合耳鼻咽喉科杂志，1998，6（4）：184-185

复方苍耳子油

麻油75g　苍耳子20g　白芷20g　薄荷15g

【用法】取麻油75g放入小锅中，先加入苍耳子（苍耳子轻轻捶破）和白芷炸15~20分钟再加薄荷炸5分钟，去渣待冷，放入容器中备用。临床应用时以棉签饱蘸药油涂鼻腔，每日2~3次，1~3周为1个疗程。

【功效】宣肺通窍。

【适应证】急、慢性鼻炎（肺虚邪滞鼻窍者）。

【疗效】临床运用本方治疗200例急慢性鼻炎患者，治愈196例，显效4例，治愈率98%。

【来源】李良桥，贾舟兵，范素芩. 复方苍耳子油治疗急慢性鼻炎200例. 中医药学报，1994，（3）：27-28

鼻舒胶囊配合麝藜滴鼻剂

鼻舒胶囊或汤：辛夷花10g　苍耳子10g　人参10g　诃子10g　乌梅6g　荆芥6g　细辛1g　川芎6g　白芷10g　川贝母10g　地龙6g

麝藜滴鼻剂：麝香3g　藜芦20g　辛夷花35g　苍耳子60g　黄连35g　牛黄15g　血竭15g　青黛35g　麻黄10g　龙骨70g

【用法】原方为胶囊，可改为汤剂。水煎服，每天2次，每日1剂。配合麝藜滴鼻剂，经提取、浓缩制成每支10ml，每ml含生药量3.5g。患者取仰卧垂头位滴鼻，每侧鼻腔2~3滴，每天3~4次，15天为1个疗程。治疗2个疗程。

【功效】宣肺通窍，益气养阴，解毒消肿。

【适应证】**慢性鼻炎（风邪外袭致鼻窍气滞血瘀，邪毒留恋者）。**

【疗效】临床运用本方治疗173例慢性鼻炎患者，其中痊愈67例，有效93例，无效13例，有效率92.5%。

【来源】李文敏. 中药治疗慢性鼻炎的临床观察. 中国中西医结合杂志，1998，18（7）：440－441

第三节　萎缩性鼻炎

萎缩性鼻炎又分为慢性单纯性萎缩性鼻炎及臭鼻症，是一种发展缓慢的鼻腔萎缩性炎症，其特征为鼻腔黏膜、骨膜和骨质发生萎缩。主要表现为鼻及鼻咽部干燥感、鼻塞、鼻出血、鼻内脓痂多、嗅觉障碍、呼气恶臭、头痛、头晕等。严重而伴有典型恶臭者，称臭鼻症。萎缩性鼻炎的病因目前仍然不明。

萎缩性鼻炎的诊断依据：①鼻腔宽大，鼻甲缩小，从前鼻孔可看到鼻咽部，有时继发性萎缩性鼻炎见下鼻甲明显缩小，但中鼻甲却肥大或呈息肉样变；②鼻腔内有稠厚脓痂，黄褐色或灰绿色，大块或呈管筒状，可有恶臭气味，除去脓痂后可见鼻甲黏膜干燥萎缩，甚至糜烂渗血。早期或轻度萎缩性鼻炎，亦可仅有痂皮，而无恶臭气味；③如萎缩病变向下发展，鼻咽及咽黏膜也可干燥萎缩，时有脓痂覆盖其上，严重者喉、气管黏膜也有此变化。

萎缩性鼻炎属于中医学"鼻干""鼻干燥""鼻槁"的范畴。本虚标实为本病的病机，本虚为肺肾阴虚或脾气虚弱，标实为瘀血阻滞或兼湿热壅盛。治疗上，肺经燥热，宜清肺润燥；肺肾阴虚，宜滋阴润肺；肺脾气虚，则宜补益肺脾、行气逐邪。

张氏方Ⅰ、Ⅱ

张氏方Ⅰ：生地黄　玄参　麦冬　知母　连翘各9g　金银花　百

合 女贞子 桑椹 龟甲 牡丹皮各12g 甜杏仁 地骨皮各15g

张氏方Ⅱ：金精石 寒水石 生石膏各30g（先煎） 生地黄

麦冬 赤芍 牡丹皮 知母 焦栀子 天花粉各12g 金银花 鱼腥

草各18g

【用法】上药将金精石、寒水石、生石膏各30g先煎约30分钟，合余药头煎加水约400ml，先泡30分钟，武火煮沸后，改小火再煮沸30分钟，取汁约150ml；二煎加水400ml，武火煮沸后，改小火再煮沸30分钟，取汁约150ml；两煎药汁混合后，分成2份，分早、晚2次温服，每日1剂，1个月为1个疗程。服药期间忌烟、酒及辛辣食物。

【功效】Ⅰ：滋阴润燥；Ⅱ：清热降火。

【适应证】Ⅰ：**萎缩性鼻炎（肺肾阴虚型）**。症见：鼻窍干燥，甚则咽喉亦充血干燥，失去正常润泽，嗅觉减退。鼻内检查可见鼻腔特别宽大，鼻甲缩小，鼻黏膜充血干燥。并可有神疲乏力，手足心热，溲黄等症状。

Ⅱ：**萎缩性鼻炎（肺胃热盛型）**。症见：鼻干、头痛、嗅觉明显减退，并可闻到呼出之气有恶臭。鼻内检查可见鼻甲明显缩小，鼻黏膜干燥充血，并附有黄绿色痂皮，严重可见鼻中隔糜烂穿孔，咽后壁亦可见痂皮附着。并可见口渴引饮，大便干结，心烦易怒等。

【疗效】治疗34例患者，显效：症状消失，嗅觉正常，鼻黏膜红润鼻内无干痂，鼻甲形态正常，呼气臭味消失，观察半年无复发28例；有效：症状改善，嗅觉接近正常，鼻黏膜红润，鼻内干痂明显减少，鼻甲基本正常，呼气臭味减轻，观察半年无复发14例；无效：治疗2个疗程，症状与鼻内检查无明显改变2例。总有效率94.1%。

【来源】张守杰.萎缩性鼻炎的辨证治疗.辽宁中医杂志，1995，22（10）：461

🪷 清燥救肺加味

生石膏（先煎）20g 麦冬 生地黄 辛夷花 丝瓜络各15g 党参桑叶 杏仁 火麻仁各12g 甘草8g 玉竹 知母各12g

【用法】上药将生石膏先煎约30分钟，合余药头煎加水约400ml，先泡30分钟，武火煮沸后，改小火再煮沸30分钟，取汁约150ml；二煎加水400ml，武火煮沸后，改小火再煮沸30分钟，取汁约150ml；两煎药汁混合后，分成2份，分早、晚2次温服。上方每日1剂，7天为1个疗程。

【功效】养阴润燥，宣肺散邪。

【适应证】**萎缩性鼻炎（阴虚肺燥型）**。症见：鼻内干燥，鼻息灼热，嗅觉不灵，鼻腔有干痂，少量黄绿秽涕，伴有咽痒干咳，秋季气候干燥时症状加重，舌质偏红、少苔，脉细数。

【疗效】治疗157例，显效：鼻黏膜萎缩、黄绿秽涕、诸症消失者，本组97例，占61.8%；有效：鼻黏膜萎缩基本恢复，但嗅觉无效者，本组49例，占31.2%；无效：诸症治疗无变化者，本组11例，占7%。

【来源】万海栋，刘刚成，熊冬兰，等. 中医对萎缩性鼻炎157例辩证论治. 中国实用医药，2010，5（23）：185－186

甘露饮加减

生地黄　熟地黄　黄芩各15g　天冬　麦冬　茵陈各12g　枇杷叶　枳壳　甘草各10g

【用法】上药头煎加水约400ml，先泡30分钟，武火煮沸后，改小火再煮沸30分钟，取汁约150ml；二煎加水400ml，武火煮沸后，改小火再煮沸30分钟，取汁约150ml；两煎药汁混合后，分成2份，分早、晚2次温服。上方每日1剂，7天为1个疗程。

【功效】养阴润燥，清热化浊。

【适应证】**萎缩性鼻炎（肺肾阴虚型）**。症见鼻内干燥，涕浊腥臭，色微黄浅绿，痂皮量多，嗅觉消失，鼻甲萎缩较甚，舌质偏红、苔微黄腻，脉细濡数或细滑。

【临证加减】若浊涕量多伴有口苦烦躁者，酌加鱼腥草20g、石菖蒲10g；若全身见倦怠，纳差，苔腻，可去熟地黄、生地黄加黄芪15g，白术、神曲各10g。

【疗效】治疗157例，显效：鼻黏膜萎缩、黄绿秽涕、诸症消失者，本组97例，占61.8%；有效：鼻黏膜萎缩基本恢复，但嗅觉无效者，本组49例，占31.2%；无效：诸症治疗无变化者，本组11例，占7%。

【来源】万海栋，刘刚成，熊冬兰，等. 中医对萎缩性鼻炎157例辩证论治. 中国实用医药，2010，5（23）：185－186

耿鉴庭验方 I

天冬 9g　麦冬 12g　玉竹 9g　黑芝麻 15g

【用法】上药头煎加水约 400ml，先泡 30 分钟，武火煮沸后，改小火再煮沸 30 分钟，取汁约 150ml；二煎加水 400ml，武火煮沸后，改小火再煮沸 30 分钟，取汁约 150ml；两煎药汁混合后，分成 2 份，分早、晚 2 次温服。上方每日 1 剂，7 天为 1 个疗程。约需要 2 个疗程。也可以用上药的五倍量再加蜂蜜熬膏服用，也可单服蜂蜜，也可用梨作食疗。

【功效】清燥润肺。

【适应证】**萎缩性鼻炎（肺燥型）**。症见：除鼻炎症状外，尚有干咳、咯出黏痰块、咽喉干甚至皮肤干燥，便秘。

【来源】耿鉴庭．中医中药对慢性干燥性鼻炎的治疗．赤脚医生杂志，1978，（2）：19 – 20

耿鉴庭验方 II

女贞子 9g　干地黄 12g　旱莲草 9g　天冬 9g

【用法】上药头煎加水约 400ml，先泡 30 分钟，武火煮沸后，改小火再煮沸 30 分钟，取汁约 150ml；二煎加水 400ml，武火煮沸后，改小火再煮沸 30 分钟，取汁约 150ml；两煎药汁混合后，分成 2 份，分早、晚 2 次温服。上方每日 1 剂，7 天为 1 个疗程。也可加石斛，或加大剂量再加阿胶熬膏服用。

【功效】滋阴润肺。

【适应证】**萎缩性鼻炎（肺肾阴虚型）**。症见：除鼻炎症状外，尚见头晕腰酸，腿脚无力，舌根发干，尺脉弱等。

【来源】耿鉴庭．中医中药对慢性干燥性鼻炎的治疗．赤脚医生杂志，1978，（2）：19 – 20

耿鉴庭验方 III

绿萼梅 6g　菊花 9g　干地黄 12g　经霜桑叶 9g　天冬 9g

【用法】上药头煎加水约 400ml，先泡 30 分钟，武火煮沸后，改小火再煮沸30分钟，取汁约150ml；二煎加水400ml，武火煮沸后，改小火再煮沸30分钟，取汁约150ml；两煎药汁混合后，分成2份，分早、晚2次温服。上方每日1剂，7天为1个疗程。也可用青梅作食疗。

【功效】清肝益肾。

【适应证】**萎缩性鼻炎（肾阴虚肝火旺型）**。症见：除鼻炎症状外，尚有头痛，面色青紫或青筋暴露，易怒，往往因怒鼻出血，舌根和舌边发干，饮水食酸则稍止，脉偏弦。

【来源】耿鉴庭.中医中药对慢性干燥性鼻炎的治疗.赤脚医生杂志，1978，（2）：19－20

耿鉴庭验方Ⅳ

芝麻油　鲜白菊花适量　少许硼砂　蜜清适量

【用法】①芝麻油涂鼻内，1日3次。

②菊花蜜：鲜白菊花适量、少许硼砂、蜜清适量。将白菊花与蜜清同炖，然后挤净去菊花渣再加硼砂即可。涂鼻内，1日3次。

【功效】清肝润肺，润利鼻窍。

【适应证】**萎缩性鼻炎**。

【来源】耿鉴庭.中医中药对慢性干燥性鼻炎的治疗.赤脚医生杂志，1978，（2）：19－20

蔡氏萎缩性鼻炎汤

党参12g　生地黄15g　麦冬12g　白芍10g　牡丹皮15g　浙贝母15g　薄荷9g　百合15g　何首乌10g　当归12g　甘草6g

【用法】上药用水浸泡30分钟后，文火煎煮30分钟，每剂药煎2次，将2次煎出的药液混合后，分2次温服，每日1剂。

【功效】养阴补血，凉血生肌，祛风除湿。

【适应证】**萎缩性鼻炎（肺脏亏虚，鼻失温养型）**。

【来源】仝选甫，蔡纪堂.中国现代百名中医临床家丛书－蔡福养.北京：中国中医药出版社，2007：146

🌸 辛夷苁蓉液

辛夷花　肉苁蓉　苍耳子　鱼腥草各 15g　金银花 30g　沙参 12g
生地黄　熟地黄　麦冬各 15g　知母 10g　升麻　薄荷（后下）各 6g
白芷 10g　当归 12g　百合 15g

【用法】本方除薄荷外，将辛夷花布包，加水 400ml 煎至 150ml，用六层纱布过滤，放入口杯内，然后二煎加水 300ml，煎至 200ml 后加入薄荷武火煮沸 5 分钟，用六层纱布过滤后，再浓缩至 100ml，浓缩时放入药液中 1cm 宽、3cm 长纱条 20 块，然后放入消毒无菌器皿中备用。用药方法：每副药煎两次，头煎 150ml 放入口杯内薰鼻，每次 30 分钟，如药液不热，可将药杯放入热水盆内加热后，再薰鼻，每日 1 次，薰后将二煎浓缩液中纱条取出填入鼻腔。每日早、晚各填 1 次，7 天为 1 个疗程。

【功效】行瘀化浊，通窍止痛，益气活血，润燥通脉。

【适应证】萎缩性鼻炎。

【疗效】治疗 88 例患者，治疗时间最短 7 天，最长 21 天，平均 14 天。痊愈：头疼、鼻塞、鼻腔干燥、嗅觉恢复正常，鼻出血停止，前庭及鼻腔内黄绿色痂皮消失，鼻黏膜潮红、湿润，通气良好，鼻腔臭味消失 66 例占75%；显效：头疼、鼻塞、鼻腔干燥消失，鼻出血停止，鼻痂软化，易擤出，嗅觉增强 16 例占 18%；有效：头疼减轻、鼻痂软化，时有鼻出血，嗅觉有改善 6 例占 7%。总有效率为 100%。

【来源】陈玉梅. 辛夷苁蓉液治疗慢性萎缩性鼻炎 88 例. 辽宁中医杂志，1994，21（3）：125

第四节　变应性鼻炎

变态反应性鼻炎，简称变应性鼻炎，是指以突然及反复发作的鼻痒、喷嚏、鼻分泌亢进、鼻黏膜肿胀等为主要临床特点的慢性鼻病。近年来，由于环境污染的加重，空气中的花粉、真菌等致敏变应原的飘散等情况，变应性鼻炎的发病率有明显增高的趋势，呈现出大幅度上升和低龄化的趋势。常年性变应性鼻炎病程长，症状持续存在，严重影响患者的工作 学习和生活质量。

变应性鼻炎的病因很复杂：①遗传因素。变应性鼻炎患者具有特应性体质，通常显示出家族聚集性；②变应原暴露变应原是诱导特异性 IgE 抗体并与之发生反应的抗原。它们多来源于动物、植物、昆虫、真菌或职业性物质。变应原主要分为吸入性变应原和食物性变应原。

变异性鼻炎的诊断：参照变应性鼻炎的诊治原则和推荐方案（2004 年，兰州）确诊为常年性发病，具有打喷嚏（3 个/次以上）、流鼻涕及鼻黏膜肿胀 3 个主要临床表现；1 年内发病日数累计超过 6 个月，1 日内发病时间累计超过 30 分钟，病程至少 1 年；有明确吸入变应原史；有个人和（或）家族过敏性疾病史；变应原皮肤试验阳性反应，至少 1 种为（＋＋）或（＋＋）以上。

变应性鼻炎属于中医学"鼻鼽"的范畴，病因病机主要为肺气虚弱，卫表不固，此外脾虚则脾气不能输布于肺，肺气也虚，肾虚则摄纳无权，气不归元，风邪得以内侵。故鼻鼽的病变在肺，但其病理变化与脾、肾有一定关系。临床上，以"发时治肺，平时治脾肾"为治疗原则。

🪷 蔡氏补阳汤

苍耳子 12g　白芷 10g　辛夷花 10g　细辛 3g　桂枝 12g　白芍 15g
党参 20g　白术 20g　黄芪 30g　鹿角霜 10g　藁本 12g　徐长卿 15g
制附子 12g　巴戟天 15g　炙甘草 10g　大枣 3 枚　生姜 3 片

【用法】水煎服，浸泡 30 分钟，先武火后文火煎 15 分钟，放凉温服。每日 1 剂，每日 2 次，早、晚各 1 次分服。

【功效】温阳补气，疗嚏止痒。

【适应证】**鼻鼽**。症见：反复发作的鼻痒、喷嚏、流清涕、鼻塞等为特征。

【来源】仝选甫，蔡纪堂. 中国现代百名中医临床家丛书 - 蔡福养. 北京：中国中医药出版社，2007

🪷 蔡氏疗嚏汤

苍耳子 10g　细辛 6g　白芷 10g　辛夷花 10g　党参 15g　黄芪 30g

制附子6g　炙甘草6g　生姜3片　大枣5枚

【用法】将上药浸泡30分钟，文火煎20分钟取汁，每剂药煎2次，两煎药液混合后约500毫升，每日1剂，分2次早、晚温服。

【功效】温补阳气，强肾健脾，宣肺理气。

【适应证】**过敏性鼻病（肺脾肾阳虚，风寒湿乘袭鼻窍证）**。症见：鼻流清涕、打喷嚏、鼻黏膜淡白或苍白等。

【来源】仝选甫，蔡纪堂.中国现代百名中医临床家丛书－蔡福养.北京：中国中医药出版社，2007

谭敬书鼻敏片（汤）

麻黄3g　附子5g　细辛3g　炙黄芪15g　白术　诃子　益智仁苦参各10g　防风6g　淫羊藿　白芍各12g

【用法】水煎服，每日1剂，水煎2次，分2次温服。

【功效】益气温阳，祛风散寒，收敛止涕。

【适应证】**过敏性鼻炎（肺肾气阳虚证）**。

【来源】李凡成，徐绍勤.中国现代百名中医临床家丛书－谭敬书.北京：中国中医药出版社，2007

谭敬书清热止嚏汤

葛根15g　赤芍15g　生地黄15g　牡丹皮15g　紫草15g　黄芩10g　知母10g　黄柏6g　泽泻12g　肉桂1g（兑服）　细辛3g　红花6g

【用法】水煎服，每日1剂，水煎2次，分2次温服。

【功效】清热凉血，祛风止嚏。

【适应证】**过敏性鼻炎（郁热内蕴证）**。

【来源】李凡成，徐绍勤.中国现代百名中医临床家丛书－谭敬书.北京：中国中医药出版社，2007

谭敬书温阳祛风汤

淫羊藿　锁阳　蛇床子　白蒺藜　白芷　乌梅各10g　枸杞子

桑椹　白芍各12g　细辛3g

【用法】水煎服，每日1剂，水煎2次，分2次温服。

【功效】温补肺肾，祛风散寒。

【适应证】**过敏性鼻炎（肺肾虚寒证）。**

【来源】李凡成，徐绍勤．中国现代百名中医临床家丛书－谭敬书．北京：中国中医药出版社，2007

苍耳桂枝汤

苍耳子（炒）6～9g　辛夷花（包煎）9g　白芷9g　薄荷（后下）6g　桂枝9g　防风9g　党参12g　黄芪15g　白术9g　炙甘草6g

【用法】将上述中药除薄荷外，辛夷花用布包，头煎加水400ml，先泡20分钟，武火煮沸后，改小火再煮沸30分钟，取汁约150ml，二煎加水400ml，武火煮沸后，改小火再煮沸30分钟，离火前1分钟加入薄荷，取汁约150ml，两煎药汁混合后，分成2份，分早、晚2次温服。每日1剂，10天为1个疗程。

【功效】补肺解表，通阳化气。

【适应证】**变应性鼻炎（肺气虚寒，脾虚湿困型）。**

【疗效】治疗84例中显效67例，占79.76%；有效13例，占15.48%；无效4例，占4.77%。总有效率95.24%。

【来源】李高照．苍耳桂枝汤治疗鼻齆84例．甘肃中医，2009，22（2）：43

王氏扶正祛邪方

黄芪15～30g　白术20g　防风10g　黄精10g　菟丝子10g　辛夷花10g　苍耳子10g　蝉蜕10g　荆芥10g　泽泻10g

【用法】将上述中药头煎加水400ml，先泡20分钟，武火煮沸后，改小火再煮沸30分钟，取汁约150ml，二煎加水400ml，武火煮沸后，改小火再煮沸30分钟，取汁约150ml，两煎药汁混合后，分成2份，分早、晚2次温服。每日1剂，30天为1个疗程，可以连续服药6个月。

【功效】扶正祛邪通窍。

【适应证】变应性鼻炎（肺肾两虚型）。

【临证加减】若脾气虚弱明显者加薏苡仁、山药等；气虚明显者加仙灵脾、潼蒺藜等。

【疗效】经 1~6 个疗程治疗，112 例变应性鼻炎患者痊愈 24 例，好转 77 例，无效 11 例，有效率为 90.29%。

【来源】强建华. 扶正祛邪法治疗过敏性鼻炎 112 例. 时珍国医国药，2001，12（11）：989

🪷 固本祛风汤

　　黄芪 30g　山药 15g　百合 12g　桂枝 9g　白芍 15g　制附子 6g
紫河车 6g（冲服）　防风 12g　蝉蜕 10g　辛夷花 9g（包煎）　紫草
10g　五倍子 15g

【用法】将上述中药辛夷花布包，头煎加水 400ml，先泡 20 分钟，武火煮沸后，改小火再煮沸 30 分钟，取汁约 150ml，二煎加水 400ml，武火煮沸后，改小火再煮沸 30 分钟，取汁约 150ml，两煎药汁混合后，分成 2 份，分早、晚 2 次温服。每日 1 剂，28 天为 1 个疗程。

【功效】固本祛风通窍。

【适应证】变应性鼻炎（肺气虚寒，脾气虚弱，肾阳不足型）。

【临证加减】肺气虚加甘草 10g；脾虚加白术 12g；肾虚者加用茯苓 12g。

【疗效】治疗观察 30 例，显效 22 例，有效 6 例，总有效率为 93.33%。

【来源】郭丽明，丛品，沈强，等. 固本祛风汤对变应性鼻炎的疗效及其机制. 浙江中医药大学学报，2013，37（10）：1165－1170

🪷 固金膏

　　生黄芪 450g　潞党参 150g　阿胶 150g　炒白术 150g　山药 150g
茯苓 150g　陈皮 150g　砂仁 150g　防风 90g　刺五加皮 135g　葛根
225g　甜绞股蓝 225g　紫丹参 150g　甘草 90g　饴糖适量

【用法】将上药除阿胶、饴糖外，水浸一宿，武火三煎，去渣滤清，文火收膏时入饴糖烊化，入阿胶烊化，搅匀，熬至滴水成珠状为度，装罐密封保存。每次 15ml，每日 3 次，早、中、晚饭前 30 分钟用温开水调服，连用 30 天。

【功效】补肺固表，益气健脾，祛风通窍，化瘀行滞。

【适应证】**常年性变应性鼻炎（肺脾气虚型）。**

【疗效】治疗 58 例患者，连服 30 天固金膏，半年随访，治愈 42 例，好转 11 例，未愈 5 例，总有效率 91.4%。

【来源】范德斌，秦雪屏，徐金柱，等. 固金膏治疗常年性变应性鼻炎 58 例临床研究. 云南中医中药杂志，2013，34（12）：24 – 26

孔嗣伯清化通窍汤 I 、II

清化通窍汤 I ：生石膏 30g　麻黄 0.5g　黄芩 10g　桑白皮 10g　辛夷花 10g　炒苍耳子 5g　节菖蒲 10g　佩兰 10g　生薏苡仁 20g　茯苓 20g　羚羊角粉 0.6g

清化通窍汤 II ：生石膏 15g　生麻黄 0.5g　黄芩 10g　茵陈 10g　金钱草 30g　竹茹 10g　车前子 15g　生滑石 15g　节菖蒲 10g　辛夷花 10g　炒苍耳子 5g　羚羊角粉 0.6g

【用法】分别将上述中药头煎加水 400ml，先泡 20 分钟，武火煮沸后，改小火再煮沸 30 分钟，取汁约 150ml，二煎加水 400ml，武火煮沸后，改小火再煮沸 30 分钟，取汁约 150ml，两煎药汁混合后，分成 2 份，分早、晚 2 次温服。每日 1 剂。7 天为 1 个疗程。

【功效】清化通窍汤 I ：清热化湿，运脾和胃理肠，宣肺通窍。

清化通窍汤 II ：清肝胆膀胱湿热，宣肺通窍。

【适应证】**清化通窍汤I: 变应性鼻炎（胃大肠湿热证）。**症见：除鼻痒，喷嚏，鼻塞，流涕等鼻部症状外，多具有胃脘腹部痞闷疼痛，纳呆呕恶，小便色黄，大便溏稀症状，舌脉以舌红、苔黄腻，脉滑数或濡数多见。

清化通窍汤 II ：变应性鼻炎（肝胆膀胱经湿热证）。症见：除鼻痒，喷嚏，鼻塞，流涕等鼻部症状外，多具有胁肋胀痛，口苦纳呆，尿频尿黄等症状，以舌红、苔黄腻，脉弦数多见。

【来源】段颖，支楠. 孔嗣伯老中医清热化湿通窍法治疗变应性鼻炎经验. 世界中医药，2014，9（9）：1193 – 1195

🪷 清肺健脾汤

麻黄10g　生石膏30g（先煎）　　黄芩10g　桑白皮10g　辛夷花
10g（布包）　炒苍耳子5g　生薏苡仁20g　羚羊角粉1.2g

【用法】将上述中药生石膏先煎30分钟，将辛夷花布包，头煎加水
400ml，先泡20分钟，武火煮沸后，改小火再煮沸30分钟，取汁约150ml，
二煎加水400ml，武火煮沸后，改小火再煮沸30分钟，取汁约150ml，两煎药
汁混合后，分成2份，冲入羚羊角粉，分早、晚2次温服。每日1剂，7天为
1个疗程，治疗14天。

【功效】清肺健脾通鼻窍。

【适应证】**变应性鼻炎（肺脾湿热型）。**

【疗效】30例患者，治疗14天后，显效19例，有效7例，无效4例，总
有效率86.67%。12周后随访，显效13例，有效5例，无效12例，总有效率
60.00%。清肺健脾法治疗肺脾湿热证变应性鼻炎疗效可靠，对患者症状、体
征、中医证候、生活质量均有明显的改善，对远期改善患者症状、中医证候亦
有作用。

【来源】屈静，支楠. 清肺健脾法治疗成人变应性鼻炎的临床评价. 中国中医急症，
2012，21（11）：1729－1730，1749

🪷 干祖望清热脱敏汤

桑白皮10g　黄芩10g　栀子10g　紫草10g　茜草10g　旱莲草
10g　干地龙10g　蝉蜕10g　甘草6g

【用法】将上述中药头煎加水400ml，先泡20分钟，武火煮沸后，改小火
再煮沸30分钟，取汁约150ml，二煎加水400ml，武火煮沸后，改小火再煮沸
30分钟，取汁约150ml，两煎药汁混合后，分成2份，分早、晚2次温服。每
日1剂，30天为1个疗程。

【功效】清金泄肺脱敏。

【适应证】**变应性鼻炎（肺热型）。**症见：鼻塞鼻胀，酸痒不适，喷嚏频
作，鼻流淡黄色清涕，常在酷暑天或者热气引诱而发病，全身可见咳嗽，咽
痒，口干烦热，舌质红、苔白，脉弦或弦滑。检查见：鼻窍黏膜肿胀，色红

或暗红。

【疗效】90 例观察对象，显效 26 例，有效 58 例，无效 6 例，总有效率 93.3%。

【来源】廖月红，欧爱华，向建文，等 . 清金法治疗变应性鼻炎的疗效观察及其证候学研究 . 中国中西医结合耳鼻咽喉科杂志，2007，15（6）：427－429

温肺益气活血汤

麻黄 3g　白芍 10g　细辛 3g　干姜 10g　炙甘草 10g　桂枝 8g　五味子 3g　半夏 10g　生黄芪 15g　白术 15g　防风 10g　川芎 10g　地龙 10g　当归 10g

【用法】将上述中药头煎加水 400ml，先泡 20 分钟，武火煮沸后，改小火再煮沸 30 分钟，取汁约 150ml，二煎加水 400ml，武火煮沸后，改小火再煮沸 30 分钟，取汁约 150ml，两煎药汁混合后，分成 2 份，分早、晚 2 次温服。每日 1 剂，28 天为 1 个疗程。治疗结束 12 周后随访 1 次。

【功效】温肺散寒，活血益气。

【适应证】变应性鼻炎（肺虚血瘀证）。

【疗效】观察 30 例患者，显效 21 例，有效 6 例，无效 3 例，总有效率 90.1%。随访 12 周，在患者疗效评价，中医证候影响方面，温肺益气活血法治疗持续性变应性鼻炎具有良好疗效。

【来源】屈静 . 温肺益气活血法治疗持续性变应性鼻炎疗效及生活质量研究 . 长春中医药大学学报，2013，29（1）：61－62

温肾补阳汤

熟地黄 24g　山药 12g　山茱萸 12g　泽泻 9g　茯苓 9g　牡丹皮 9g　桂枝 3g　附子 3g　白芷 10g　薄荷 5g　辛夷花 5g　苍耳子 3g

【用法】将上述中药头煎加水 400ml，先泡 20 分钟，武火煮沸后，改小火再煮沸 30 分钟，取汁约 150ml，二煎加水 400ml，武火煮沸后，改小火再煮沸 30 分钟，取汁约 150ml，两煎药汁混合后，分成 2 份，分早、晚 2 次温服。每日 1 剂，28 天为 1 个疗程。

【功效】温肾补阳通窍。

【适应证】**变应性鼻炎（肾阳虚型）**。症见：鼻塞，鼻痒，喷嚏频频，清涕长流。面色苍白，形寒肢冷，腰膝酸软，神疲倦怠，小便清长，或见遗精早泄。舌质淡、苔白，脉细沉无力。检查可见下鼻甲肿大光滑，黏膜淡白，鼻道有水样分泌物。

【临证加减】若喷嚏多，清涕长流不止，可加乌梅、五味子；若遇冷风即打喷嚏，流清涕者，可加黄芪、防风、白术；腰膝酸软者，可加枸杞子、菟丝子、杜仲等；兼腹胀便溏者，可加白术、黄芪、人参、砂仁。

【疗效】治疗 41 例患者，显效 20 例，有效 15 例，无效 6 例，总有效率 83.33%。

【来源】杨占军，阮岩，廖榴业，等．温肾补阳法对变应性鼻炎患者转录因子 T－bet/GATA－3表达的影响．中医临床研究，2012，4（8）：6－7，10

严道南益气温阳方加减

黄芪 10g　党参 10g　干姜 9g　桂枝 12g　麻黄 6g　五味子 6g　辛夷花 6g　乌梅 9g　地龙 10g　甘草 3g

【用法】将上述中药头煎加水 400ml，先泡 20 分钟，武火煮沸后，改小火再煮沸 30 分钟，取汁约 150ml，二煎加水 400ml，武火煮沸后，改小火再煮沸 30 分钟，取汁约 150ml，两煎药汁混合后，分成 2 份，分早、晚 2 次温服。每日 1 剂，30 天为 1 个疗程。

【功效】温阳益气，散寒通窍。

【适应证】**变应性鼻炎（阳虚型）**。

【临证加减】若患者自汗，气短懒言加白术、防风等；若纳少，面色无华可加山药、扁豆等；若肢冷，鼻黏膜苍白加高良姜或干姜加量；若鼻涕量多，舌胖有齿痕可加苍耳子、苍术、茯苓等；若腰膝酸软，肢冷可加肉桂、制附子、淫羊藿等；若鼻腔出血干姜减量加黄芩、制大黄等；鼻痒较甚可加地龙、蝉蜕、僵蚕等祛风脱敏；若清涕较多可加乌梅、五味子敛肺止涕；若鼻腔黏膜潮红，鼻出血可加茜草、旱莲草、黄芩清热凉血。一些患者长期发病，气虚日久，阻塞气机，气滞则血行不畅，致气滞血瘀，表现鼻甲紫暗，舌质暗红，用药时可加桃仁、红花、川芎、赤芍等；若患者大便干可加制大黄活血兼通便；若清涕较多，肢冷者可用附子温阳散寒效果甚佳，附子为大辛大热之品，中温脾阳，下补肾阳焦，因生附子毒性大，宜用制附子或炮附子，剂量不宜过大，常规3～10g，寒证明显者可加量，但一般不超过30g。遣方用药时可加一、二味升阳之品如柴胡、升麻、葛根等以助阳气升发至鼻窍。

【疗效】变应性鼻炎病因病机是肺、脾、肾三脏虚损，正气不足，外邪侵袭所致，辨证以虚证为多见，治疗以补虚为主，在辨证论治的基础上随症加减，临床疗效显著且复发率较低。

【来源】史艳平，严道南．严道南从虚论治变应性鼻炎经验．山东中医杂志，2012，31（1）：57－58

益肺止嚏汤

黄芪 桂枝各30g 茯苓20g 白术 甘草各10g 白芍 防风各15g 细辛5g

【用法】将上述中药头煎加水400ml，先泡20分钟，武火煮沸后，改小火再煮沸30分钟，取汁约150ml，二煎加水400ml，武火煮沸后，改小火再煮沸30分钟，取汁约150ml，两煎药汁混合后，分成2份，分早、晚2次温服。每日1剂，20剂为1个疗程。

为巩固疗效，在达到预期的治疗效果后，可选用补中益气丸、人参健脾丸、六味地黄丸、金匮肾气丸等药治疗1个月，以固其效。治疗时，还需配合变应原检查，对一些可预防接触的过敏源，应尽量避免接触，以减少发病次数，使患者早日康复。

【功效】补气益肺，健脾补肾。

【适应证】变应性鼻炎（虚寒型）。

【疗效】治疗60例患者，治疗1个疗程，随访3个月进行统计。其中：痊愈22例，有效34例，无效4例，总有效率93.3%。

【来源】李林章，魏东华，李涵．益肺止嚏汤治疗变应性鼻炎60例．中医药学报，1999，（2）：51

益气温阳方

生黄芪10g 地龙10g 党参10g 白术9g 苍耳子9g 干姜9g

乌梅9g 防风9g 麻黄6g 辛夷花6g 五味子6g 甘草3g 益母草3g

【用法】将上述中药头煎加水400ml，先泡20分钟，武火煮沸后，改小火再煮沸30分钟，取汁约150ml，二煎加水400ml，武火煮沸后，改小火再煮沸30分钟，取汁约150ml，两煎药汁混合后，分成2份，分早、晚2次饭后30分钟温服。每日1剂，治疗4周为1个疗程。治疗期间患者禁烟酒，清淡饮食。

【功效】健脾益肺，温阳通窍。

【适应证】**变应性鼻炎（脾肺虚寒型）**。症见：畏寒，鼻痒，鼻塞，喷嚏连作，清涕量多，鼻甲水肿，鼻黏膜苍白或不充血，舌质淡红，纳食少，四肢倦怠，大便溏薄。

【疗效】观察92例患者，治疗4周后观察疗效。显效24例，有效64例，无效4例，总有效率95.65%。

【来源】汪常伟，魏妍慧，邹广华. 益气温阳方治疗脾肺虚寒型变应性鼻炎临床研究. 辽宁中医杂志，2014，14（8）：1671-1673

培土脱敏汤

党参15g 白术15 茯苓15g 黄芪30g 山药12g 炙甘草10g
桔梗12g 荆芥10g 防风10g 蝉蜕10g 细辛3g 苍耳子6g 豨莶草8g 辛夷花8g（包煎）

【用法】将上述中药头煎加水400ml，先泡20分钟，武火煮沸后，改小火再煮沸30分钟，取汁约150ml，二煎加水400ml，武火煮沸后，改小火再煮沸30分钟，取汁约150ml，两煎药汁混合后，加蜂蜜20g，分成2份，分早、晚2次饭后30分钟温服。每日1剂，15剂后停药5天，继服15剂为1个疗程。在治疗期间均停用抗组织胺、激素等药物，忌食海鲜腥味发物。

【功效】健脾益肺补气，祛风通窍止痒。

【适应证】**变应性鼻炎（肺脾两虚型）**。

【临证加减】病久者加丹参；肾阳虚者加淫羊藿。

【疗效】治疗81例，痊愈12例，好转63例，无效6例。随访35例半年，12例痊愈患者鼻炎未见发作，23例好转患者发作次数未见增加。

【来源】玛纬纭．自拟培土脱敏汤治疗变应性鼻炎 81 例．广西中医药，1996，19（2）：8－9

三伏天穴位敷贴

药物：芥子 延胡索 细辛 甘遂 黄芩 用量比例为：2∶2∶1∶1∶1

穴位：膏肓 大椎 风门 肺俞 百劳 脾俞 肾俞

【用法】将上述药物研成粉末混合备用，用时调以姜汁制成糊状，取 1 分硬币大小置于专用敷贴中央贴在上述穴位上。贴药后皮肤有微微发痒，灼痛感，切勿即去，一般敷贴 2～6 小时。贴药时间可视患者个人情况而定。如发痒，灼痛感不甚明显者，则可敷贴较长时间，但最长不超过 8 小时；如发痒，灼痛感非常明显者应适当缩短敷贴时间，每年初、中、末伏每 10 天敷贴 1次，3 次为 1 个疗程。

上述穴位每次选取 7 个，交替使用，除大椎穴外，其余穴位均取双侧。30 天为 1 个疗程，随访 1 年后进行远期疗效分析。

注意事项：敷贴部位若起水疱，嘱患者切勿弄破，以免感染。若水疱较大，消毒后用注射器从下部穿刺吸液，再涂以本院制剂地榆油，以消炎止痛。贴药部位 10 小时内不宜冷热水刺激。此外，禁食生冷、辛辣、油腻的食物及鱼虾等发物。

【功效】祛风散寒，宣通鼻窍，补益脾肺，温肾纳气。

【适应证】**变应性鼻炎。**

【疗效】治疗 2100 例患者，显效 1370 例，有效 360 例，无效 370 例，总有效率 82.4%；随访 1 年后，显效 1230 例，有效 310 例，无效 560 例，总有效率 73.3%。

【来源】谯凤英，葛仪方，刘鼐，等．中医"治未病"之三伏天穴位敷贴治疗常年性变应性鼻炎 2100 例的疗效观察．中国中西医结合耳鼻咽喉科杂志，2014，22（5）：371－373

谭敬书冬病夏治方

芥子 2 份 延胡索 甘遂 白芷 细辛 制川乌 制草乌各 1 份

【用法】研粉，过80目筛，以生姜汁调成糊状。取一定量摊于纱布块上，药糊面积直径为3mm，于药糊表面撒一薄层肉桂粉。敷帖穴位：大椎、肺俞（双）、膏肓（双）、肾俞（双）、膻中，胶布固定，每次敷帖时间4~6小时，7~10天1次，3次为1个疗程；或于当年夏季头伏、二伏、三伏日，上午贴，保持4小时以后可除去，连续贴3年。

【功效】温阳化饮，祛风散寒。

【适应证】**过敏性鼻炎（虚寒者），并治呼吸道其他虚寒性疾病。**

【来源】李凡成，徐绍勤.中国现代百名中医临床家丛书 - 谭敬书.北京：中国中医药出版社，2007

❀ 透刺疗法

取穴印堂、四白、迎香、鼻根、列缺、合谷、风池为主。

【用法】取穴印堂透鼻根，四白透鼻根，迎香透鼻根，列缺、合谷、风池为主，临证以气虚、血虚、阳虚、风寒、风热、痰热分型配穴。

【功效】疏通经络，宣肺通窍。

【适应证】**变应性鼻炎。**

【疗效】治疗60例患者，总有效率85.00%。

【来源】何天有，李惠琴，赵耀东，等.透刺为主治疗过敏性鼻炎60例.中国针灸，2006，26（2）：110 - 112

❀ 针刺颈部穴位疗法

翳风　风池　天柱　哑门

【用法】以毫针直刺双侧翳风、风池、天柱、哑门。

【功效】疏通经络，宣肺通窍。

【适应证】**变应性鼻炎。**

【疗效】治疗30例患者，显效18例，总有效率为93.33%。

【来源】姜桂美，贾超.针刺颈部穴位治疗变应性鼻炎30例疗效观察.河北中医，2006，28（10）：765

毫针直刺疗法

　　风池　肺俞　脾俞　肾俞　合谷　足三里　迎香　印堂

【用法】采用毫针直刺风池、肺俞、脾俞、肾俞、合谷、足三里、迎香、印堂等穴治疗。

【功效】疏通经络，宣肺通窍。

【适应证】**变应性鼻炎。**

【疗效】治疗47例患者，显效31例，总有效率为95.75%。并在停止治疗半年后继续观察其中42例患者的远期疗效，显效11例，总有效率为69.05%。

【来源】饶艳秋，韩乃沂．针刺治疗变应性鼻炎疗效观察及对血清免疫学的影响．中国针灸，2006，26（8）：557

斑蝥天灸疗法

　　大椎　肺俞（双）　膏肓（双）　肾俞（双）　膻中

【用法】取上穴单用斑蝥天灸治疗，每次取2～3穴，10天1次，3次为1个疗程。

【功效】温经散寒，宣肺通窍。

【适应证】**变应性鼻炎（肺卫虚寒，脾虚湿困型）。**

【疗效】治疗组总有效率88.5%。

【来源】姬晓兰，宋晓平．单用斑蝥天灸治疗过敏性鼻炎的临床研究．新疆中医，2006，24（4）：42－43

针刺配合三伏灸疗法

　　上星　印堂　攒竹（双）　迎香（双）　风池（双）　合谷（双）　足三里（双）

【用法】采用针刺配合三伏天灸治疗本病，针刺取穴上星、印堂、攒竹（双）、迎香（双）、风池（双）、合谷（双）、足三里（双），常规针刺得气后行捻转补泻1分钟，留针30分钟，每10分钟行针1次。

灸法取肺俞、心俞、膈俞穴为第一组；肺俞、脾俞、肾俞、足三里穴为第二组；初伏、中伏取第一组穴，末伏取第二组穴，一般敷贴 24 小时，连续敷贴 3 个月为 1 个疗程。

【功效】疏通经络，宣肺通窍。

【适应证】**变应性鼻炎（肺卫虚寒型）**。

【疗效】治疗 35 例患者，治愈 14 例，显效 11 例，好转 7 例，无效 3 例，总有效率为 91.4%。

【来源】王建林. 针刺配合三伏天灸治疗过敏性鼻炎 35 例. 上海针灸杂志，2009，28（7）：411

🪷 针刺加艾灸疗法

第一组穴取百会、印堂、迎香、合谷、风池、足三里。

第二组穴取上星、鼻通、风门、膈俞、三阴交。

【用法】两组针刺穴位交替运用，每次留 20 分钟，10 次为 1 个疗程，疗程间休息 2～3 天，再继续下 1 个疗程，出针后在百会、大椎、气海、关元、足三里穴进行艾条温和灸，每穴灸 5 分钟。

【功效】疏通经络，宣肺通窍。

【适应证】**变应性鼻炎（肺卫虚寒型）**。

【疗效】治疗 60 例，临床治愈 43 例，占 71.7%；有效 15 例，占 25.0%；无效 2 例，占 3.3%。总有效率为 96.7%。

【来源】姚学英. 针刺加艾灸治疗过敏性鼻炎 60 例. 上海针灸杂志，2007，26（2）：14

🪷 隔附子饼灸疗法

大椎　肺俞（双）　膏肓俞（双）

【用法】隔附子饼灸穴大椎、肺俞（双）、膏肓俞（双）。发作时加针刺印堂、迎香、鼻通，1 次/天，10 次为 1 个疗程，疗程间休息 3～5 天，治疗 3 个疗程后判定疗效。

【功效】温经散寒，宣肺通窍。

【适应证】**变应性鼻炎（肺卫虚寒，脾虚湿困型）。**

【疗效】治疗 82 例变应性鼻炎患者中痊愈 46 例，占 56.1%；好转 27 例，占 32.9%；无效 9 例，占 11%。总有效率为 89.0%。

【来源】胡志平，李小军，黄克伟. 隔附子饼灸治疗过敏性鼻炎 82 例. 上海针灸杂志，2005，24（9）：39

培土生金穴位埋线法

迎香　中脘　气海　足三里　肺俞

【用法】取用 7 号注射针头 1 支，将 1 支 30 号 40mm 毫针剪除针尖并消毒好备用，前端置入灭菌羊肠线 000 号 0.6～1.5cm 长，迎香取线长 0.6cm，其余穴位取线长 1.5cm；常规穴位消毒，迎香针尖向同侧鼻通穴平刺；肺俞针尖顺经斜刺。操作时对准穴位快速进针过皮肤，将针送至一定深度（按毫针刺法操作），左手轻提针头，右手推针芯将肠线埋植在穴位内，出针后用消毒棉签轻压针孔。

【功效】温经散寒，宣肺通窍。

【适应证】**变应性鼻炎（肺卫虚寒型）。**

【疗效】治疗 32 例患者，治疗 1 个疗程后显效 7 例，总有效率为 68.75%；又巩固治疗 3 个疗程后，显效 17 例，总有效率 90.63%。

【来源】杜艳，蒙珊. 培土生金穴位埋线法治疗变应性鼻炎临床观察. 针灸临床杂志，2007，23（4）：23

耳穴埋籽疗法

内鼻　外鼻　交感荨麻疹点　肾上腺

【用法】采用王不留行籽帖压耳穴：内鼻、外鼻、交感荨麻疹点、肾上腺，隔日 1 次，两耳穴交替进行，隔次换另一耳贴压，5 次为 1 个疗程，2 个疗程后观察疗效。

【功效】疏通经络，宣肺通窍。

【适应证】**变应性鼻炎（肺卫虚寒型）。**

【疗效】治疗 50 例患者，痊愈 48 例，无效 2 例，总有效率 96%。

【来源】齐伟，王朝辉．耳穴贴压治疗过敏性鼻炎 50 例临床观察．长春中医药大学学报，2008，24（6）：721

🏵 穴位自血注射疗法

肺俞（双）　风门（双）　大杼（双）

【用法】将泼尼松龙振荡摇匀后，用 5ml 注射器抽取 1.5ml，并抽取等量患者肘静脉血，充分混匀后交替注入患者穴位，每次 1 组穴位，肺俞（双）、风门（双）、大杼（双）3 组穴位交替进行，1 次/天，3 次后将泼尼松龙量改为 1ml，继续治疗 3 次后将泼尼松龙量改为 0.5ml，再继续治疗 3 次后将泼尼松龙量改为 0.2ml，治疗 1 次（患者自血量始终为 1.5ml）后结束，10 次为 1个疗程。

【功效】温经散寒，宣肺通窍。

【适应证】**变应性鼻炎（肺卫虚寒型）。**

【疗效】52 例患者中显效 31 例，有效 19 例，无效 2 例，总有效率达 98%。

【来源】李月梅，廖冰洁，李向阳．穴位自血注射治疗变应性鼻炎 52 例．上海针灸杂志，2006，25（7）：35

第五节　鼻　出　血

鼻出血是一种常见的鼻科临床病证，可出现于各种年龄，时间和季节。临床表现多为单侧鼻出血，亦可双侧，常见间歇性的反复出血，亦可呈持续性出血。出血量多少不一，轻者仅鼻涕带血或倒吸血涕，重者可大出血，反复鼻出血可导致贫血。鼻出血可发生在鼻腔的任何部位，但以鼻中隔前下区最为多见，有时可见喷射性或搏动性小动脉出血。鼻腔后部出血常迅速流入咽部，从口吐出。一般说来，局部疾患引起的鼻出血，多限于一侧鼻腔，而全身疾病引起者，可能两侧鼻腔内交替或同时出血。本病需排除鼻部及鼻咽部肿瘤引起出血者。

鼻出血属中医学"鼻衄"的范畴。其产生是各种原因引起的鼻部阳络损伤的结果。其原因可归纳为虚实两大类：虚证者多因阴虚火旺或气不摄血；实证者多为火热气逆，迫血妄行。常见病机有：①外感风热；②胃热炽盛，火热内燔；③情志不遂，肝火上逆；④心火亢盛，迫血妄行；⑤肝肾不足，虚火上炎；⑥脾气虚弱，气失摄纳。鼻出血属于急症，临床治疗时要遵照"急则治其标，缓则治其本"的原则，迅速止血，辨证治疗则按虚实论治，实证多见肺经风热，胃热炽盛，肝火上逆，心火亢盛等证，治以清泄脏腑、凉血止血；虚证多属肝肾阴虚，脾不统血，分别治以补益肝肾、健脾益气以达养血摄血止血的目的。

🪷 谭敬书桑白皮饮

桑白皮 10g　麦冬 20g　白茅根 30g　赤芍 15g　牡丹皮 12g　地骨皮 10g　黄芩 10g　木通 6g　甘草 6g

【用法】水煎服，每日 1 剂，水煎 2 次，分 2 次温服。

【功效】清热泻肺，凉血止血。

【适应证】鼻衄。

【疗效】桑白皮饮治疗鼻衄 64 例，用生大黄研粉吹于出血部位，使之立即止血，然后内服桑白皮饮，4～5 剂为 1 个疗程。结果：痊愈（两年内未再发出血）53 例，显效（治疗后半年内有复发，再次治疗后疗效巩固者）11 例。治疗时间多为 2～3 个疗程。

【来源】李凡成，徐绍勤. 中国现代百名中医临床家丛书 – 谭敬书. 北京：中国中医药出版社，2007

🪷 谭敬书桑白皮止衄汤

桑白皮 10　白菊花 10g　黄芩 10g　薄荷 6g　生地黄 20g　赤芍 15g　牡丹皮 12g　酒大黄 6g（泡服）　三七粉 2g（兑服）　仙鹤草 15g

【用法】水煎服，每日 1 剂，水煎 2 次，分 2 次温服。

【功效】清肺凉血，化瘀止血。

【适应证】**鼻衄（肺经郁热者）**。

【来源】李凡成，徐绍勤. 中国现代百名中医临床家丛书－谭敬书. 北京：中国中医药出版社，2007

蔡氏鼻衄汤

生地黄 15g 白芍 12g 牡丹皮 15g 炒栀子 0g 白茅根 12g 茜草根炭 10g 大小蓟各 9g 生柏叶 12g

【用法】上药用水浸泡 30 分钟后，文火煎煮 30 分钟。每剂药煎 2 次，将 2 次煎出的药液混合后，分 2 次服用。每日 1 剂，日服 2 次。

【功效】凉血止血，清心泻肺。

【适应证】**鼻出血（肺热伤络，血热妄行者）**。症见：鼻出血，色红量多。

【来源】仝选甫，蔡纪堂. 中国现代百名中医临床家丛书－蔡福养. 北京：中国中医药出版社，2007

蔡氏疗鼻汤

西洋参 10g 黄芪 30g 白术 10g 远志 10g 当归 10g 茯苓 15g 龙眼肉 30g 阿胶 5g 酸枣仁 15g 血余炭 15g 大小蓟各 15g 三七粉 5g（冲）

【用法】每日 1 剂，日服 3 次。

【功效】养心健脾，交通心肾，凉血止血。

【适应证】**鼻衄（气血亏虚，心脾两虚证）**。症见：渗渗而出、时衄时止、色淡量少等。

【制法】上药用水浸泡 30 分钟后，文火煎煮 30 分钟。每 1 剂药煎 2 次，将两次煎出的药液混合后，分 2 次服用。

【来源】仝选甫，蔡纪堂. 中国现代百名中医临床家丛书－蔡福养. 北京：中国中医药出版社，2007

止血油合止血汤

止血油：芦荟 10g 血余炭 10g 紫草 10g 硼砂 15g 青蒿 6g

　　生大黄 10g　明矾 15g　白及 15g　三七 10g　苍耳子 10g

　　　止血汤：牡丹皮 15g　白茅根 200g（鲜）　香附 10g　仙鹤草 20g
生大黄 6g　牛膝 10g　阿胶 10g（烊化）　青蒿 15g

　　【用法】止血油中药为末，装瓶备用。另取鸡子黄 20 枚，先以文火慢烤，至水分蒸发干后再用大火熬出棕黑的蛋黄油，加入上药末适量，浸泡 1 周后备用（亦可用菜油代替蛋黄油）。急性出血时，以消毒的棉球蘸油填塞出血的鼻腔，缓解后每日 3 次棉签蘸油涂鼻腔，或滴入 1～2 滴，15 天为 1 个疗程。

　　内服止血汤除阿胶外，头煎加水约 400ml，先泡 20 分钟，武火煮沸后，改小火再煮沸 30 分钟，取汁约 150ml；二煎加水 400ml，武火煮沸后，改小火再煮沸 30 分钟，取汁约 150ml；两煎药汁混合后加入阿胶加热烊化，分成 2 份温服，每日 1 剂，15 天为 1 个疗程。

　　【功效】清热滋阴，凉血活血止血。

　　【适应证】**鼻出血**。

　　【临证加减】若有明显的兼夹症状或全身脏腑病变引起的鼻腔出血，可以基础方随症加减：如气虚明显者，症见面色无华乏力，紫斑，加党参、白术、黄芪、甘草等益气之品；头晕目眩，腰膝酸软等肾精不足者加杜仲、天麻、白芍、石决明、钩藤等品。

　　【疗效】外用鼻衄止血油，内服鼻衄止血汤治疗 29 例，临床检查恢复正常，随访 6 个月无复发者 27 例；6 个月复发，但出血的次数和数量较前明显减少者 2 例。27 例中，经 1～2 年随访，有复发者 2 例，1 例为高血压病，1 例为血小板减少症患者，此 2 例的原发病未能很好的控制，临床疗效满意。

　　【来源】徐晓岩. 鼻出血的中医辨证诊治. 镇江医学院学报，1998，8（1）：137

❀ 代仙汤

　　　代赭石 15g　仙鹤草 10g　玄参 10g　生地黄 10g　生甘草 6g

　　【用法】代赭石先煎约 30 分钟，合余药头煎加水约 400ml，先泡 20 分钟，武火煮沸后，改小火再煮沸 30 分钟，取汁约 150ml；二煎加水 400ml，武火煮沸后，改小火再煮沸 30 分钟，取汁约 150ml；两煎药汁混合后分成 2 份温服，每天 2 次，每日 1 剂，服至血止后 3～7 天。

　　【功效】清热滋阴，凉血止血。

【适应证】各种原因引起的鼻出血。

【临证加减】发热时加大黄芩、焦栀子；咳嗽时加石膏、黄芩、楷把叶、浙贝母；大便秘结时加大黄；口渴时加芦根、天花粉；神疲乏力，面色㿠白，头晕加阿胶、炙黄芪、太子参、当归。

【疗效】本方治疗 39 例鼻衄患者，痊愈 13 例，好转 16 例，有效 7 例，无效 3 例，总有效率 92.24%。

【来源】马少华，吕华. 代仙汤治疗鼻衄 39 例. 青海医药杂志，1996，26（11）：35

清肺泻肝汤

海蛤壳 20g　黄芩 10g　栀子 8g　牡丹皮 8g　玄参 8g　生地黄 12g　白茅根 12g　茜草 12g

【用法】上药头煎加水约 400ml，先泡 20 分钟，武火煮沸后，改小火再煮沸 30 分钟，取汁约 150ml；二煎加水 400ml，武火煮沸后，改小火再煮沸 30 分钟，取汁约 150ml；两煎药汁混合后分成 2 份温服，5 日为 1 个疗程。

【功效】清肝泻肺，凉血止血。

【适应证】各种原因引起的鼻出血。

【疗效】本方治疗 26 例鼻出血患者，治愈 24 例，显效 2 例，总有效率 100%。

【来源】张式年，李荣华. 自拟清肺泻肝汤治疗鼻衄 26 例. 吉林中医药，1997，11（6）：11

止血汤

阿胶 9g（烊化）　仙鹤草 12g　牡丹皮 9g　香附 12g

【用法】上药除阿胶外，头煎加水约 400ml，先泡 20 分钟，武火煮沸后，改小火再煮沸 30 分钟，取汁约 150ml；二煎加水 400ml，武火煮沸后，改小火再煮沸 30 分钟，取汁约 150ml；两煎药汁混合后加入阿胶加热烊化，分成 2 份，分 2 次早、晚各服 1 次，每日 1 剂，5 日为 1 个疗程。

【功效】清热养阴，止血消肿。

【适应证】各种原因引起的鼻出血。

【疗效】治疗鼻出血26例，临床治愈25例，治愈率96.15%。随访半年内有复发者，且出血量及出血次数较前明显减少者评为有效者1例，总有效率100%。

【来源】毛永芬，王爱琴．自拟止血汤治疗鼻出血26例．山东医药，2001，41（16）：9

止衄方

生地黄30g 白芍12g 牡丹皮10g 黄芩10g 焦栀子6g 生荷叶10g 生侧柏叶10g 白茅根30g 仙鹤草15g 旱莲草12g 川牛膝10g 代赭石15g（先煎） 三七粉3g（冲）

【用法】上药除三七粉外，代赭石先煎30分钟，合余药头煎加水约400ml，先泡20分钟，武火煮沸后，改小火再煮沸30分钟，取汁约150ml；二煎加水400ml，武火煮沸后，改小火再煮沸30分钟，取汁约150ml；两煎药汁混合后冲入三七粉，分成2份，分2次早、晚各服1次，每日1剂，5日为1个疗程。

【功效】清热泻火，平肝降逆，凉血止血。

【适应证】**鼻出血（鼻衄实证）**。症见：出血量多，病势急。并常见有肺胃肝三经火热炽盛共存所引起的血热妄行之证。

【临证加减】风热犯肺见咽疼，咳嗽，身热者，可加桑叶、杏仁各10g，金银花、连翘各15g；胃热积盛见口臭，便结者，酌加火麻仁15g、大黄6～9g或芦荟3～6g；肝火上炎，肝阳上亢而见头、目赤，耳鸣者，可选加钩藤15g、石决明12g、龙胆草6g、羚羊粉0.5g（冲）；肝肾阴虚见反复出血，常伴腰酸腿软，失眠多梦者，可加血余炭10g、阿胶10g、桑寄生15g、夜交藤15g；失血过多，气血两虚，表现为心悸、气短、无力，舌淡脉细者，加用太子参15g、麦冬12g、五味子6g、紫河车15g。

【疗效】治疗鼻出血84例，总有效率100%。

【来源】孙文刚．中医治疗鼻衄84例疗效总结．天津中医，1997，8（14）：161

犀角地黄汤为主

犀角2g（冲服） 三七6g 大蓟 藕节 牡丹皮 川牛膝各9g

生地黄　白茅根各30g（犀角可用水牛角15～30g代替）

【用法】上药除犀角外，头煎加水约400ml，先泡20分钟，武火煮沸后，改小火再煮沸30分钟，取汁约150ml；二煎加水400ml，武火煮沸后，改小火再煮沸30分钟，取汁约150ml；两煎药汁混合后加入阿胶加热烊化，冲入犀角，分2次早、晚各服1次，每日1剂，3日为1个疗程。

【功效】清热凉血止血。

【适应证】**鼻出血**（肺经实热，胃火亢盛，肝火上逆等证）。

【临证加减】肝肾阴虚者加麦冬、五味子；脾不统血者可与归脾汤化裁。

【疗效】痊愈（经治疗后10天以上未见出血；间歇性鼻出血治疗后半年以上未见出血）28例，显效（出血较前明显减少，出血间隔期延长）25例，好转（出血量，次均有所减少）7例，无效（治疗后仍继续少量出血）1例。

【来源】刘金霞. 犀角地黄汤为主治疗鼻出血61例. 陕西中医，1989，10（4）：163

第六节　急性鼻窦炎

急性鼻窦炎是鼻窦黏膜的一种急性化脓性炎症，常继发于急性鼻炎。急性鼻窦炎多由上呼吸道感染引起，细菌与病毒感染可同时并发。该病常见的临床症状：（1）全身症状：可有畏寒发热、周身不适、精神不振、食欲减退等，儿童发热较高，严重者可发生抽搐，并可见呕吐、腹泻、咳嗽等症。（2）局部症状：①鼻阻塞：因鼻黏膜充血肿胀和分泌物积存，可出现单侧或双侧持续性鼻塞；②脓涕：患侧鼻内有较多的黏脓性或脓性分泌物擤出，初起时涕中可能带少许血液，牙源性上颌窦炎者脓涕有臭味；③局部疼痛和头痛：急性鼻窦炎除发炎导致鼻部疼痛外常伴有较剧烈的头痛，这是由于窦腔黏膜肿胀和分泌物潴留压迫或分泌物排空后负压引发，刺激三叉神经末梢而引起；④嗅觉下降。（3）疾病危害该病影响病患的生活质量，可能会导致下呼吸道感染，严重者有可能引起眼眶、颅内并发症。

急性鼻窦炎的诊断依据：①发病较急，鼻塞，脓涕多，头痛；②鼻腔黏膜红肿，中鼻甲肿胀，鼻道有脓涕；③鼻窦X线、CT检查示窦内黏膜水肿，窦腔密度增高，或有液平面；④病发于上颌窦者，行上颌窦穿刺可冲洗出脓液。

急性鼻窦炎属中医学"急鼻渊"的范畴。病初起，流涕色黄量少，恶寒发热者，多属风邪外袭，肺经有热；头痛剧烈，流涕黄稠量多，鼻腔肌膜红赤较甚，多属胆胃蕴热，上犯窦窍。治疗宜清脏腑之热，散邪解毒通窍为主。

蔡氏鼻窦炎汤

生石膏30g　地骨皮15g　桑白皮15g　苍耳子10g　白芷10g　细辛6g　薄荷10g　菊花12g　甘草6g

【用法】上药用水浸泡30分钟后，文火煎煮30分钟。每日1剂，每剂药煎2次，将2次煎出的药液混合后，分2次服用。

【功效】宣肺清热，凉血解毒，清利鼻窍。

【适应证】**急、慢性鼻炎、鼻窦炎（实证）**。症见：头痛、流脓涕、鼻塞不通。

【来源】仝选甫，蔡纪堂. 中国现代百名中医临床家丛书－蔡福养. 北京：中国中医药出版社，2007

白虎汤加味

生石膏20g　知母15g　生甘草5g　粳米10g　黄芩15g　苍耳子15g　辛夷花15g

【用法】每日1剂，冷水泡药30分钟，煎开后用文火煎15分钟，分3次煎药，混合3次煎药水，共取汁600ml，分3次服，每次200ml，饭后口服，7天为1个疗程，连续口服2个疗程。

【功效】清热燥湿，通窍排脓。

【适应证】**急性鼻窦炎（阳明热证）**。

【疗效】白虎汤在治疗急性鼻窦炎应注意应用于阳明经热盛的患者，经辨证后，若不为热偏盛的患者则应调整药物剂量，并施行加减，对于一些体质虚寒的患者，即使症状表现为热盛，但在用药时也应照顾患者体质。治疗41例患者，显效17例，有效15例，进步6例，无效3例，总有效率92.68%。

【来源】吴小娟，缪馨，黄河银，等．白虎汤加味治疗急性鼻窦炎临床观察．四川中医，2015，33（8）：147－148

🪷 鼻渊饮

麻黄6g　杏仁10g　薏苡仁30g　辛夷花30g　白芷30g　鹅不食草30g　金银花30g　桔梗10g　败酱草30g　川芎30g　生甘草10g

【用法】上药日1剂，水煎取汁200ml，每日早、晚各服100ml，疗程为7日。治疗期间均嘱其忌烟酒、辛辣厚味，并停服其他影响观察的药物。

【功效】祛风散热，宣肺通窍，排脓止痛。

【适应证】**急性鼻窦炎（肺经风热型）**。症见：鼻流黄涕，鼻塞，头痛，窦窍部位压痛，发热，恶寒，咳嗽，舌质红、苔薄黄，脉浮数。

【临证加减】发热加生石膏；咳嗽甚者加浙贝母、桑白皮；头痛甚者加藁本、菊花；咽痛者加牛蒡子、七叶一枝花。

【疗效】本组60例，治愈50例，占83.3%；好转8例，占13.35%；无效2例，占3.3%。总有效率96.7%。

【来源】倪宝琢．鼻渊饮为主治疗肺经风热型急性额窦炎60例疗效观察．河北中医，2006，28（7）：514

🪷 川芎茶调散

川芎10g　白芷10g　细辛4g　菊花10g　防风8g　薄荷6g（后下）　甘草6g　桔梗6g　苍耳子15g　蔓荆子10g　蝉蜕6g　僵蚕10g

【用法】上药日1剂，水煎取汁200ml，每日早、晚各服100ml。儿童量依龄酌减。

【功效】清热解表，排脓通窍。

【适应证】**急性鼻窦炎（外邪侵袭型）**。症见：有头痛日久，痛连眉棱骨目眶，鼻塞、流黄浊涕，或者畏寒、发热、恶心等症状。鼻科检查：鼻黏膜充血水肿，鼻腔内有脓性分泌物。白细胞总数和中性粒细胞百分比升高。

【临证加减】急性期加金银花20g、黄芩10g；慢性者加入黄芪30g、当归15g、白术12g。

【疗效】治疗 20 例,治愈 18 例,好转 2 例,未愈 0 例,总有效率为 100%。

【来源】梁斌昌. 川芎茶调散治疗急性鼻窦炎 20 例. 中医杂志,2008,49(3):244

加味千金苇茎汤

苇茎 30g 冬瓜仁 20g 薏苡仁 30g 桔梗 10g 桃仁 10g 龙胆草 10g 鱼腥草 20g 蝉蜕 20g 白芷 10g 金银花 20g 黄芩 10g 辛夷花 10g 甘草 3g

【用法】千金苇茎汤免煎颗粒 5 ~ 10 粒,每日 3 次口服,连续治疗 1 ~ 2 周。

【功效】清热化痰,逐瘀排脓,散痈消肿。

【适应证】**急性鼻窦炎(肺热壅滞型)**。

【疗效】治疗 63 例急性鼻窦炎患者,痊愈 38 例,显效 19 例,无效 6 例,总有效率 90.48%。

【来源】李素娟,王智峰. 加味千金苇茎汤免煎颗粒辅助治疗急性鼻窦炎临床观察. 中国中医急症,2013,22(12):2130 – 2131

菊花通圣汤

菊花 20g 薄荷 10g 荆芥穗 15g 防风 15g 葛根 20g 细辛 3g 白芷 10g 苍耳子 15g 酒黄芩 15g 黄连 15g 川芎 10g 藿香 15g 苍术 15g 甘草 10g

【用法】上药武火煮开 12 ~ 15 分钟后取汁,待药汁冷却过程中,可用蒸汽熏鼻,60ml/次(儿童酌减),3 次/天,饭后口服,7 天为 1 个疗程。治疗 1 个疗程后进行疗效判定。

【功效】清热宣肺,排脓通窍。

【适应证】**急性鼻窦炎(肺经风热型)**。症见:鼻塞,鼻涕量多而白黏或黄稠,嗅觉减退,头痛,可兼有发热恶风、汗出,或咳嗽、痰多,舌质红、苔薄白,脉浮数。鼻窦 CT 冠状位平扫见:鼻窦黏膜增厚。鼻科检查:鼻黏膜充血,肿胀,鼻腔内有大量黏脓性或脓性分泌物,鼻窦区有压痛。

【疗效】治疗 45 例，痊愈 17 例，显效 20 例，进步 5 例，无效 3 例，总有效率 93.33%。

【来源】陈扬，孙海波，郭少武．菊花通圣汤治疗急性鼻窦炎（肺经风热型）随机对照临床研究．实用中医内科杂志，2012，26（4）：63－64

菊芩苍耳合剂

苍耳子 12g　辛夷花 15g　白芷 30g　柴胡 9g　黄芩 9g　菊花 9g　连翘 15g　藿香 6g　细辛 3g　葛根 9g　甘草 3g

【用法】上药日 1 剂，水煎取汁 200ml，每日早、晚各服 100ml，疗程为 10 日，儿童酌减。

【功效】清热解毒，利湿通窍。

【适应证】**急性鼻窦炎（肺经风热，胆经郁热，脾胃湿热型）**。症见：全身症状多畏寒、发热，食欲减退，周身不适等。局部症状为鼻塞、脓涕，嗅觉改变，头痛或局部疼痛。病变鼻窦附近皮肤及软组织有红肿或触痛，鼻腔检查可见鼻黏膜明显充血、肿胀，尤以窦口为甚。

【疗效】治疗 120 例患者，治愈 64 例，好转 47 例，未愈 9 例，总有效率为 92.5%。

【来源】耿亚，田宏俊，马永明．菊芩苍耳合剂治疗急性鼻窦炎临床研究．中医临床研究，2013，5（20）：11－12

取渊汤

辛夷花 6g　当归 30g　柴胡 3g　炒栀子 9g　玄参 30g　浙贝母 3g

【用法】上药日 1 剂，水煎取汁 200ml，每日早、晚各服 100ml，疗程为 7 日。

【功效】清泻胆热，宣通鼻窍。

【适应证】**急性鼻窦炎（热郁肝胆型）**。

【临证加减】如肝胆湿热重者，合用龙胆泻肝汤以清泻肝胆、利湿开窍；脾胃湿热者加藿香、佩兰、鱼腥草以芳香化浊、清热止涕；肺气虚寒者佐以太子参、茯苓、炒白术以补益肺气；鼻塞不通加细辛、苍耳子以上行脑巅、疏散宣通；前额头痛或眉棱骨痛者加白芷、葛根、川芎以芳香上达、活血止痛；大便干结加生大黄以泻下通便。

【疗效】观察 36 例，显效 19 例，有效 14 例，无效 3 例，总有效率91.67%。

【来源】潘塱塱，张振尊，张士卿，等．取渊汤治疗儿童急性鼻窦炎 36 例临床观察．中国儿科杂志，2007，3（2）：41－42

升麻解毒汤

升麻6g　葛根15g　赤芍　黄芩　鱼腥草各12g　蒲公英20g　桔梗　白芷　苍耳子各10g　生甘草6g

【用法】上药日1剂，水煎取汁 200ml，每日早、晚各服100ml。

【功效】清热解毒，排脓畅窦。

【适应证】**急性鼻窦炎（热结阳明型）**。症见：鼻塞，流脓涕或黏脓性涕，头痛及局部疼痛，舌红、苔黄腻，脉弦缓等症状。检查鼻窦相应部位有压痛或微红肿，鼻黏膜充血肿胀，中鼻甲红肿，中鼻道或嗅裂脓涕。

【临证加减】身热、胸闷、舌红、脉数加生石膏；口苦咽干、耳鸣耳聋加藿香、龙胆草；头晕、身重、脘胀纳呆加藿香、佩兰、薏苡仁；中鼻甲水肿较剧加木通、车前子、薏苡仁；鼻塞不解加辛夷花、当归尾、杏仁；涕中带血加茜草根、牡丹皮、白茅根、小蓟；涕黄量多加金银花、虎杖；涕白量多加薏苡仁、茯苓、泽泻；头痛甚者加白蒺藜、白芍、制草乌；体虚加生黄芪、当归；便秘加酒大黄。

【疗效】观察 48 例患者，痊愈 40 例（鼻塞脓涕、头痛等症状完全消失，鼻黏膜充血水肿消退，中鼻道及嗅裂处无脓性分泌物），好转 2 例（自觉症状减轻，鼻黏膜充血水肿消退，中鼻道及嗅裂处仍有少量脓性分泌物），无效 6 例（服药 15 剂以上自觉症状无变化，鼻黏膜充血水肿无改善，中鼻道及嗅裂脓涕无减少）。痊愈 40 例中，服药最少仅 2 剂，最多达 30 剂，服药 15 剂以内痊愈 30 人。随访半年，复发者 3 人。

【来源】谭敬书，徐绍勤．升麻解毒汤治疗急性鼻窦炎 84 例．湖北中医杂志，1986，(6)：31－32

🪷 辛防鼻炎汤

辛夷花 桑叶 防风 桔梗 菊花各 12g 白芷 柴胡 龙胆草各 10g 芦根 20g 黄芩 蔓荆子 荆芥 薄荷（后下）各 9g 细辛 2g

【用法】上方每日 1 剂，水煎 2 次，共取汁 300ml，早、晚分服，7 日为 1 个疗程，连用 2~3 个疗程。服药期间嘱患者多饮水，注意休息，勿食用辛辣刺激食品，注意鼻腔卫生，保持呼吸道通畅，注意擤涕方法（先按压一侧鼻孔，稍用力外擤，然后交替擤对侧鼻孔）。

【功效】发表散风，清热解毒，宣肺通窍。

【适应证】**急性鼻窦炎（肺经风热型）**。

【临证加减】伴有涕多色黄者加栀子 9g、鱼腥草 12g；伴有咳嗽咽痛者加梨皮、沙参各 10g；伴有头痛加川芎 9g、葛根 10g；伴有发热者加生石膏 30g。

【疗效】观察 45 例患者，治愈 30 例，好转 9 例，无效 6 例，总有效率 86.67%。其中无效 6 例中有 2 例为鼻中隔偏曲，2 例有鼻息肉。

【来源】王忠平，张玉萍，庞燕. 辛芳鼻炎汤治疗急性鼻窦炎临床观察. 山西中医，2013，29（1）：20，24

🪷 滕氏鼻渊验方

白芷 12g 黄芩 12g 浮萍 12g 蝉蜕 12g 桔梗 8g 甘草 4g 薄荷 12g 川芎 12g 蒲公英 30g 紫花地丁 20g

【用法】上药每日 1 剂，先用 300ml 温水浸泡 30 分钟，然后煎至 150ml；滤出后，药渣再加水 250ml 煎至 100ml；将两次药液合并混匀，分 2 次服。一般服 10 剂可愈。

【功效】清热解毒，排脓通窍。

【适应证】**急性鼻窦炎（肺、脾、胆三经有热型）**

【来源】滕淑荣. 验方治疗急性鼻窦炎. 中国民间疗法，2003，11（1）：62-63

🪷 鼻窒通

辛夷花 9g 苍耳子 12g 金银花 12g 连翘 9g 白芷 9g 荆芥 6g

防风9g　川芎9g　青黛12g　桉叶油2g　冰片5g　檀香9g

【用法】将以上各味共研细末，装瓶保存，即成鼻室通。轻症者，拔开瓶盖，鼻吸入气味，每日3~6次；重症者，可将药粉喷入鼻腔局部，每日3~4次。喷药时，暂停呼吸以免药粉喷出或吸入咽喉，引起咳嗽。未发现过敏反应，个别患者喷粉入鼻腔后，局部有轻微热感，3~5分钟后自然消失。

【功效】祛风散邪，宣肺通窍。

【适应证】**急性鼻窦炎（外感风寒或风热型）**。风寒外袭：鼻塞遇寒加重，鼻涕清稀、量多，伴恶寒、发热、头痛、身痛，鼻黏膜充血轻，肿胀较甚，舌苔薄白，脉浮紧；风热外犯：鼻塞，流涕黏稠、色白或黄，发热、微恶寒，口微渴，鼻黏膜充血，舌质偏红，脉浮数。

【疗效】治疗外感风寒型157例，痊愈136例，显效13例，有效8例，无效0例，总有效率100%；治疗外感风热型64例，痊愈37例，显效12例，有效10例，无效5例，总有效率92.19%。

【来源】张跃林.鼻室通治疗急慢性鼻炎496例小结.中医外治杂志，2003，12（5）：12-13

通窍散枕用

辛夷花　白芷　薄荷　细辛　羌活　藿香等各10g　冰片1g

【用法】取辛夷花、白芷、薄荷、细辛、羌活、藿香等各10g，冰片1g放入粉碎机进行粉碎成粗末，置入20cm×20cm大小无纺布材质的小袋中，使用时将小药枕铺平放在枕头的最上面，取其芳香温通鼻窍的作用，每天晚间睡时（晚21时~早7时）使用，共10天。

【功效】疏风清热，宣通鼻窍。

【适应证】**急性鼻窦炎（肺经风热，脾胃湿热型）**。症见：鼻塞，鼻涕黏而量多，嗅觉减退，头痛，恶风发热，咽痛咳嗽，舌红苔薄白，脉浮数；或者鼻塞重而持续，鼻涕黄浊量多，嗅觉减退，头闷头胀，体倦乏力，纳呆脘闷，舌红、苔黄腻，脉滑数。检查：鼻甲充血肿大，鼻道见黏脓性分泌物。

【疗效】观察50例患者，治疗10天后，临床痊愈29例，显效13例，有效6例，无效2例，愈显率84.00%。

【来源】钟艳萍，黄东辉，陈俊曦.通窍散枕用配合辨证分型治疗儿童急性鼻窦炎

临床观察. 新中医，2014，46（4）：133－134

🪷 中药熏蒸结合涂药

熏蒸方：金银花 10g 鱼腥草 15g 白芷 10g 川芎 10g 薄荷 10g 辛夷花 10g 黄芩 10g 石菖蒲 10g 黄芪 10g 桔梗 10g 甘草 10g 蔓荆子 10g

鼻部涂药：皂角刺 30g 鹅不食草 30g 细辛 30g

【用法】熏蒸方中药煎煮 20 分钟，取其热气熏鼻，间断深吸气，将气雾吸入鼻腔内，一般熏 10 分钟左右，每日 1 剂，每天 2 次，7 天为 1 个疗程。

涂药方中各等份研细末，取少许细粉 1g 左右与红霉素软膏混合后用棉签涂入鼻腔内，每日 3 次，7 天为 1 个疗程。

【功效】清热解毒，活血消肿，排脓通窍。

【适应证】**急性鼻窦炎（热毒瘀滞型）**。

【疗效】急性鼻窦炎 30 例，治愈 15 例，显效 7 例，有效 5 例，无效 3 例，有效率 90.0%；慢性鼻窦炎 38 例，治愈 9 例，显效 8 例，有效 14 例，无效 7 例，有效率 81.6%。

【来源】刘学俊，万玉萍. 中药熏蒸配合鼻部涂药治疗儿童鼻窦炎 68 例. 中医药临床杂志，2014，26（3）：259

🪷 针刺辨证取穴为主

①外邪犯肺证：取手太阴、阳明经穴为主，处方为迎香（双）、印堂、列缺（双）、风池（双）、合谷（双）。

②胆腑郁热证：取手太阴、阳明经穴为主，处方为头临泣（双）、迎香（双）、印堂、列缺（双）、风池（双）、上星、阳陵泉（双）、太冲（双）。

③脾胃湿热证：取手太阴、阳明经穴为主，处方为迎香（双）、印堂、列缺（双）、风池（双）、上星、神庭、丰隆（双）。

【用法】①外邪犯肺证：上穴采用 0.30mm，长 25mm 毫针，用泻法，留针 15 分钟。②胆腑郁热证：阳陵泉穴采用 0.30mm，长 40mm 毫针，其他穴采用 0.30mm，长 25mm 毫针，用平补平泻法，留针 15 分钟。③脾胃湿热证：采用 0.30mm，长 25mm 毫针，用平补平泻法，留针 15 分钟。以上均每日针刺 1 次，10 次为 1 个疗程。

配合口服鼻渊舒口服液，每次 10ml，每日 3 次口服，10 天为 1 个疗程。

【功效】疏风清热，宣肺通窍；清泻胆热，通利鼻窍；清热利湿，化浊通窍。

【适应证】**急性鼻窦炎（外邪犯肺型；胆腑郁热型；脾胃湿热型）。**

【疗效】治疗 33 例，痊愈 24 例，显效 7 例，有效 1 例，无效 1 例，有效率 96.97%。

【来源】姚子杨. 针刺加鼻渊舒口服液治疗急鼻渊 33 例临床观察. 国医论坛，2006，21（4）：21 - 22

第七节　慢性鼻窦炎

慢性鼻窦炎是鼻窦的感染性疾病，为鼻科常见的病患之一，以鼻塞、流脓涕为主症，常伴有头痛、头晕、嗅觉减退、记忆力不集中等症状。

慢性鼻窦炎多在感冒后诱发，属上气道综合征范畴，该病具有病因复杂、病程长、易反复的特点。

本病的诊断要点主要包括：①详细询问病史，包括病程时间、起病缓急、病情特征和发病频率等；②临床表现：多数患者出现典型症状为鼻塞、流脓涕、头痛或局部痛、伴或不伴有一定程度的嗅觉障碍；须了解症状持续时间，鼻塞的性质及程度，脓涕的多少、颜色、有无异味，头痛部位、疼痛时间等；③辅助检查：鼻科常规检查（包括前、后鼻镜检查）、体位引流、鼻内镜检查、CT 检查等均可提供诊断依据。

西医治则：控制感染和变态反应因素导致的鼻腔鼻窦黏膜炎症，改善鼻腔鼻窦的通气、引流。病变轻者，不伴有解剖畸形者，可采用药物治疗（包括全身和局部药物治疗），如果药物治疗无效，或者伴有导致窦口鼻道复合体和嗅裂阻塞的明显的解剖异常以及鼻道息肉，则应采用综合治疗的手段，包括内科和外科措施。

慢性鼻窦炎属中医学"鼻渊"的范畴。其治疗原则：注意辨别虚实之不同，内外治结合。肺脾同治，防风固表，清热解毒，通窍排脓。

🪷 鼻窦灵汤

黄芪20g　苍耳子10g　白芷12g　蔓荆子10g　防风10g　全蝎6g
黄芩10g　鱼腥草15g　炒白术15g　党参15g　桔梗10g　甘草6g

【用法】上药将辛夷花布包后，头煎加水约400ml，先泡20分钟，武火煮沸后，改小火再煮沸30分钟，取汁约150ml；二煎加水400ml，武火煮沸后，改小火再煮沸30分钟，取汁约150ml；两煎药汁混合后，分成2份温服。每日1剂，7天为1个疗程。共服用2个疗程。

【功效】扶正祛邪，清热解毒，通窍解毒。

【适应证】**慢性鼻窦炎（正虚邪滞型）**。症见：流脓涕、鼻道不通及嗅觉障碍为主，伴头痛、头胀、失眠；体征：鼻道中有脓性黏稠分泌物流出，下鼻甲肥大、中鼻甲明显水肿、肥大或有息肉样改变；辅助检查：所有病例均经鼻窦X线或CT检查显示：慢性鼻窦炎症改变，排除鼻窦占位性病变。

【疗效】治疗40例患者，临床治愈17例，好转16例，无效7例，总有效率82.5%。

【来源】周太新. 鼻窦灵汤治疗慢性鼻窦炎40例临床观察. 中医药导报，2008，14（6）：79-80

🪷 黄氏鼻窦炎汤

黄芪40g　白术21g　防风12g　金银花12g　连翘12g　黄芩9g
辛夷花15g　苍耳子12g　白芷15g　桔梗9g　败酱草15g　鱼腥草20g
穿山甲15g　甘草6g

【用法】上药将辛夷花布包后，头煎加水约400ml，先泡20分钟，武火煮沸后，改小火再煮沸30分钟，取汁约150ml；二煎加水400ml，武火煮沸后，改小火再煮沸30分钟，取汁约150ml；两煎药汁混合后，分成2份温服。每日1剂，6天为1个疗程，治疗3个疗程观察疗效。

【功效】益气健脾，清热解毒，化瘀排脓。

【适应证】**慢性鼻窦炎（气虚邪滞型）**。

【疗效】治疗 48 例，显效 20 例，有效 24 例，无效 4 例，总有效率为 91.7%。

【来源】黄璇，李如祥. 鼻窦炎汤治疗慢性鼻窦炎 48 例. 云南中医中药杂志，2009，30（2）：37

🪷 鼻炎康汤

黄芪 21g　当归 12g　川芎 9g　苍耳子 9g　辛夷花 9g（布包）白芷 12g　藁本 9g　薄荷 9g（后下）　北细辛 4.5g　黄芩 6g　鱼腥草 15g　法半夏 10g　炒白术 15g　茯苓 12g　桔梗 10g　甘草 3g

【用法】上述中药除薄荷外，辛夷花用布包，头煎加水约 400ml，先泡 20 分钟，武火煮沸后，改小火再煮沸 30 分钟，取汁约 150ml；二煎加水 400ml，武火煮沸后，改小火再煮沸 30 分钟，离火前 1 分钟加入薄荷，取汁约 150ml；两煎药汁混合后，分成 2 份温服。服药 2 次后将药渣加少量水煎至沸腾，以蒸汽熏其鼻 5~10 分钟。每日 1 剂。14 天为 1 个疗程。

【功效】疏风散热，清热解毒，行气活血，消肿止痛，升清降浊。

【适应证】**慢性鼻窦炎**。症见：鼻塞，多涕，嗅觉减退，或伴有不同程度的头痛，鼻腔黏膜充血水肿，中鼻道有脓性分泌物；X 线拍片示一侧或双侧鼻窦密度增高、混浊；病史在 4 周以上。

【疗效】治疗 64 例，临床治愈 28 例，好转 24 例，无效 12 例，总有效率 81.25%。

【来源】郭青，曹永贺. 鼻炎康汤治疗慢性鼻窦炎 64 例. 四川中医，2006，24（9）：86-87

🪷 鼻渊宁汤

苍耳子 10g　辛夷花 10g　石膏 10g　茜草 10g　黄芩 10g　羌活 10g　白芷 10g　陈皮 10g　金银花 12g，白术 15g　黄芪 15g

【用法】上药将石膏先煎 30 分钟，合余药将辛夷花布包后，头煎加水约

400ml，先泡20分钟，武火煮沸后，改小火再煮沸30分钟，取汁约150ml；二煎加水400ml，武火煮沸后，改小火再煮沸30分钟，取汁约150ml；两煎药汁混合后，分成2份，分早、晚2次温服。每日1剂，小儿用量酌减。3个月为1个疗程。

【功效】益气除湿化痰，清热行瘀通窍。

【适应证】**慢性鼻窦炎（气虚邪滞型）。**

【疗效】治疗312例，治愈率为46.47%，有效率为95.19%。

【来源】贾春芒，魏民．鼻渊宁汤治疗慢性鼻窦炎312例临床观察．河北中医药学报，2006，20（1）：16－17

张荣孝鼻渊汤

当归15g　石菖蒲15g　车前子15g　白芷12g　桂枝12g　黄芪20g　辛夷花30g　藁本30g　防风30g　金银花30g　菊花30g　黄芩10g　甘草10g

【用法】上药将辛夷花布包后，头煎加水约400ml，先泡20分钟，武火煮沸后，改小火再煮沸30分钟，取汁约150ml；二煎加水400ml，武火煮沸后，改小火再煮沸30分钟，取汁约150ml；两煎药汁混合后，分成2份，分早、晚2次温服。每日1剂，治疗2周为1个疗程。

【功效】清热燥湿，排脓通窍。

【适应证】**慢性鼻窦炎（脾胃湿热证）。**

【临证加减】巅顶痛重用藁本；前额眉棱骨痛重用白芷；后枕疼及颈背痛加葛根；颞部疼痛，重用黄芩加柴胡；兼气虚加党参、茯苓；阴虚加旱莲草、龟甲、鳖甲；失眠心悸加夜交藤、珍珠母；大便秘结加大黄。

【疗效】治疗组132例，治愈25例，显效45例，好转54例，无效8例，总有效率为93.9%。

【来源】郑雷春，梁文超，李德益，等．鼻渊汤治疗慢性鼻窦炎132疗效观察．中医临床与保健，1993，5（1）：9－10

补中益气汤加减

黄芪15g　党参18g　白术10g　陈皮10g　升麻12g　苍耳子10g

辛夷花 9g　白芷 10g　蝉蜕 9g　薏苡仁 18g

【用法】上药将辛夷花布包，头煎加水约 400ml，先泡 20 分钟，武火煮沸后，改小火再煮沸 30 分钟，取汁约 150ml；二煎加水 400ml，武火煮沸后，改小火再煮沸 30 分钟，取汁约 150ml；两煎药汁混合后，分成 2 份，分早、晚 2 次温服。每日 1 剂，治疗 1 周为 1 个疗程。

【功效】辛散清凉，通利鼻窍。

【适应证】**儿童慢性鼻窦炎（脾虚证）。**

【疗效】本文 58 例按上述标准统计，治愈 19 例，显效 21 例，有效 12 例，无效 6 例，总有效率 89.65%。见效病例一般在服用 2 ~ 3 剂后脓性分泌物大量减少，连续服用 7 剂后可见显效。如服 4 剂症状无改变，鼻腔脓性分泌物未减少，即可确认无效而停服本方。

【来源】王小娟. 补中益气汤加减治疗儿童慢性鼻窦炎 58 例. 现代中医药，2011，31（1）：44

苍耳散外用联合取渊汤口服

苍耳散：苍耳子　白芷　辛夷花　薄荷各等份　冰片少许

取渊汤：柴胡 3g　辛夷花 3g　当归 9g　焦栀子 9g　浙贝母 9g　玄参 30g　广藿香 9g

【用法】苍耳散混匀后，每次取 1g 吹鼻，每天 3 次，一般 7 天为 1 个疗程，连用 1 ~ 4 个疗程。

取渊汤除薄荷外，将辛夷花布包，头煎加水约 400ml，先泡 20 分钟，武火煮沸后，改小火再煮沸 30 分钟，取汁约 150ml；二煎加水 400ml，武火煮沸后，改小火再煮沸 30 分钟，取汁约 150ml；离火前 1 分钟加入薄荷，两煎药汁混合后，分成 2 份，分早、晚 2 次温服。每日 1 剂，治疗 1 周为 1 个疗程。共用 2 个疗程。

【功效】清泄肺火，除肝胆积热，芳香通窍。

【适应证】**慢性鼻窦炎（肺经风热证；肝胆积热证）。**

【疗效】治疗 69 例患者，治愈 33 例，明显好转 26 例，好转 8 例，无效 2 例，总有效率 97.10%。

【来源】黄晓梅. 苍耳散外用联合取渊汤口服治疗慢性鼻窦炎 69 例疗效观察. 临床

合理用药，2013，6（20）：57－58

苍辛四君子汤

苍耳子6g　辛夷花10g　党参12g　白术12g　茯苓10g　甘草6g
冬瓜子15g　泽泻9g　木通6g　车前子12g

【用法】上药将辛夷花布包，头煎加水约400ml，先泡20分钟，武火煮沸后，改小火再煮沸30分钟，取汁约150ml；二煎加水400ml，武火煮沸后，改小火再煮沸30分钟，取汁约150ml；两煎药汁混合后分成2份，分早、晚2次温服。每日1剂，2周为1个疗程。服药2~3个疗程后判断治疗效果。

【功效】益气健脾祛湿，排脓通窍。

【适应证】**慢性鼻窦炎（脾气虚弱证）。**

【临证加减】气虚甚者加黄芪、山药、山楂、麦芽；涕黄稠者加鱼腥草、皂角刺；口鼻气热者加黄芩、桑白皮。

【疗效】本组经治疗临床治愈16例，显效29例，有效31例，无效4例，总有效率92.5%。

【来源】井光宗，李文东．苍辛四君子汤治疗慢性鼻窦炎80例．中国民间疗法，2003，11（5）：56

窦舒汤

黄芩9g　黄连9g　栀子9g　茵陈9g　藿香9g　石菖蒲9g　丹参9g　川芎9g　薄荷9g　细辛9g　黄芪9g　苍耳子9g　辛夷花9g　细辛3g

【用法】上药除薄荷外，将辛夷花布包，头煎加水约400ml，先泡20分钟，武火煮沸后，改小火再煮沸30分钟，取汁约150ml，离火前5分钟均加入薄荷；二煎加水400ml，武火煮沸后，改小火再煮沸30分钟，取汁约150ml；两煎药汁混合后分成2份，分早、晚2次温服。每日1剂，60天为1个疗程。

【功效】清热祛湿，化浊通窍。

【适应证】**慢性鼻窦炎（湿热型）。**症见：鼻塞，流涕缠绵不愈，伴头晕，食欲不振，大便溏薄，鼻黏膜充血肿胀，鼻腔内有较多黄浊分泌物，舌苔黄腻，脉滑数。

【疗效】治疗 63 例，治愈 28 例，好转 25 例，未愈 10 例，总有效率 84.13%。

【来源】刘现云．窦舒汤治疗湿热型慢性鼻窦炎 63 例疗效观察．河北中医，2011，33（12）：1793–1794

扶正通窍化瘀汤

黄芪 30g　紫花地丁 20g　辛夷花 6g　黄芩 6g　甘草 6g　白芷 10g　蔓荆子 10g　苍耳子 10g　野菊花 10g　皂角刺 10g　路路通 10g　党参 10g　当归 10g

【用法】上药将辛夷花布包，头煎加水约 400ml，先泡 20 分钟，武火煮沸后，改小火再煮沸 30 分钟，取汁约 150ml；二煎加水 400ml，武火煮沸后，改小火再煮沸 30 分钟，取汁约 150ml；两煎药汁混合后分成 2 份，分早、晚 2 次温服。每日 1 剂，7 天为 1 个疗程。

【功效】扶正祛邪，活血散结，行水消肿，除脓通窍。

【适应证】**慢性鼻窦炎（气虚血瘀证）**。

【疗效】84 例中，痊愈 38 例，有效 39 例，无效 7 例。其中服药最多 60 剂，最少 21 剂，总有效率为 91.7%。

【来源】范平国．扶正通窍化瘀汤治疗慢性鼻窦炎 84 例．四川中医，2001，19（1）：64

归芪白芷汤

当归 30g　黄芪 30g　白花蛇舌草 30g　白芷 18g　桂枝 15g　川芎 15g　苍术 15g　半夏 15g　陈皮 15g　赤芍 15g　黄芩 12g　僵蚕 10g　苍耳子 10g　蜈蚣 1 条（研冲）

【用法】上药头煎加水约 400ml，先泡 20 分钟，武火煮沸后，改小火再煮沸 30 分钟，取汁约 150ml；二煎加水 400ml，武火煮沸后，改小火再煮沸 30 分钟，取汁约 150ml；两煎药汁混合后，冲入蜈蚣粉，分成 2 份，分早、晚 2

次温服。每日1剂，20天为1个疗程。至症状消失后，用上方制散，每次5g，每日2次，连服10~15天。

【功效】扶正祛邪，补虚通窍。

【适应证】**慢性鼻窦炎（虚证）**。

【临证加减】外感风寒型加羌活15g，桂枝量增至30g；脾肺两虚型加炒白术、党参各15g。

【疗效】痊愈45例，好转10例，无效5例，总有效率91.67%。服药最多35天，最少7天，平均18天。

【来源】杨德祥. 归芪白芷汤治疗慢性鼻窦炎60例. 陕西中医，1993，14（5）：205

🪷 解郁祛湿建中汤

侧柏叶12g 苍耳子10g 桂枝10g 白芍10g 栀子10g 防风15g 溪黄草15g 薏苡仁15g 石菖蒲3g 鱼腥草（后下）20g 黄芪20g

【用法】上药除鱼腥草外，先加水400ml，先泡20分钟，武火煮沸后，改小火再煮沸30分钟，取汁约150ml；二煎加水400ml，武火煮沸后，改小火再煮沸30分钟，离火前5分钟加入鱼腥草，取汁约150ml；两煎药汁混合后分成3份，分3次温服。每日1剂，1个月为1个疗程。

【功效】透邪通窍解郁，清热祛湿运脾，化浊排脓。

【适应证】**慢性鼻窦炎（湿热型）**。

【疗效】治疗42例患者，治愈18例，好转19例，未愈5例，总有效率88.10%。

【来源】房耿浩. 解郁祛湿建中汤治疗湿热型慢性鼻窦炎临床观察. 新中医，2015，47（5）：225–226

🪷 六味鼻渊汤

苍耳子12g 辛夷花12g 白芷12g 藿香15g 败酱草20g 甘草6g

【用法】上药将辛夷花布包，加水400ml，先泡20分钟，武火煮沸后，改小火再煮沸 30 分钟，取汁约 150ml；二煎加水 400ml，武火煮沸后，改小火再煮沸 30 分钟，取汁约 150ml；两煎药汁混合后分成 2 份，分 2 次温服。每日 1 剂，6 剂为 1 个疗程。疗程间休息 1 日，一般服用 4～5 个疗程。

【功效】清热解毒，宣肺排脓。

【适应证】**慢性鼻窦炎。**

【疗效】治疗组治愈 298 例（48.68%），显效 187 例（30.56%），好转 106 例（17.32%），无效 21 例（3.43%），总有效率 96.57%。

【来源】刘永革. 六味鼻渊汤治疗慢性鼻窦炎 612 例. 中国民间疗法，2004，12（1）：39－40

芪辛汤

生黄芪 15g　辛夷花 10g　白术 10g　茯苓 15g　鱼腥草 15g　黄芩 10g　川芎 6g　赤芍 10g　无菖蒲 10g　路路通 10g　防风 6g　炙甘草 10g

【用法】上药将辛夷花布包，加水 400ml，先泡 20 分钟，武火煮沸后，改小火再煮沸 30 分钟，取汁约 150ml；二煎加水 400ml，武火煮沸后，改小火再煮沸 30 分钟，取汁约 150ml；两煎药汁混合后分成 2 份，分 2 次温服。每日 1 剂，15 剂为 1 个疗程。

【功效】清热解毒，排脓祛涕，健脾补中。

【适应证】**慢性鼻窦炎。**

【疗效】治疗痊愈 57 例（63%），好转 28 例（31%），无效 5 例（6%），总有效率 94.4%。

【来源】杨锐华，李建. 芪辛汤治疗慢性鼻窦炎 90 例临床观察. 中国临床医生，2003，31（5）：49

清窦排脓汤

黄芪 30g　当归 10g　川芎 6g　辛夷花 10g　白芷 6g　黄芩 10g　栀子 10g　败酱草 30　鱼腥草 30g　蒲公英 30g　冬瓜子 15g　甘草 10g

【用法】上药将辛夷花布包，加水 400ml，先泡 20 分钟，武火煮沸后，改小火再煮沸 30 分钟，取汁约 150ml；二煎加水 400ml，武火煮沸后，改小火再煮沸30分钟，取汁约150ml；两煎药汁混合后分成2份，分2次温服。每日1剂，6剂为1个疗程。服药后脓涕减少，鱼腥草、败酱草、蒲公英逐步减量至20g、10g，冬瓜子减至10g。

【功效】清热解毒，祛风化湿，益气养血，通窍排脓。

【适应证】**慢性鼻窦炎。**

【疗效】65例患者，其中单窦炎9例全部治愈；多窦炎39例，临床症状消失者26例，痊愈13例；全窦炎12例，临床症状消失者10例，痊愈2例。

【来源】陈世杰. 清窦排脓汤治疗慢性鼻窦炎60例. 天津中医药，2006，23（2）：134

🪷 祛风通窍汤

川芎10～15g　白芷12～15g　生石膏30～60g　苍耳子15～30g　辛夷花（包煎）6～10g　鱼腥草30～50g　菊花10g　黄芩12～30g　地龙15g　丹参30g　僵蚕10g　白附子10g　甘草6g　全蝎　蜈蚣各等份

【用法】上药将辛夷花、生石膏布包，加水400ml，先泡20分钟，武火煮沸后，改小火再煮沸30分钟，取汁约150ml；二煎加水400ml，武火煮沸后，改小火再煮沸30分钟，取汁约150ml，两煎药汁混合后分成2份，分2次温服，每日1剂。另全蝎、蜈蚣各等份为末，每次3g冲服，日2次。1周为1个疗程，连用2～4个疗程。

【功效】祛风火，化痰瘀，开窍通窦。

【适应证】**慢性鼻窦炎（痰瘀热结，络阻风动型）。**

【临证加减】风寒外感加荆芥、防风各10～15g；气虚者加党参、黄芪各15～30g；脾虚加白术、茯苓各10～15g；风热外感加金银花15g，薄荷10g。

【疗效】126例中治愈85例，好转31例，未愈10例，有效率为92.06%。治疗时间最短6天，最长3个疗程。

【来源】卢朝彬. 祛风通窍汤治疗慢性鼻窦炎126例. 河南中医，2008，28（2）：44－45

🪷 托里清窦汤

黄芪15g　天花粉30g　当归12g　川芎10g　白芷10g　细辛3g

苍耳子10g 辛夷花10g 皂角刺15g 穿山甲12g 炙甘草9g

【用法】上药将辛夷花布包，加水400ml，先泡20分钟，武火煮沸后，改小火再煮沸30分钟，取汁约150ml；二煎加水400ml，武火煮沸后，改小火再煮沸30分钟，取汁约150ml，两煎药汁混合后分成2份，分2次温服。每日1剂，6剂为1个疗程，连用2~3个疗程。

【功效】扶正祛邪，通窍排脓。

【适应证】**慢性鼻窦炎。**

【临证加减】气虚甚者加党参；阳虚者加干姜、附子；脾虚者加薏苡仁、茯苓。

【疗效】68例中治愈50例，好转13例，未愈5例，有效率为93%。治疗时间最短12天，最长3个疗程。

【来源】韩潮，高仁虎. 托里清窦汤治疗慢性鼻窦炎68例. 陕西中医学院学报，2013，36（3）：75－76

辛苍鼻渊汤

辛夷花（布包）6g 苍耳子10g 白芷10g 黄芩10g 土茯苓12g 细辛3g 桔梗10g 柴胡10g 紫草10g 川芎10g 枇杷叶10g 桑白皮10g

【用法】将上药加水煎煮，煎煮时藉药液蒸汽熏鼻或吸入鼻腔（注意避免烫伤），每次煎煮时熏蒸20分钟，每日2次，煎煮好的药液内服，治疗2周。

【功效】疏散风邪，清热祛湿，排脓通窍。

【适应证】**慢性鼻窦炎（湿热熏蒸型）。**

【临证加减】头痛甚者，加蔓荆子、藁本；外感风寒者，加荆芥、大豆黄卷；热象明显者，加蒲公英、金银花；咳嗽明显者，加牛蒡子、瓜蒌皮；涕中带血丝者，加芦根、白茅根；涕黄浊者，加浙贝母、鱼腥草、金荞麦；口干甚者，加天花粉、南沙参；头晕沉者，加羌活、石菖蒲。

【疗效】治疗2周后，54例患者中治愈38例，治愈率为70.37%；好转16例，好转率为29.63%。总有效率为100%。

【来源】杨晓芸. 辛苍鼻渊汤熏蒸结合内服治疗慢性鼻窦炎疗效观察. 上海中医药

杂志，2013，47（7）：71-72

选奇二辛汤

酒黄芩10g　羌活6g　防风6g　炙甘草6g　生石膏30g　细辛3g

【用法】上药将生石膏先煎30分钟，合余药，加水400ml，先泡20分钟，武火煮沸后，改小火再煮沸30分钟，取汁约150ml；二煎加水400ml，武火煮沸后，改小火再煮沸30分钟，取汁约150ml，两煎药汁混合后分成2份，分2次温服。每日1剂，7剂为1个疗程。

【功效】清热通窍，利湿渗浊。

【适应证】**慢性鼻窦炎（湿热型）。**

【临证加减】脓涕量多，加桔梗10g、鱼腥草30g；前额痛甚，加白芷10g；涕中带血，加荠菜花10g。

【疗效】治愈96例，好转38例，无效3例，总有效率为97.8%。

【来源】崔新成．选奇二辛汤治疗慢性鼻窦炎137例．山东中医杂志，2000，19（10）：606

耳压疗法

内鼻、肺、神门、皮质下为主穴；额、外鼻、胆、肾为配穴。

【用法】用0.5cm×0.5cm胶布块将王不留行籽固定于所选耳穴上，嘱患者每日按压3次，每次1分钟，隔2天更换1次，左右耳交替，10次为1个疗程。

【功效】疏通经络，通窍止痛。

【适应证】**慢性鼻窦炎。**

【疗效】共63例，其中50例治愈，另13例由于未坚持治疗，其中由感冒诱发者5例，经治疗后已痊愈，余下8例未能追踪观察到。

【来源】王明辉．耳压疗法治疗慢性鼻窦炎63例．中国针灸，1994，（S1）：145

刮痧、针刺治疗

刮痧取穴：双侧胆俞至脾俞　项丛刮（从耳后刮到脖子）　肩胛

环（在肩胛部，以膏肓穴为核心，包括两肩胛骨在内之椭圆形皮）

针刺取穴：百会 四神聪 风池 印堂 阿是穴

【用法】刮痧方法：患者取正坐位，刮拭胆俞至脾俞、项丛刮、肩胛环，直至挂出痧点。隔5日1次，最多3次。

针法：百会、四神聪、风池、阿是穴常规针刺，留针5～15分钟，印堂点刺出血，迎香施以快刺。隔日1次，最多5次，15日为1个疗程。

【功效】宁神志，醒脑窍，清热化痰，通经活络而通鼻窍。

【适应证】**青少年慢性鼻窦炎**。症见：轻则鼻塞、流涕、头痛、嗅觉障碍，病程长者常有精神不振、易疲劳、头晕、头痛、失眠、注意力不集中及记忆力减退症状。

【疗效】本组62例中，临床痊愈49例，占79%；显效10例，占16%；有效3例，占5%。总有效率100%。

【来源】崔振敏，许云肖，康菊灵. 刮痧、针刺治疗青少年慢性鼻窦炎62例. 河北中医，2008，30（10）：1073

王国明穴位注射

风池 肺俞 尺泽 丰隆

【用法】碘伏消毒穴位，用5ml注射器抽取香丹注射液3ml与维生素B_{12}注射液0.5mg混合均匀，于穴处直刺，有酸胀感后，注射药物，每穴1ml，两侧穴位交替施治，隔日注射1次，5次为1个疗程。经治3个疗程后评定疗效。

【功效】疏通经络，活血化瘀。

【适应证】**慢性鼻窦炎**。

【疗效】120例患者治疗1个疗程后，痊愈50例，占41.70%；显效29例，占24.20%；好转30例，占25.00%；无效8例，占6.80%。总有效112例，占93.30%。其中上颌窦炎患者总有效率明显低于其他鼻窦炎患者，总有效率为86.8%。

【来源】温峰云，宋永强，李丽霞. 王国明穴位注射治疗慢性鼻窦炎临床观察. 湖南中医药大学学报，2009，29（10）：72－73

益气通窍汤

苍耳子 10g　辛夷花 10g　党参 15g　茯苓 15g　黄芪 15g　冬瓜子 15g　泽泻 15g　白术 12g　木通 12g　车前子 12g　白芷 12g　甘草 6g

【用法】上药将辛夷花布包，加水 400ml，先泡 20 分钟，武火煮沸后，改小火再煮沸 30 分钟，取汁约 150ml；二煎加水 400ml，武火煮沸后，改小火再煮沸 30 分钟，取汁约 150ml，两煎药汁混合后分成 2 份，分 2 次温服。儿童剂量酌减。每日 1 剂，14 剂为 1 个疗程。2~3 个疗程判断疗效。

【功效】益气健脾，祛湿排脓通鼻窍。

【适应证】**慢性鼻窦炎（脾虚湿困证）。**

【临证加减】肺脾气虚甚者黄芪加量，加怀山药、山楂、麦芽；涕黄稠者加鱼腥草、皂角刺、黄芩；伴有表证加防风、藿香。

【疗效】临床治愈 19 例，显效 31 例，有效 25 例，无效 6 例，总有效率 92.6%。本组病例疗程最短为 1 个疗程，最长为 3 个疗程。

【来源】于淑荣. 益气通窍汤治疗慢性鼻窦炎 81 例. 山东中医杂志，2000，19（8）：473

针刺结合中药治疗

中药：龙胆草 30g　炒栀子 15g　柴胡 12g　木通 10g　车前子 10g　辛夷花 15g　苍耳子 30g　白芷 12g　生甘草 6g　石菖蒲 10g

主穴组成：印堂　迎香　鼻通　列缺　合谷

【用法】上药将辛夷花布包，加水 400ml，先泡 20 分钟，武火煮沸后，改小火再煮沸 30 分钟，取汁约 150ml；二煎加水 400ml，武火煮沸后，改小火再煮沸 30 分钟，取汁约 150ml，两煎药汁混合后分成 3 份，分 3 次饭后温服。儿童剂量酌减，每日 1 剂，10 剂为 1 个疗程，休息 3 天后行下一疗程。

针刺方法：先取印堂穴沿皮向下进针，先向鼻梁一侧刺入，约 25mm，使针感透至鼻中，捻转 3 分钟后退针至皮下，然后用同样的方法向另一侧刺入，捻转 3 分钟后留针，如单侧（单窦）发病，则只刺患侧，患者可觉鼻孔酸胀难忍，甚则流泪；迎香穴针尖向鼻中隔方向呈 45°角刺入 13~20mm；鼻通穴沿鼻唇沟向迎香穴斜刺 20~30mm，针感向鼻部放射；再刺列缺穴，向上斜刺

13～20mm，使针感向肘部放射；合谷穴直刺13～20mm，酸胀为度。主穴均用平补平泻法，余穴按常规手法进针得气，均留针20分钟，每5分钟行针1次。每日1次，10天为1个疗程，休息3天后行下一疗程。

【功效】疏通经络，活血通窍，清热排脓。

【适应证】**慢性鼻窦炎。**

【临证加减】中药加减：肝胆湿热型加鱼腥草10g、黄芩10g、败酱草20g；肺脾两虚型加党参15g、山药15g、薏苡仁30g、白术20g。穴位加减：肝胆湿热型配阳陵泉、行间、上星；肺脾气虚型配阴陵泉、足三里、脾俞。

【疗效】治疗138例，临床痊愈74例，显效32例，有效25例，无效7例，总有效率94.93%。

【来源】彭易雨，黄庭荣，黄移生．针刺结合中药治疗慢性鼻窦炎疗效观察．中国针灸，2004，24（11）：763－765

针刺配合鼻渊合剂

鼻渊合剂：苍耳子20g　辛夷花20g　蔓荆子15g　荆芥15g　薄荷15g　防风15g　白芷15g　金银花15g　细辛10g　黄芩10g　升麻10g　苦丁茶10g　藿香10g　藁本10g　生甘草10g

针刺主穴：列缺　合谷　迎香　鼻通（每次取2～3穴）

配穴：印堂　上星　太阳　风池　丰隆（随症加减，每次取1～2穴）

【用法】上中药共研细末备用，每次取10g，放入杯内，滚开水冲泡立刻将杯盖盖上，5分钟后，打开杯盖，用手捂严杯口周围，中间留出空隙，将热汽熏鼻，间断深吸气，一般熏吸10分钟，然后服其药汁，每日2次，7日为1个疗程，2个疗程后评定疗效。

针刺方法：针刺用泻法，5分钟运针1次，留针20分钟，每日1次，7次为1个疗程，休息3～5天，再进行下一疗程治疗，2个疗程后评定疗效。

【功效】疏通经络，活血通窍，清热排脓。

【适应证】**慢性鼻窦炎。**

【疗效】治愈20例，占57%（急性鼻窦炎9例，慢性鼻窦炎11例）；好转11例，占31%（急性鼻窦炎2例，慢性鼻窦炎9例）；有效2例，占6%

（病程大于 5 年）；无效 2 例，占 6%（病程大于 5 年）。总有效率 94%。

【来源】许保生，沙宝虎，姚树汉．针刺配合鼻渊合剂治疗急慢性鼻窦炎 35 例．中医药信息，2002，19（3）：37

第八节 鼻 息 肉

鼻息肉是鼻腔一种常见疾病，好发于双侧筛窦、中鼻道等部位。鼻息肉是鼻腔内的良性赘生物，色淡呈半透明，光滑而质软，状如葡萄或榴子，带蒂可活动，可有 1 个或多个，常见治疗方法为手术摘除。

鼻息肉属中医学"鼻痔"的范畴。鼻息肉产生的原因主要是因肺经湿热，肺气不得宣扬，湿热邪浊壅结积聚鼻窍，留伏不散，凝滞而结成。中医学认为鼻息肉常为鼻渊、鼻鼽的并发症，因受鼻涕的长期刺激，鼻窍肌膜肿胀，渐大下垂而成。

蔡福养鼻息肉散

冰片 3g 薄荷霜 2g 胆矾 10g 硇砂 6g 煅硼砂 12g 鹅不食草 10g 辛夷花 6g 白芷 6g

【用法】先将后 6 味药研面，再入前 3 味药，共研极细面，装瓶密封备用。用棉球蘸药粉塞鼻内，如双侧鼻息肉者，交换塞鼻。每日 1~2 次。

【功效】辟秽开窍，通络祛瘀，消肿止痛。

【适应证】鼻息肉之鼻塞、流涕、嗅觉失灵。

【来源】仝选甫，蔡纪堂．中国现代百名中医临床家丛书－蔡福养．北京：中国中医药出版社，2007

蔡福养苍耳油

苍耳子 20g 白芷 10g 川芎 辛夷花 10g 川芎 15g 杏仁 30g

甘遂 10g 细辛 6g 鹅不食草 10g 香油 300ml 液状石蜡 500ml 冰

片 3g　薄荷霜 2g

【用法】先将前 8 味药与香油同放玻璃瓶内，浸泡 24 小时后，将药炸至黑黄色为度，然后离火除去药渣，再加石蜡、冰片（待冰片溶化）、薄荷霜，搅拌均匀过滤，分装在眼药瓶内备用。仰头滴鼻，每次 2~3 滴，日滴 2 次；或用棉球蘸油塞鼻内，每日 2 次。

【功效】芳香通窍，清热消肿，散风胜湿。

【适应证】**鼻息肉**。

【来源】仝选甫，蔡纪堂.中国现代百名中医临床家丛书 – 蔡福养.北京：中国中医药出版社，2007

🪷 傅灿鋆鼻息肉验方

升麻 6g　葛根 10g　白芍 10g　甘草 6g　金银花 10g　连翘 10g　黄芩 10g　生地黄 10g　天花粉 10g　白芷 10g　枳壳 10g　杏仁 10g　生石膏 30g　辛夷花 6g　苍耳子 10g

【用法】以上方药辛夷花布包煎，水煎服，每天 2 次，每日 1 剂。另用火硝 3g、白矾 3g、硼砂 3g，每日 1 剂，共研细末，取适量用纸管吹鼻中，每日 3 次。

【功效】疏风透邪，清解热毒。火硝、白矾、硼砂吹鼻有解热、拔毒、敛疮之功。

【适应证】**鼻息肉（湿热蕴结型）**。

【疗效】治疗 1 例患鼻息肉 2 年余之患者，用此方之后，3 天后复诊，鼻塞症状基本消除，鼻干较前有所好转，内服方去辛夷花、苍耳子，继服 4 剂，吹鼻方继续使用。症状消除，电话随访 2 个月，无复发。

【来源】李荣华，聂慧.傅灿鋆治疗鼻息肉经验.实用中医药杂志，2014，7（30）：659

🪷 化瘀通窍汤

广木香 30g　藿香梗 9g　乌药 9g　枳壳 9g　泽泻 9g　制香附 9g　焦栀子 9g　龙须草 9g　陈皮 3g　厚朴 3g　炙甘草 3g

【用法】水煎服，每天 2 次，每日 1 剂。

【功效】活血化瘀，通窍解毒。

【适应证】**鼻息肉（气滞血瘀证）**。

【来源】赵建成．段凤舞肿瘤积验方．北京：中国中医药出版社，2013：25

🪷 紫蒲苍辛汤

紫花地丁 30g　蒲公英 30g　白果 20 个　桔梗 10g　知母 10g　苍耳子 10g　薄荷 10g　辛夷花 10g　白芷 10g　甘草 10g　黄芩 10g　赤芍 10g　生姜 10g

【用法】水煎服，每天 2 次，每日 1 剂。

【功效】清热解毒，散结通窍。

【适应证】**鼻息肉（湿热证）**。

【来源】赵建成．段凤舞肿瘤积验方．北京：中国中医药出版社，2013：25

🪷 通窍排脓饮

黄芪 15g　白百合 15g　枇杷叶 12g　辛夷花 10g　黄芩 10g　栀子 10g　升麻 6g　桃仁 6g　红花 6g　甘草 3g

【用法】辛夷花布包煎，水煎服，每天 2 次，每日 1 剂。

【功效】活血化瘀，解毒通窍。

【适应证】**鼻息肉（毒瘀证）**。

【临证加减】伴有对花粉过敏的患者，应去辛夷花，加细辛 3g。

【来源】赵建成．段凤舞肿瘤积验方．北京：中国中医药出版社，2013：25

🪷 散结通窍饮

雄黄 15g　冰片 6g　硇砂 15g　鹅不食草 15g

【用法】上药研粉，另将棉球蘸湿拧干，再蘸药粉塞入鼻孔内，左右交替塞，塞后 5 分钟可流涕、打喷嚏，然后配合桑叶 9g、甘菊 9g、龙牙草 15g 水煎服。

【功效】散结通窍。

【适应证】**鼻息肉（寒湿凝聚证）。**

【来源】赵建成. 段凤舞肿瘤积验方. 北京：中国中医药出版社，2013：26

鼻痔栓

甘遂 10g　白芷 10g　公丁香 10g　生草乌 3g　青黛 3g　枯矾 12g

【用法】上药共研极细末，过 120 目筛，瓶贮备。用时取药粉适量置酒盅内，以麻油数滴调捏成栓，如花生米状（随调随用）塞于鼻腔内紧贴疳肉上。每日换药 1~2 次。

【功效】祛腐排毒，散结通窍。

【适应证】**鼻息肉（寒湿凝聚证）。**

【疗效】12 例患者中，男性 9 例，女性 3 例；年龄最大者 62 岁，最小者 14 岁；病程最长者 17 年，最短者 3 年；双侧鼻疮肉者 4 例；曾经外科手术摘除治疗后复发者 5 例。来诊后均采用"鼻痔栓"治疗，12 例中有效者 11 例，占 91.6%；无效者 1 例。

【来源】吴志远. "鼻痔栓"治疗鼻息肉 12 例. 江苏中医，1994，11（15）：20

枯痔散

红砒（煅）10g　明矾（煅）50g　乌梅炭 30g　朱砂 3g

【用法】以上诸药混匀，研极细末，以蒸馏水调成糊状。用时以棉棒少许点于息肉上，不可多涂，日 2 次，直至痊愈。

【功效】散瘀破聚。

【适应证】**鼻息肉初起。**

【疗效】张丫，男，28 岁，常饮酒，因得伤风感冒，时觉流涕，后加剧，嗅觉失常，呼吸以口代鼻。1992 年 12 月来我院就诊，经检查，在其鼻腔内两旁生长息肉，投以枯痔散，日 2 次，3 周后，息肉颜色变黑、分裂、脱落，患处生肌，患者自觉如常。寻访，至今未发。

【来源】丁旺，王敏，刘梅. 枯痔散治疗鼻息肉. 时珍国药研究，1993，3（5）：18

藕节冰片散

藕节数个　冰片适量

【用法】取藕节数个洗净焙干，加入适量冰片共研，过 100 目筛，避光密闭备用。用时每以 0.1mg 左右粉末行鼻腔局部外敷（若以喷气，缓解病情发展，尤对不宜手术者较为理想，粉剂喷入更佳）。每日 4~5 次，10 天为 1 个疗程。

【功效】清热化湿，祛瘀。

【适应证】**鼻息肉（湿热证）。**

【疗效】37 例中，男 28 例，女 9 例；经 3 个疗程治疗后，显效（无明显鼻塞，嗅觉恢复，鼻息肉水肿减轻，鼻道分泌物消失或明显减少）6 例，有效（鼻塞减轻，鼻息肉未见增大，鼻道分泌物减少）24 例，无效（症状、体征无明显改善）7 例，总有效率为 81 %。

【来源】何胜恬. 藕节冰片散治疗鼻息肉. 浙江中医学院学报，1998，22（2）：23

雄硇散

硇砂 3 份　雄黄 2 份　冰片 1 份

【用法】上药共为细末，过筛装瓶备用。在施行鼻息肉摘除术后，取 0.3cm×1cm×3cm 明胶海绵一块，用生理盐水浸湿，蘸本散剂，贴于息肉残体或创面局部，鼻腔以油纱条充填，24 小时后轻轻抽取出油纱条，保留明胶海绵块于鼻内，待其吸收或自行脱落。

【功效】消瑕避积，祛腐生肌。

【适应证】**配合手术治疗鼻息肉。**

【疗效】48 例中，痊愈未复发者 45 例，复发者仅 3 例。

【来源】兰更认. 中药"雄硇散"配合手术治 48 例鼻息肉疗效察观. 新中医，1989，(9)：30-31

祛腐生肌方

杏仁 7 粒　甘遂 3g　枯矾 4.5g　草乌 4.5g　轻粉 6g

【用法】上药共为细末，另以小棉团浸透甘油，蘸上药末后敷患处，约 1 小时后息肉可如擤鼻涕样自行擤出，每日 1 次，以愈为度。

【功效】祛腐生肌，通窍排脓。

【适应证】**鼻息肉、鼻炎。**

【来源】赵建成．段凤舞肿瘤积验方．北京：中国中医药出版社，2013：24

🪷 祛腐法

生地胆 10 个　细辛 1.5g　白芷 1.5g（后二者均为细末）

【用法】将地胆汁压出，细辛、白芷研细末，和药末，涂息肉上，以消为度。无生地胆者，用干品以酒煮汁调药末用也可。

【功效】祛腐生肌。

【适应证】**鼻息肉（气息闭塞不通型）。**

【来源】赵建成．段凤舞肿瘤积验方．北京：中国中医药出版社，2013：24

🪷 生肌法

铜绿粉适量

【用法】用棉球蘸铜绿粉少许，塞入有息肉一侧鼻孔，每日换药 2～3 次。

【功效】祛腐生肌。

【适应证】**鼻息肉。**

【来源】赵建成．段凤舞肿瘤积验方．北京：中国中医药出版社，2013：25

🪷 蒸汽吸入法

苍术 20g　白芷 20g　乌梅 15g　五味子 15g

【用法】先用厚纸做成一个漏斗样物，然后将上药煎煮，煮沸后将纸漏斗的大口罩在煎药器的上口，漏斗小口靠近鼻孔部，每次熏半小时，每日熏 1 次，连续熏 1～2 个月。

【功效】清热解毒，通窍。

【适应证】**鼻息肉较小者。**

【来源】赵建成. 段凤舞肿瘤积验方. 北京: 中国中医药出版社, 2013: 24

第九节 鼻恶性肿瘤

鼻恶性肿瘤中鼻腔及鼻窦恶性肿瘤较为常见, 据国内统计, 占全身恶性肿瘤的 2.05% ~3.66%, 以鳞状细胞癌最为多见。好发于上颌窦, 腺癌次之, 多见于筛窦。可能与长期炎症刺激、放疗后诱发、外伤、边界性肿瘤恶变有关。

诊断要点: ①多见于 40 岁以上男性, 早期仅有单侧鼻塞、鼻出血、涕中带血等, 日久可出现鼻、面部麻木感、胀满感、顽固性头痛、嗅觉障碍等; ②继发感染可出现恶臭性脓涕、反复大量鼻出血; 晚期肿瘤侵犯鼻窦、眼眶、腭、牙槽、鼻炎等部位, 出现视力减退、复视、眼球外移、突眼、面颊膨隆、张口困难、腭部肿块、耳鸣、听力减退等; ③早期确诊困难, 询问病史及体格检查, 发现异常, 尤其是有多次"鼻息肉"手术史, 应及时迅速取活检。确诊后根据病情选择合适手术方式, 术后放化疗。

本病属中医学"鼻菌""恶核"的范畴。中医学认为阳明热毒侵袭上焦, 故见颌面肿胀, 牙痛龈肿, 或鼻腔鼻衄, 或眼肿流泪, 眼球突出, 开口困难等症; 若病情迁延日久, 可导致气虚血淤, 毒气下陷, 则癌瘤破溃, 流出恶性分泌物, 发热恶寒, 纳食无味, 全身乏力, 颌下、颈部淋巴结转移。

血竭散

麝香 0.6g　血竭 6g　牛胆或羊胆（干品）30g

【用法】共为细末, 装 100 个胶囊, 每次 1 粒, 每日 2 次。

【功效】上祛瘀散结。

【适应证】**颌窦癌（痰瘀结聚证）。**

【来源】赵建成. 段凤舞肿瘤积验方. 北京: 中国中医药出版社, 2013: 22

全蝎散

全蝎　蜈蚣各等量为末

【用法】口服，每次 3g，每日 3 次。

【功效】祛瘀散结。

【适应证】**鼻腔癌（痰瘀结聚证）。**

【来源】赵建成. 段凤舞肿瘤积验方. 北京：中国中医药出版社，2013：22

土苓土贝汤

土茯苓 15g　土贝母 15g　蒲公英 10g　茜草 10g　金银花 10g　党参 10g　熟地黄 10g　黄精 10g　蚤休 10g

【用法】水煎服，每日 1 剂，分 3 次服下。

【功效】益气养阴，解毒散结。

【适应证】**上颌窦癌（正虚毒滞证）。**

【来源】周宜强. 实用中医肿瘤学. 北京：中医古籍出版社，2006：256

散结止痛汤

石见穿 30g　黄芩 9g　夏枯草 25g　辛夷花 10g　白芷 10g　升麻 10g　川芎 10g　赤芍 15g　僵蚕 15g

【用法】水煎服，每天 2 次，每日 1 剂。

【功效】泻火解毒，散结止痛。

【适应证】**上颌窦癌（火毒内困证）。**

【来源】周宜强. 实用中医肿瘤学. 北京：中医古籍出版社，2006：257

抗癌止痛汤

三七 30g　蚤休 30g　玄胡 30g　山慈菇 30g　芦根 30g　川乌 30g　黄药子 30g　冰片 6g

【用法】共研细末，每次服 3g，每日 3 次。

【功效】解毒散结，祛瘀止痛。

【适应证】**上颌窦癌痛。**

【来源】周宜强. 实用中医肿瘤学. 北京：中医古籍出版社，2006：257

复方止痛胶囊

川芎 10g　白芷 10g　细辛 8g　夏枯草 20g　苍耳子 10g　麝香 1g　葛根 10g

【用法】上药共为细末装胶囊，每次 4 粒，每日 2～3 次。

【功效】清热解毒，通窍止痛。

【适应证】上颌窦癌。

【来源】周宜强．实用中医肿瘤学．北京：中医古籍出版社，2006：257

益气养阴解毒方

黄芪 30g　当归 20g　太子参 15g　熟地黄 18g　砂仁 6g　玄参 15g　薏苡仁 30g　制何首乌 30g　枸杞子 15g　女贞子 15g　炒白术 15g　山药 15g　焦山楂 30g　金银花 20g　菊花 20g　连翘 15g　山豆根 15g　板蓝根 12g

【用法】水煎服，每天 2 次，每日 1 剂。

【功效】益气养阴，健脾和胃，清热解毒。

【适应证】上颌窦癌放疗后（气阴两虚挟热毒型）。症见：牙龈肿痛、口腔溃疡等。

【疗效】治疗 20 例，治愈 5 例，好转 12 例，无效 3 例（疗效标准：自觉症状消失、体质增强为治愈；自觉症状减轻、体质改善为好转；自觉症状无减轻，体质未改善为无效）。

【来源】张芳，于国庆．肿瘤放疗反应的中医中药治疗．河北北方医学院报，2008（3）：43

泻火解毒养阴生津方

蒲公英 20g　太子参 20g　北沙参 20g　麦冬 20g　玄参 20g　金银花 15g　连翘 15g　天花粉 15g　枸杞子 15g　制何首乌 15g　山豆根 10g　山慈菇 10g　牡丹皮 10g　西洋参 10g　陈皮 10g　升麻 10g

【用法】水煎服，每天 2 次，每日 1 剂，连续 3 个月为 1 个疗程，坚持用药3～6个疗程。服药前用温开水将口腔、鼻咽分泌物冲洗干净，服用时尽量延长药物与黏膜接触时间，缓慢咽下。

【功效】泻火解毒，养阴生津。

【适应证】**上颌窦癌（气阴亏虚型）。**

【疗效】药物组全部患者均按期完成放疗计划，对照组因放疗反应较重有3例未完成放疗计划。治疗组轻度反应18例（58%），中度反应10例（32%），重度反应3例（10%），明显优于对照组。

【来源】魏岚，王宏，康国庆. 头颈部肿瘤放疗反应的中医中药治疗. 四川中医，2006，24（12）：60

血竭膏

香油150g　血竭10g　松香12g　羊胆5个　冰片3g　麝香3g 乳香20g　没药20g

【用法】香油煎沸、加松香熔化后离火，均匀撒血竭粉于液面，以深赤色为度，再下羊胆汁，加至起黄色泡沫为止，待冷却加入冰片、麝香即成。用时取药膏摊于胶布上贴痛处即可。

【功效】祛瘀通经，解毒止痛。

【适应证】**上颌窦癌。**

【来源】赵建成. 段凤舞肿瘤积验方. 北京：中国中医药出版社，2013：22

黄毛草汁

鲜黄毛耳草60g

【用法】捣汁服，每日2次。

【功效】解毒消肿。

【适应证】**副鼻窦癌、鼻腔癌。**

【来源】赵建成. 段凤舞肿瘤积验方. 北京：中国中医药出版社，2013：22

石见穿汤

石见穿30g（鲜者60g）

【用法】水煎服，日服 3 次，鲜者可捣汁服。

【功效】活血化瘀，清热解毒，消肿止痛。

【适应证】鼻腔癌。

【来源】赵建成．段凤舞肿瘤积验方．北京：中国中医药出版社，2013：22

桃叶

桃叶或山桃叶嫩心适量

【用法】捣烂塞鼻，经常更换。

【功效】解毒止痛。

【适应证】鼻腔癌。

【来源】赵建成．段凤舞肿瘤积验方．北京：中国中医药出版社，2013：23

偶方

鲜老颧草 60g　半边莲 60g

【用法】水煎服，每日 1 剂。

【功效】解毒消肿。

【适应证】鼻腔癌（中医各型）。

【来源】赵建成．段凤舞肿瘤积验方．北京：中国中医药出版社，2013：23

天胡荽

鲜天胡荽适量

【用法】捣烂塞鼻，经常更换。

【功效】解毒消肿。

【适应证】鼻腔癌衄血（中医各型）。

【来源】赵建成．段凤舞肿瘤积验方．北京：中国中医药出版社，2013：23

上颌窦癌外敷止痛方

全蝎 21 个　地龙 6 个　土狗 3 个　五倍子 15g　天南星 30g　生

半夏 30g　白附子 30g　木香 30g

【用法】上药共为细末加适量面粉，用白酒调成饼，摊贴于患者面颊部，每日换药 1 次。

【功效】散结止痛。

【适应证】**上颌窦癌痛（中医各型）。**

【来源】周宜强. 实用中医肿瘤学. 北京：中医古籍出版社，2006：257

上颌窦癌针刺止痛方

　　主穴：迎香　百会　上星　合谷

　　配穴：攒竹　印堂　通天　风池

【用法】每次选取 1 ~ 2 对穴位，中等刺激，每次留针 5 ~ 10 分钟，7 日为 1 个疗程。亦可选用耳穴，取上颌透额、肾上腺透内鼻、神门透交感，用耳穴针，中等刺激，留针 5 分钟。

【功效】扶正祛邪，通窍止痛。

【适应证】**上颌窦癌痛。**

【来源】周宜强. 实用中医肿瘤学. 北京：中医古籍出版社，2006：257

上颌窦癌合并感染中药熏洗方

　　石上柏 30g　山慈菇 30g　黄芩 30g　白芷 30g　白花蛇舌草 30g
金银花 30g　连翘 30g　苦参 30g　土茯苓 30g

【用法】以上药物放入砂锅内加水 2000ml，煎至 1000ml 倒入盆内先熏（让患者口、鼻吸入其热气，然后从口中呼出），待药液温度适宜时再洗患侧面颊部，每日早、晚各 1 次，每剂药熏洗 2 日。

【功效】清热祛湿，解毒散结。

【适应证】**上颌窦癌合并感染（中医各型）。**

【来源】周宜强. 实用中医肿瘤学. 北京：中医古籍出版社，2006：257

第三章

咽 科 疾 病

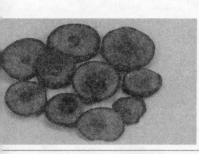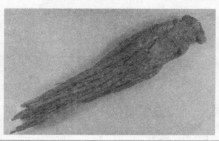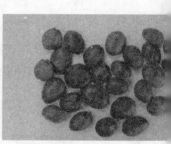

第一节 急性咽炎

急性咽炎是咽黏膜、黏膜下组织的急性炎症，多累及咽部淋巴组织。此病可单独发生，亦常继发于急性鼻炎或急性扁桃体炎。本病常见于秋、冬季及冬、春季之交。

急性咽炎的病因包括：①病毒感染：以柯萨奇病毒、腺病毒、副流感病毒多见，鼻病毒及流感病毒次之，通过飞沫和密切接触而传染；②细菌感染：以链球菌、葡萄球菌及肺炎链球菌多见，其中以 A 组乙型链球菌感染者最为严重，可导致远处器官的化脓性病变，称之为急性脓毒性咽炎；③环境因素：如高温、粉尘、烟雾、刺激性气体等均可引起本病。

急性咽炎的诊断：根据外感病史，急起咽部疼痛（空咽时痛甚）的临床症状，以及咽黏膜充血肿胀、咽后壁淋巴滤泡及咽侧索红肿等体征特点，诊断不难。但应注意与某些急性传染病（如麻疹、猩红热、流感等）相鉴别。在儿童尤为重要。西医治疗主要对症处理，选用抗病毒药或抗生素类药治疗。

急性咽炎属中医学"急喉痹"的范畴，常见于失调体质偏热型，或兼挟偏湿及偏瘀型个体。多因气候骤变，起居不慎，肺卫失固，易为外邪所中。若风寒束表，卫阳被遏，卫气不宣，邪滞咽喉，则发为风寒喉痹；风寒郁而化热，或风热外邪从口鼻而入，内犯于肺，肺失宣降，邪热上壅咽喉，则发为风热喉痹。或肺胃素有蕴热，复感外邪，内外邪热搏结，熏蒸咽喉而为病。治疗上，分别以疏风散邪、宣肺利咽或清热解毒、消肿利咽为主治疗。

喉癀汤

鲜剑麻根 30g　鲜马鞭草根 30g　山豆根 10g　白芷 15g　生地黄 15g　乌梅 10g　甘草 5g

【用法】上药水煎，分 2 次含服，5 天为 1 个疗程。

【功效】清热解毒，消肿利咽。

【适应证】**急性咽炎（火热型）**。症见：咽痛，咽部干燥、灼热、粗糙感，咽痛在空咽时尤重，咽侧索受累时疼痛可放射至耳部；次症：部分患者可伴有发热、头痛、食欲不振和四肢酸痛等症状。体征：口咽部黏膜急性弥漫性充血肿胀，咽喉壁淋巴滤泡隆起，悬雍垂及软腭水肿，颌下淋巴结肿大压痛。

【疗效】以本方治疗患者 52 例，治疗 5 天后，治愈 48 例，有效 4 例，总有效率 100%。

【来源】许泽典. 喉癨汤治疗急性咽炎 52 例. 长春中医药大学学报，2007，23（3）：43

🪷 加减射干汤

射干 15g　山豆根 15g　马勃 15g　金荞麦 10g　野菊花 10g　杏仁 10g　桔梗 10g　薄荷 10g　贯众 10g　板蓝根 10g　生甘草 10g

【用法】以上诸药用凉水浸泡 30 分钟，然后用文火煎熬 25 分钟，每日 1 剂，分 2 次服，7 天为 1 个疗程，小儿剂量减半。

【功效】清热解毒，消肿利咽。

【适应证】急性咽炎（肺胃热盛证）。症见：咽干、咽痒、灼热、咽异物感，咳嗽，继而出现咽痛，多为灼痛，吞咽时咽痛较为剧烈，咽侧索受累时疼痛可放射至耳部。体征：咽部黏膜充血，颜色鲜红；咽后壁淋巴滤泡和咽黏膜脓点散在分布；悬雍垂、软腭红肿。

【临证加减】口渴热盛，体温升高者加入生石膏 30g、生大黄 15g（后下）；咽部灼痛，扁桃体肿大者加刺双手的少商、商阳 2 穴放血，5~7 天为 1 个疗程。

【疗效】以本方治疗患者 48 例，痊愈 41 例，其中 1 个疗程痊愈 18 例，2 个疗程 20 例，3 个疗程以上者好转 6 例，无效 1 例，总有效率 98%。

【来源】郑新维. 加减射干汤治疗急性咽炎 48 例. 陕西中医，1994，15（4）：172

🪷 利咽汤

金银花 15g　桔梗 20g　甘草 10g　陈皮 10g　青果 15g

【用法】上药用 1000ml 水煮开后，再用温火熬制 45 分钟，过滤后的药汤中加入蜂蜜，分3次服用。

【功效】清热解毒，消肿利咽。

【适应证】**急性咽炎（外感风热证）**。症见：发热，恶寒，头痛，咽干，咽痛等。局部检查见咽黏膜、悬雍垂红肿；咽喉壁淋巴滤泡增生、充血。舌边尖红、苔薄白或薄黄，脉浮数。

【疗效】以本方治疗患者60例，治疗5天后，痊愈43例，显效10例，有效5例，无效2例，总有效率88.3%。

【来源】李珊，李雅玲，李富华. 利咽汤治疗急性咽炎60例. 中国民间疗法，2012，20（11）：32

❧ 牛蒡解肌汤

牛蒡子15g 薄荷4g 荆芥9g 牡丹皮9g 栀子15g 石斛9g 玄参9g 夏枯草15g

【用法】日1剂，水煎2次取汁300ml，分早、晚2次服，5天为1个疗程。

【功效】疏风清热，消肿利咽。

【适应证】**急性咽炎（风热证）**。症见：咽干、咽痒、灼热，咽异物感，咳嗽，继而出现咽痛，多为灼痛，吞咽时咽痛较为剧烈，咽侧索受累时疼痛可放射至耳部。体征：咽部黏膜充血，颜色鲜红；咽后壁淋巴滤泡和咽黏膜脓点散在分布；悬雍垂、软腭红肿。

【疗效】以本方治疗患者76例，经1个疗程后，治愈21例，显效37例，有效16例，无效2例，总有效率97.37%。

【来源】何慈生. 牛蒡解肌汤治疗急性咽炎76例. 中国中医急症，2003，12（4）：374

❧ 普济消毒饮

牛蒡子12g 薄荷9g 僵蚕15g 升麻3g 连翘15g 柴胡10g 黄连12g 马勃15g 板蓝根15g 桔梗15g 玄参12g 陈皮12g 甘草6g

【用法】每日1剂。每次煎取药汁300ml左右。趁热以干毛巾围于口鼻与药液之间。张口徐徐吸入药蒸汽 5~10 分钟，然后服下药液。每日早、晚饭后各 1 次，3 天为 1 个疗程，共 2 个疗程。

【功效】泄热解毒，消肿利咽。

【适应证】**急性咽炎（热毒炽盛证）**。症见：有咽部干燥、灼热、疼痛或吞咽痛，发热畏寒，食欲不振，四肢酸痛等症状。检查咽部黏膜充血、颜色鲜红，咽后壁淋巴滤泡和咽侧索红肿，局部或有黄、白色分泌物附着，悬雍垂、软腭水肿。

【临证加减】邪毒炽盛，肿塞较甚者，酌加射干 12g、山豆根 12g，以清热消肿止痛；邪毒盛极、壮热面赤者，加生石膏 30g、天竺黄 12g，以清热泻火解毒；胃腑热盛大便秘结者，加生大黄 10g、芒硝 6g（冲服）。

【疗效】本方治疗急乳娥 65 例，治疗 1 周内，痊愈 42 例，显效 11 例，有效 7 例，无效 5 例，总有效率 92.31%；本方治疗急喉痹 48 例，1 周内，痊愈 32 例，有效 4 例，无效 4 例，总有效率 91.67%。

【来源】李莹. 普济消毒饮治疗急性咽喉病 127 例. 河南中医药学刊，1996，11（1）：33－35

🌸 蔷薇根散

蔷薇根 120　升麻 50　生地黄 100　乌梅 100

【用法】上述药物为 1 个疗程剂量，加适量水，中火煎 2 次，每次 20 分钟，合并煎液约 500ml，日服 5~6 次，5 日为 1 个疗程。

【功效】清热解毒，生津利咽。

【适应证】**急性咽炎（风热证）**。症见：发热，恶寒，头痛，咽干，咽痛等。局部检查见咽黏膜、悬雍垂红肿；咽喉壁淋巴滤泡增生、充血。舌边尖红、苔薄白或薄黄，脉浮数。

【疗效】以本方治疗患者 59 例，治疗 5 天后，总有效率 91.53%。

【来源】唐德才，魏守健. 蔷薇根散治疗急性咽炎疗效观察. 中药药理与临床，1997，13（6）：47－48

🌸 翘荷加味汤

薄荷 10g　连翘 10g　生甘草 6g　栀子 10g　桔梗 18g　绿豆皮 12g

黄芩 6g 牛蒡子 9g

【用法】上药水煎服，薄荷后下，每日 1 剂。

【功效】清热解毒，消肿利咽。

【适应证】**急性咽炎（风热证）**。症见：发热，恶寒，头痛，咽干，咽痛等。局部检查见咽黏膜、悬雍垂红肿；咽喉壁淋巴滤泡增生、充血。舌边尖红、苔薄白或薄黄，脉浮数。

【临证加减】咽部肿痛甚者加黄连 5g、赤芍 10g；大便干结者加大黄（后下）10g、当归 10g；鼻塞、流涕者加苍耳子 10g、辛夷花 10g、白芷 10g。

【疗效】以本方治疗患者 62 例，治疗 7 天后，痊愈 38 例，显效 16 例，有效 6 例，无效 2 例，总有效率 96.77%。

【来源】姜胤辉，仝庆忠，陈珊珊，等. 翘荷加味汤治疗急性咽炎 62 例. 中国实验方剂学杂志，2013，19（8）：296－297

🪷 清咽合剂

　　金银花 15g　野菊花 15g　连翘 10g　岗梅 10g　雷公藤 10g　玄参 10g　牛蒡子 10g　射干 10g　桔梗 10g

【用法】日 1 剂，水煎 2 次取汁 500ml，分早、晚 2 次服。

【功效】清热解毒，消肿利咽。

【适应证】**急性咽炎（风热证）**。症见：发热，恶寒，头痛，咽干，咽痛等。局部检查见咽黏膜、悬雍垂红肿；咽喉壁淋巴滤泡增生、充血。舌边尖红、苔薄白或薄黄，脉浮数。

【疗效】以本方治疗患者 90 例，痊愈（用药 3 天以内症状减轻，5 天以内临床症状及体征消失）29 例，显效（用药 5 天以内临床症状减轻，大部分体征消失）39 例，有效（用药 5 天以内症状减轻，部分体征消失）12 例，无效（用药 1 周以内不能使临床症状及体征消失）11 例，总有效率 87.7%。

【来源】伍巴林. 清咽合剂治疗风热型急性咽炎 90 例. 广西中医药，1998，21（5）：18

🪷 小柴胡汤合升降散

　　柴胡 10g　黄芩 10g　蝉蜕 10g　僵蚕 10g　片姜黄 10g　玄参 15g

冬凌草 15g　半夏 6g　桔梗 6g　大黄 6g　甘草 6g

【用法】每日 1 剂，水煎分 2 次服，每次 150ml，5 天为 1 个疗程。

【功效】疏风清热，利咽解毒。

【适应证】**急性咽炎（风热证）**。症见：咽喉疼痛，严重者伴吞咽困难、声音嘶哑、恶寒、发热、倦怠等症；咽部检查见黏膜充血肿胀、咽侧索红肿、淋巴滤泡增生。

【临证加减】热重者加石膏；口干者加麦冬；咳嗽者加杏仁、紫苏子。

【疗效】以本方治疗急性咽炎患者 60 例，治疗 5 天后，治愈 48 例，好转 10 例，无效 2 例，总有效率 96.67%。

【来源】孟动玲.小柴胡汤合升降散治疗急性咽炎 60 例.山西中医，2009，(25)：21

🌸 谭敬书铜锁匙

肉桂　法半夏　陈皮各 10g　薄荷　桔梗　甘草各 6g　石菖蒲 3g　冰片 1.5g

【用法】研粉，每次含服适量，每日 3～5 次。

【功效】温阳化浊，疏风利咽。

【适应证】**喉痹（风寒或邪直中少阴证）**。症见：咽喉微痛，梗梗不利，或作干哕，咽部黏膜色淡微肿。

【来源】李凡成，徐绍勤.中国现代百名中医临床家丛书－谭敬书.北京：中国中医药出版社，2007

🌸 谭敬书荆防僵蚕散

荆芥　防风　僵蚕各 3g　冰片 0.6g　硼砂 1g　甘草 2g

【用法】研粉，每次取适量含服。日数次。

【功效】疏风祛邪，利咽止痛。

【适应证】**急性咽炎初起（风寒证）**。症见：咽喉部疼痛不利，痰涎增多，咽峡部潮红微肿。

【来源】李凡成，徐绍勤.中国现代百名中医临床家丛书－谭敬书.北京：中国中医药出版社，2007

谭敬书僵蚕薄荷散

薄荷　僵蚕　牛蒡子各4g　桔梗　硼砂各3g　甘草2g　冰片1g

【用法】上药研粉，混匀，密封保存，用时取适量含咽。

【功效】疏风清热，化痰利咽。

【适应证】**急性咽炎、急性扁桃体炎（风热证）。**

【临证加减】便秘加大黄；有痰或苔腻加陈皮；咽部疱疹或溃疡加黄柏、青黛。

【来源】李凡成，徐绍勤. 中国现代百名中医临床家丛书－谭敬书. 北京：中国中医药出版社，2007

清咽消肿散

珍珠粉1.5g　硼砂54g　雄黄4.5g　冰片1.0g　川贝母2g　煅人中白32g　青黛3g　薄荷2g

【用法】每个患者每次配给清咽消肿散2支，每1~2小时对准咽喉部患处喷药1次，喷药后半小时内不饮茶水。

【功效】清热解毒，消肿止痛。

【适应证】**急性咽炎（肺胃热盛证）。**症见：咽喉局部红肿疼痛，咽喉高肿或漫肿，喉核红肿伴有脓性分泌物，口腔黏膜溃疡。

【疗效】128例患者患有急性咽炎、化脓性扁桃体炎、咽部脓肿、复发性口疮等均外吹"清咽消肿散"，结果全部治愈，治愈时间最短3天，最长14天，平均6天。从临床观察，病程长者治愈天数也长，病程短者治愈天数也短。

【来源】范平国. 吹药"清咽消肿散"治疗咽喉疾病128例. 中外杂志，1998，7（1）：37

点刺少商穴

少商穴

【用法】用放血疗法，穴位取少商穴（拇指桡侧指甲角旁约0.1寸）。患者伏掌于桌面伸出拇指，并沿拇指甲底部与桡侧缘各引一条直线，在其交点取穴。局部先用2%碘酊消毒，再用75%乙醇脱碘，以左手固定患者拇指（患者双手都点刺放血），右手持消毒的三棱针快速点刺少商穴，刺后挤压放血4~5滴，消毒干棉球按压即可。日1次，5日为1个疗程，治疗1个疗程。

【功效】疏风解表，清热解毒。

【适应证】**急性咽炎（风热证）**。症见：咽痛，干燥灼热，甚至吞咽困难，咽部红肿，咽后壁淋巴滤泡红肿并有黄白色点状渗出物，咽腭弓及悬雍垂水肿，甚至咽侧索红肿，两侧下颌角淋巴结肿大并有压痛，伴有畏寒，发热，头痛，全身不适等症状或仅有全身不适。

【疗效】在被收治的110例患者中，治疗5天后，治愈68例，有效40例，无效2例，总治愈率达到96.4%。有效、无效者在经过继续治疗1个疗程后治愈38例。

【来源】点刺少商穴治疗急性咽炎. 中国中医药报，2004-1-19

❀ 儿硼散

儿茶 10g　硼砂 15g　珍珠粉 15g　黄柏 15g　青黛 10g　薄荷 10g　板蓝根 15g　玄明粉 10g　黄芩 15g　黄连 15g　上梅片 3g　甘草 15g

【用法】上药共研末，过筛。以适量吹入咽喉部位，1日4次，7日为1个疗程。

【适应证】**急性咽炎（肺胃热盛证）**。症见：咽部干燥、灼热、疼痛或吞咽痛，发热畏寒，食欲不振，四肢酸痛等症状。检查咽部黏膜充血，颜色鲜红，咽后壁淋巴滤泡和咽侧索红肿，局部或有黄、白色分泌物附着，悬雍垂、软腭水肿。

【疗效】以本药治疗急性咽炎患者30例，治疗1周后，痊愈16例，显效14例，无效0例，总有效率100%；治疗急性扁桃体炎32例，治疗1周后，痊愈10例，显效17例，有效4例，无效0例，总有效率100%。

【来源】皮国香. 儿硼散治疗急性咽炎、急性扁桃体炎62例临床观察. 湖南中医杂志，1998，14（4）：11－12

耳背刺血

耳背上部

【用法】患者取坐位，暴露耳背，术者用手指揉搓患者耳背上部，使其静脉怒张，常规消毒该区，用三棱针刺破耳背上部怒张的静脉，穿刺点在耳的中外侧，速刺速拔，使血液自动流出，血尽为度。若血流出不畅或量少，可再次针刺或用乙醇棉球试之，并挤压放血。同法治疗另一侧耳背。术后用复方硼砂溶液漱口，选择两面针牙膏刷牙，每日 3 次。

【功效】破血逐瘀，通经泻热，清利咽喉，消肿止痛。

【适应证】**急性咽炎（血瘀证）**。症见：咽痛、干燥灼热，甚至吞咽困难。咽部红肿，咽后壁淋巴滤泡红肿并有黄白色点状渗出物，咽腭弓及悬雍垂水肿，甚至咽侧索红肿，两侧下颌角淋巴结肿大并有压痛，伴有畏寒，发热，头痛，全身不适等症状或仅有全身不适。

【疗效】以本法治疗急性咽炎患者 84 例，症状体征 1 天内消失 27 例，2 天消失 38 例，3 天消失 19 例。

【来源】张新德，王庆玉，李青，等．耳背刺血治疗急性咽炎 84 例．针灸临床杂志，2000，16（6）：41 –42

耳穴放血合咽炎合剂

板蓝根 18g　青果 5g　射干 9g　蒲公英 9g　薄荷 9g　甘草 9g　连翘 9g　金银花 9g　野菊花 9g

【用法】用手揉摩一侧耳轮 2 分钟，用力均匀轻柔，使耳轮血液充盈，然后用 75% 乙醇棉签消毒耳轮皮肤，在耳尖，耳垂（最下端）用一次性 7 号针头点刺，刺入 0.2cm，每穴放血 0.2ml，每天 1 次。

中药用 500ml 水，煮剩 250ml，每次喝 30ml，每天喝 6～8 次。

【适应证】**急性咽炎（风热型）**。症见：咽痛，咽部干燥、灼热、粗糙感，咽痛在空咽时尤重，咽侧索受累时疼痛可放射至耳部；次症：部分患者可伴有发热、头痛、食欲不振和四肢酸痛等症状。体征：口咽部黏膜急性弥漫性充血肿胀，咽喉壁淋巴滤泡隆起，悬雍垂及软腭水肿，颌下淋巴结肿大压痛。实验室调查：白细胞均有提高。

【疗效】以本法治疗患者 30 例，治疗 5 天后，痊愈 13 例，显效 10 例，有效 6 例，无效 1 例，总有效率为 96.67%，愈显率为 76.67%。

【来源】梁洁玲，徐文强. 耳穴放血合咽炎合剂治疗风热型急性咽炎临床观察. 辽宁中医药大学学报，2011，13（1）：162－163

🪷 耳穴贴压

耳穴：咽喉 耳屏 肝 肺 脾

【用法】用王不留行籽帖附于小方块胶布中央，用 75% 乙醇消毒耳廓皮肤，用左手固定患者耳廓，右手用镊子夹持帖有王不留行籽的胶布，帖附在两侧耳穴的皮肤上。嘱患者每日自行按压 3~5 次，每次每穴按压 1~2 分钟。同时，耳尖穴和耳后静脉用三棱针点刺放血 3~5 滴，3 天为 1 个疗程。

【功效】疏风解热，消肿解毒。

【适应证】**急性咽炎（风热型）**。症见：咽痛，咽部干燥、灼热、粗糙感，咽痛在空咽时尤重，咽侧索受累时疼痛可放射至耳部；次症：部分患者可伴有发热、头痛、食欲不振和四肢酸痛等症状。体征：口咽部黏膜急性弥漫性充血肿胀，咽喉壁淋巴滤泡隆起，悬雍垂及软腭水肿，颌下淋巴结肿大压痛。

【疗效】以本法治疗患者 85 例，治疗 1 个疗程后，治愈 42 例，有效 40 例，无效 3 例。对于有效、无效患者继续治疗 1 个疗程，治愈 39 例。总治愈率 95.3%。

【来源】夏秀. 耳穴贴压治疗急性咽炎 85 例分析. 中国误诊学杂志，2008，8（26）：6311

🪷 发疱疗法

人迎 天突 廉泉 列缺 合谷

【用法】用斑蝥、生芥子各等份，分别研末，和匀，以食用陈醋适量拌湿备用。用时取麦粒大一团置于 2cm×2cm 胶布中心，贴于所选穴位上，3 小时后揭下，待水疱形成后以创可贴覆盖。

【功效】化痰散结，消肿利咽。

【适应证】**急性咽炎（痰凝证）**。症见：咽痛且有异物感，吞之不下，吐之不出，伴有胸闷、气塞。脉象弦，苔薄白。检查见咽部充血。

【疗效】治疗患者3例，均经1次治疗而愈。

【来源】王增柳. 发疱疗法治疗急性咽炎3例. 中国民间疗法，2001，9（4）：25

穴位点刺放血

　　大椎　少商　商阳

【用法】取大椎、少商、商阳穴常规皮肤消毒，选用三棱针常规消毒后，点刺上述穴位，每穴挤血数滴，其中大椎穴点刺后加拔火罐，每次15分钟，每日1次，7次为1个疗程。

【功效】清泄肺热，消肿利咽。

【适应证】**急性咽炎（肺经热盛证）**。症见：咽喉疼痛，严重者伴吞咽困难、声音嘶哑、恶寒、发热、倦怠等症；咽部检查见黏膜充血肿胀、咽侧索红肿、淋巴滤泡增生。

【疗效】以本法治疗急性咽炎35例，治疗7天后，痊愈15例，显效12例，好转8例，无效0例，总有效率100%。

【来源】杨珺，周冬梅. 穴位点刺放血治疗急性咽炎35例疗效观察及护理. 针灸临床杂志，1999，15（12）：11－12

针刺合局部放血

　　少商　商阳　尺泽　合谷　曲池　丰隆　天突

【用法】局部放血：以三棱针牢固捆在筷子上，在红肿高突处刺入，深度视肿块大小而定，一般刺入分许，刺1~2次，排出紫血。

　　体针：选穴少商、商阳、尺泽、合谷、曲池、丰隆（均双），天突。刺法：常规消毒，少商、商阳2穴点刺出血，余穴均用泻法，留针20分钟。

【功效】泄热解毒，消肿利咽。

【适应证】**急性咽炎（热毒炽盛证）**。症见：咽干，咽痒、灼热，咽异物感，咳嗽，继而出现咽痛，多为灼痛，吞咽时咽痛较为剧烈，咽侧索受累时疼痛可放射至耳部。体征：咽部黏膜充血，颜色鲜红；咽后壁淋巴滤泡和咽黏膜脓点散在分布；悬雍垂、软腭红肿。

【疗效】以本法治疗急性咽炎患者 74 例，治愈 47 例，占 63.5%；好转 23 例，占 31.1%；未愈 4 例。总有效率 94.6%。其中 1 次治愈 36 例，占 48.6%；好转 27 例，占 36.5%。

【来源】杜伟. 针刺合局部放血治疗急喉痹 74 例. 江西中医药, 1999, 30 (5): 42

针刀刺营微创疗法

口咽部

【用法】丛刺患部放血：操作时，患者取坐位，张口，医者用压舌板压定其舌头，暴露口咽部，医者持 5 寸长毫针对准红肿之咽窍患部直刺，先刺肿大最高处，然后围绕其周围刺，咽侧束每侧刺 2 下，淋巴滤泡每个刺 1 下；咽侧束直刺 1mm，淋巴滤泡直刺 1mm，微出血即可。每天 1 次，5 次为 1 个疗程。

【功效】泄热解毒，消肿利咽。

【适应证】**急性咽炎**。症见：咽干，咽痒、灼热，咽异物感，咳嗽，继而出现咽痛，多为灼痛，吞咽时咽痛较为剧烈，咽侧索受累时疼痛可放射至耳部。体征：咽部黏膜充血，颜色鲜红；咽后壁淋巴滤泡和咽黏膜脓点散在分布；悬雍垂、软腭红肿。

【疗效】以本法治疗急性咽炎患者 42 例，治疗 1 个疗程后，痊愈 33 例，显效 6 例，好转 3 例，总有效率 100%，未见不良反应。

【来源】胡金秀，陶波，谢强. 针刀刺营微创疗法治疗急性咽炎 42 例. 针灸临床杂志, 2008, 24 (11): 18

针刺照海穴

照海穴

【用法】令患者仰卧，穴位常规消毒，取 1 寸不锈钢毫针迅速刺入照海穴，产生得气感后，采用强刺激捻转泻法，以循经向上传导者效果最好，每隔 2 分钟行针 1 次，留针 10 分钟，起针时摇大针孔，不按压。

【功效】清热解毒，消肿利咽。

【适应证】**急性咽炎（肺胃热盛证）**。症见：咽干，咽痒、灼热，咽异物感，咳嗽，继而出现咽痛，多为灼痛，吞咽时咽痛较为剧烈，咽侧索受累时疼痛可放射至耳部。体征：咽部黏膜充血，颜色鲜红；咽后壁淋巴滤泡和咽黏膜脓点散在分布；悬雍垂、软腭红肿。

【疗效】以本法治疗45例急性咽炎患者，1次治愈28例，2次治愈9例，3次治愈8例，有效率100％。

【来源】王夕花，张炳法．针刺照海穴治疗急性咽炎．山东中医杂志，1999，18（11）：523

第二节 慢性咽炎

慢性咽炎为咽部黏膜、黏膜下及淋巴组织的弥漫性炎症，常为上呼吸道慢性炎症的一部分，多见于成年人，病程较长，症状顽固。常反复发作，不易治愈。根据病理可分为慢性单纯性咽炎、慢性肥厚性咽、萎缩性咽炎与干燥性咽炎。

慢性咽炎的常见病因：①急性咽炎反复发作转为慢性，此为主要原因；②患有慢性鼻炎、鼻窦炎等，或患慢性扁桃体炎、牙周炎，均可引起慢性咽炎；③长期烟酒过度，粉尘、有害气体刺激，嗜食刺激性食物等，均可引起本病；④职业因素，如教师、播音员、歌唱家等，说话及用嗓过多，也易患慢性咽炎；⑤全身因素，如贫血、心血管病、慢性支气管炎、支气管哮喘、便秘、内分泌紊乱、免疫功能低下及维生素缺乏等，都可继发本病。

慢性咽炎的诊断：本病的病程一般较长，多有咽痛反复发作史。临床表现以局部症状为主，全身症状多不明显。咽部可出现异物感、干燥、灼热、发痒、微痛等多种不适症状。检查可见咽黏膜充血、肥厚，咽后壁淋巴滤泡增生，或咽黏膜干燥萎缩。西医治疗主要为对症处理，选用抗生素类药治疗或局部治疗。

慢性咽炎属中医学"慢喉痹"的范畴，本病主要由脏腑虚损，咽喉失养及痰凝血瘀，结聚咽喉所致。体质病理基础为虚弱质，可兼挟失调体质偏热型、偏寒型及偏瘀型。可因肺肾阴虚，虚火上炎发为喉痹；或因脾胃虚弱，咽失濡养发为喉痹；也可因痰凝血瘀，结聚咽窍而为病。治疗上，分别以养阴清热、生津利咽，益气健脾、升清利咽，或祛痰化瘀、散结利咽。

沙参麦冬汤

射干5g　黄芩5g　桔梗6g　生甘草6g　玉竹10g　桑叶10g　沙参15g　白芍15g　生地黄15g　麦冬15g

【用法】上方加水400ml，浸泡20分钟后以武火煎沸20分钟即可。每剂煎2次，取药汁300ml，待药稍凉后分2次口服，以饭后1~2小时缓慢咽下为宜，每日1剂，10天为1个疗程。

【功效】清热滋阴，利咽生津。

【适应证】**慢性咽炎（肺肾阴虚，虚火炎喉证）**。症见：咽部干燥、灼热、疼痛及异物感，伴随刺激性咳嗽，晨起咽喉分泌物不易咳出。可见咽部充血，呈现暗红色，淋巴滤泡数目增加，或黏膜干燥、萎缩变薄发亮。

【临证加减】恶心、呕吐者可加半夏、竹茹；咳嗽明显者加杏仁；大便黏滞者加入山药、扁豆、枳壳；咽部明显充血者应加入川芎、丹参；咽后壁淋巴滤泡明显增生者加牡丹皮、浙贝母。

【疗效】经过2个疗程治疗，90例慢性咽炎患者中，治愈35例，显效41例，有效10例，无效4例，总有效率95.56%。

【来源】刘酉合.沙参麦冬汤治疗慢性咽炎的临床疗效观察.中国卫生标准管理，2015，（19）：143－144

活血散结利咽汤

当归12g　生地黄12g　红花10g　赤芍10g　川芎10g　桔梗10g　制乳香10g　柴胡10g　茯苓10g　甘草6g

【用法】上方加水400ml，浸泡20分钟后以武火煎沸20分钟即可。每剂煎2次，取药汁300ml，待药稍凉后分2次口服，以饭后1~2小时缓慢咽下为宜，每日1剂，10天为1个疗程。

【功效】活血化瘀，散结利咽。

【适应证】**慢性咽炎（痰凝血瘀，结聚咽窍证）**。症见：咽部异物感、痰黏着感，咽干灼热，微痛或刺痛，痰黏难咯，易恶心呕吐。咽部黏膜暗红，咽后淋巴滤泡增生或融合成片，咽侧索肥厚。

【临证加减】咽灼痛加玄参、金银花各 12g；口渴少津加麦冬 12g、石斛 10g；干咳少痰者加木通 10g、车前子 12g；肾阴不足，虚火上炎者加熟地黄、知母、黄柏各 10g。

【疗效】经过 2 个疗程治疗，65 例慢性咽炎患者中，显效 26 例，有效 31 例，无效 7 例，总有效率 87.7%。

【来源】章诗富，成丽兰. 活血化瘀治疗慢性咽炎 65 例临床观察. 新中医，1996，(4)：28 – 29

温胆汤

半夏 6g　竹茹 6g　枳实 6g　陈皮 9g　茯苓 4.5g　甘草 3g

【用法】上药加生姜 5 片，大枣 1 枚，水煎代茶饮，每日 1 剂，每服 7 剂为 1 个疗程，间隔 5 天开始第 2 个疗程。

【功效】清胆和胃，理气化痰。

【适应证】**慢性咽炎（痰阻壅滞证）**。症见：咽部疼痛或伴异物感，咽痒即咳。痰多而黏或黄，舌苔白或黄腻，脉弦滑或数，或伴有呕吐呃逆。病理改变或以黏膜慢性充血为主，咽部呈暗红色；或咽部黏膜肥厚并有颗粒状淋巴滤泡增生及咽侧索增粗。

【临证加减】实热壅盛者可加金银花、连翘、黄芩；阴虚火旺、咽燥甚者可加玄参、麦冬；脾胃虚弱可加白术、神曲。

【疗效】以本方治疗痰阻壅滞所致慢性咽炎患者 80 例，经 3 个疗程治疗后，纯性咽炎治愈 19 例，占 29.2%；好转 39 例，占 60.0%；未愈 7 例，占 10.8%。总有效率 89.2%。肥厚性咽炎治愈 5 例，占 33.3%；好转，8 例，占 53.3%；未愈 2 例，占 13.3%。总有效率 86.7%。

【来源】张彦，马建梅，程风雷，等. 温胆汤治疗慢性咽炎 80 例. 中国实验方剂学杂志，2010，16（9）：200 – 201

旋覆代赭汤加减

旋覆花 9g　人参 6g　生姜 15g　代赭石 15g　甘草 9g　半夏 9g

大枣9g

【用法】上药水煎服，每日1剂，每服7剂为1个疗程，间隔5天开始第2个疗程。

【功效】降逆化痰，益气和中。

【适应证】慢性咽炎或急性喉痹反复发作（肝气上逆，胃气虚弱，痰阻于咽中者）。症见：咽部疼痛或伴异物感，咽痒即咳；伴有胸膈脘腹胀满，情志不舒，纳差，嗳气吞酸，饮食不消，舌苔白腻，脉弦滑或缓，往往咳时伴有呕吐呃逆，女性患者伴有月经不调或痛经。病理改变或以黏膜慢性充血为主，咽部呈暗红色；或咽部黏膜肥厚并有颗粒状淋巴滤泡增生及咽侧索增粗；或黏膜层及黏膜下层萎缩变薄、腺体分泌减少，变稠，干燥，咽后壁有痂皮附着。

【疗效】以本方治疗慢性咽炎患者97例，经治疗3个疗程后，治愈38例，好转29例，未愈30例，总有效率69.1%。

【来源】张彦，张林，秦雯．旋覆代赭汤加减治疗慢性咽炎97例．中国实验方剂学杂志，2011，17（19）：264－265

🪷 会厌逐瘀汤

桃仁15g　红花10g　生地15g　玄参黄15g　桔梗10g　当归10g　赤芍15g　生甘草10g　柴胡6g　枳壳6g

【用法】上药水煎2次，早、晚饭后1小时温服，每日1剂。

【功效】活血理气，散结利咽。

【适应证】慢性咽炎（气血阻滞证）。症见：咽部各种不适感觉，如烧灼、干燥、微痛、发痒、异物感，喜咳嗽，常在清除分泌物时有作呕感觉。检查见咽部黏膜慢性充血肥厚，淋巴滤泡肿大，或咽黏膜萎缩变薄，咽壁有黏稠分泌物或干痂附着等。

【疗效】以本方治疗慢性咽炎患者185例，治愈82例，好转90例，无效13例，总有效率92.7%。

【来源】李艳锋．会厌逐瘀汤治疗慢性咽炎185例．江苏中医药，2009，41（7）：69

补肾降火汤

生地黄 15g　山茱萸 15g　牡丹皮 15g　茯苓 10g　玄参 10g　麦冬 10g　黄芩 10g　川牛膝 6g　肉桂 6g

【用法】水煎服，每日 1 剂，分 2 次早、晚各服 1 次，10 天为 1 个疗程。

【功效】补肾降火，生津清咽。

【适应证】**慢性咽炎（肾阴虚证）**。症见：咽部各种不适感觉，如烧灼、干燥、微痛、发痒、异物感，喜咳嗽，常在清除分泌物时有作呕感觉。检查见咽部黏膜慢性充血肥厚，淋巴滤泡肿大，或咽黏膜萎缩变薄，咽壁有黏稠分泌物或干痂附着等。

【疗效】以本方治疗慢性咽炎患者 40 例，经治疗 2～3 个疗程，治愈 16 例，显效 10 例，有效 11 例，无效 3 例，总有效率 92.5%。

【来源】任向军．补肾降火汤治疗慢性咽炎 40 例．山东中医杂志，2008，27（5）：311－312

加味知柏地黄汤

山茱萸 10g　熟地黄 10g　怀山药 15g　牡丹皮 10g　泽泻 6g　知母 10g　黄柏 10g　牛膝 10g　沙参 10g　麦冬 10g

【用法】每日 1 剂，水煎服，25 天为 1 个疗程。

【功效】滋阴降火，散结利咽。

【适应证】**慢性咽炎（肺肾阴虚证）**。症见：咽部各种不适感觉，如烧灼、干燥、微痛、发痒、异物感，喜咳嗽，常在清除分泌物时有作呕感觉。检查见咽部黏膜慢性充血肥厚，淋巴滤泡肿大，或咽黏膜萎缩变薄，咽壁有黏稠分泌物或干痂附着等。

【临证加减】伴咽痒咳嗽，加前胡、百部；咽中异物感较重，加厚朴、枳壳；咽部暗红较甚加丹参、玄参。

【疗效】以本方治疗慢性咽炎患者 56 例，治疗 1 个疗程后，显效 36 例，好转 20 例，无效 0 例，总有效率 100%。

【来源】黄春荣．加味知柏地黄汤为主治疗慢性咽炎 56 例．河南中医，2006，26（10）：22

🪷 双癀合剂

千根癀12g　鸡骨癀12g　九节茶10g　丹参9g　赤芍12g　连翘 6g　寒水石15g　生薄荷6g　玄参12g　桔梗9g　甘草6g

【用法】上药水煎服，每日1剂，每日服3次，30日为1个疗程。

【功效】清热解毒，利咽消肿。

【适应证】**慢性咽炎（热盛证）**。症见：咽部各种不适感觉，如烧灼、干燥、微痛、发痒、异物感，喜咳嗽，常在清除分泌物时有作呕感觉。检查见咽部黏膜慢性充血肥厚，淋巴滤泡肿大，或咽黏膜萎缩变薄，咽壁有黏稠分泌物或干痂附着等。

【疗效】以本方治疗慢性咽炎患者60例，治疗30日后，痊愈5例，显效34例，有效18例，无效3例，总有效率为95.0%。

【来源】张竞之，涂志红，吴伟伟，等. 自拟双癀合剂治疗慢性咽炎疗效观察. 辽宁中医杂志，2005，32（11）：1161－1162

🪷 理气解毒汤

半夏9g　厚朴9g　紫苏叶9g　桔梗15g　麦冬12g　枸杞子12g 玄参12g　浙贝母9g　前胡12g　射干8g　板蓝根12g　草河车10g 牛蒡子6g　僵蚕6g　牡丹皮8g　木蝴蝶10g　甘草6g

【用法】上药水煎服，每日1剂，分早、晚温服，10天为1个疗程，2个疗程之间间隔3~5天。

【功效】理气解毒，散结利咽。

【适应证】**慢性咽炎（痰气互结证）**。症见：咽部各种不适感觉，如烧灼、干燥、微痛、发痒、异物感，喜咳嗽，常在清除分泌物时有作呕感觉。检查见咽部黏膜慢性充血肥厚，淋巴滤泡肿大，或咽黏膜萎缩变薄，咽壁有黏稠分泌物或干痂附着等。

【临证加减】咽痛较甚者加山豆根、淡豆豉；咽部异物感明显者加重半夏、厚朴、紫苏叶的用量；咽痒者加蝉蜕、地龙；咽干较重者加重麦冬、玄参的用量。

【疗效】以本方治疗慢性咽炎患者62例，治疗3个疗程后，痊愈15例，显效 30 例，有效 6 例，无效 11 例，总有效率 82.25%。

【来源】魏录芳，苏奋翔，何春萍. 理气解毒利咽汤治疗慢性咽炎 122 例临床观察. 中国临床医生，2009，37（10）：52

🪷 引火归原汤

肉桂 10g　黄芪 10g　白术 10g　玄参 10g　木蝴蝶 10g　射干 10g　黄芩 10g　甘草 6g

【用法】上药水煎服，每日 1 剂，分早、晚 2 次温服，10 天为 1 个疗程。

【功效】引火归元，生津清咽。

【适应证】**慢性咽炎（肾阳虚证）**。症见：咽部各种不适感觉，如烧灼、干燥、微痛、发痒、异物感，喜咳嗽，常在清除分泌物时有作呕感觉。检查见咽部黏膜慢性充血肥厚，淋巴滤泡肿大，或咽黏膜萎缩变薄，咽壁有黏稠分泌物或干痂附着等。

【疗效】以本方治疗慢性咽炎患者 140 例，治疗 1～3 个疗程，治愈 60 例，显效 42 例，有效 30 例，无效 8 例，总有效率 94.3%。

【来源】王翔. 引火归原法治疗慢性咽炎 140 例分析. 吉林中医药，2006，26（11）：34

🪷 耳背刺络放血

上下耳背近耳轮处

【用法】选取上下耳背近耳轮处明显的血管各 1 根，搓揉 3 分钟使其充血，按常规消毒后，左手将耳背拉平，中指顶于内侧耳甲腔，右手持经消毒后的三棱针，点刺血管使其自然出血，0.5～1ml 即可，然后用消毒棉签擦去血液，盖以消毒敷料，贴上胶布，数日内勿被水浸，以防感染。隔周选对侧耳背交替放血，4 周为 1 个疗程。

【功效】清热解毒，活血利咽。

【适应证】**慢性咽炎（血瘀证）**。症见：咽部各种不适感觉，如烧灼、干燥、微痛、发痒、异物感，喜咳嗽，常在清除分泌物时有作呕感觉。检查见咽部黏膜慢性充血肥厚，淋巴滤泡肿大，或咽黏膜萎缩变薄，咽壁有黏稠分泌物或干痂附着等。

【疗效】以本法治疗慢性咽炎患者 30 例，治疗 4 周后，治愈 8 例，显效 10 例，有效 9 例，无效 3 例，总有效率 90%。

【来源】蔡斐. 耳背刺络放血治疗慢性咽炎 30 例. 陕西中医，2012，33（5）：597－598

❀ 耳穴贴压

取穴：咽喉　肺　胃　肾　胆　小肠　大肠　三焦

【用法】先由耳垂至耳尖按摩 2 次，以疏通耳部经气。用消毒棉签蘸75% 乙醇，消毒耳部皮肤，脱去耳廓油脂，再用消毒干棉签将耳廓擦干。将医用胶布剪成 0.5cm×0.5cm 小方块，将 1 粒压丸贴附其中央，用镊子将胶布贴于所选耳穴上，并予以按压数秒，嘱患者每日自行按压 3～5 次，每次 3～5 分钟左右耳交替贴压，3 天换 1 次，每周 2 次。连续治疗 2 周为 1 个疗程，共 2 个疗程。

【功效】平调脏腑，散结利咽。

【适应证】**慢性咽炎**。症见：咽部各种不适感觉，如烧灼、干燥、微痛、发痒、异物感，喜咳嗽，常在清除分泌物时有作呕感觉。检查见咽部黏膜慢性充血肥厚，淋巴滤泡肿大，或咽黏膜萎缩变薄，咽壁有黏稠分泌物或干痂附着等。

【疗效】以本法治疗慢性咽炎患者 32 例，治疗 4 周后，治愈 5 例，显效 18 例，有效 6 例，无效 3 例，总有效率 90.63%。

【来源】陆亮亮，李春华，谢苏娟，等. 耳穴贴压治疗慢性咽炎的临床疗效观察. 四川中医，2008，26（2）：118－119

❀ 针刺治疗

主穴：人迎　廉泉　天突

配穴：合谷　照海　足三里　涌泉　太溪　太渊　丰隆等

【用法】以上穴位辨证组合，即风热外袭者配合谷、涌泉；肺胃实热者配丰隆、足三里；肺肾阴虚者配太溪、照海、太渊。针刺方法：人迎穴嗣其靠近颈总动脉，在取穴时患者仰卧，肩背垫枕头，克分暴露颈前部，选用1.5～

2.5寸毫针，应注意拇指将颈总动脉轻轻向外推，避免刺伤动脉，进针后手法要轻柔，使之得气；廉泉穴针刺约0.5~0.8寸，针尖方向朝向舌骨部，捻转行针待出现针感扩散至口咽部；取天突穴时，嘱患者平卧位，常规消毒后，于颈部呈10°角进针，靠胸骨后方刺入1~1.5寸，轻度捻转。针刺上肢穴位时，嘱患者双上肢自然置于身体两侧；针刺下肢穴位时，膝下垫一个垫子，使膝关节稍弯曲，患者处于自然、放松、舒适的体位，按常规方法进针使之得气。在针刺过程中，患者会出现唾液大量分泌现象，宜嘱患者缓慢咽下，不宜吐出。以上穴位均采用平补平泻法，得气后各穴皆留针半小时，中间行针1~2次，每日1次，15次为1个疗程。

【功效】养阴清热，生津利咽。

【适应证】**慢性咽炎（阴虚型）**。症见：咽部各种不适感觉，如烧灼、干燥、微痛、发痒、异物感，喜咳嗽，常在清除分泌物时有作呕感觉。检查见咽部黏膜慢性充血肥厚，淋巴滤泡肿大，或咽黏膜萎缩变薄，咽壁有黏稠分泌物或干痂附着等。

【疗效】以本法治疗慢性咽炎患者50例，经治疗1~2个疗程后，痊愈25例，显效18例，有效6例，无效1例，总有效率98.0%。

【来源】徐静.慢性咽炎的针刺治疗.四川中医，2006，24（1）：105-106

皮内针治疗

单侧列缺与照海穴

【用法】患者取仰卧位，局部皮肤常规消毒后，采用0.22mm×5mm圆钉型皮内针，用医用小镊子夹住针柄，将针尖对准选定的穴位，轻轻刺入，然后用适宜的医用胶布粘贴固定。两侧交替使用，留针3天更换1次，14天为1个疗程。

【功效】宣肺纳肾，滋阴利咽。

【适应证】**慢性咽炎（肺肾阴虚型）**。症见：咽部各种不适感觉，如烧灼、干燥、微痛、发痒、异物感，喜咳嗽，常在清除分泌物时有作呕感觉。检查见咽部黏膜慢性充血肥厚，淋巴滤泡肿大，或咽黏膜萎缩变薄，咽壁有黏稠分泌物或干痂附着等。

【疗效】以本法治疗慢性咽炎患者30例，治疗1个疗程后，治愈4例，显效 9 例，有效 15 例，无效 2 例，总有效率 93.3%。

【来源】王罡，蔡玮．皮内针治疗慢性咽炎疗效观察．上海针灸杂志，2015，34
（11）：1080－1081

然谷穴点刺放血

然谷穴

【用法】取三棱针用 75% 乙醇浸泡 2 小时以上备用，在然谷穴 3cm 直径
范围内寻找浅表小静脉，用碘伏常规消毒，用三棱针点刺小静脉出血，每次
放血 1～20ml 不等，待自然止血后用碘伏消毒伤口，不需包扎，每次刺一侧，
3～4 天 1 次，4 次为 1 个疗程。

【功效】清热泻火，滋阴利咽。

【适应证】**慢性咽炎**。症见：咽部各种不适感觉，如烧灼、干燥、微痛、
发痒、异物感，喜咳嗽，常在清除分泌物时有作呕感觉。检查见咽部黏膜慢
性充血肥厚，淋巴滤泡肿大，或咽黏膜萎缩变薄，咽壁有黏稠分泌物或干痂
附着等。

【疗效】以本法治疗慢性咽炎患者 63 例，治疗 1～2 个疗程后，治愈 30
例，好转 28 例，无效 5 例，总有效率 92%。

【来源】李聚生．然谷穴点刺放血治疗慢性咽炎．中国针灸，2006，26（9）：613

穴位埋线

取穴：关元　足三里

【用法】患者仰卧位，选准腧穴，局部常规消毒。将剪好的 2cm 长 1 号羊
肠线装入 12 号腰椎穿刺针内，迅速刺入穴位皮下，再将针缓慢刺入适当深
度，得气后，边退针边推针芯，将肠线留于穴内即可，出针后用消毒棉球按
压针孔片刻。10 日 1 次，3 次为 1 个疗程。

【功效】益气生津，理气利咽。

【适应证】**慢性咽炎（气阴不足证）**。症见：咽部各种不适感觉，如烧
灼、干燥、微痛、发痒、异物感，喜咳嗽，常在清除分泌物时有作呕感觉。
检查见咽部黏膜慢性充血肥厚，淋巴滤泡肿大，或咽黏膜萎缩变薄，咽壁有

黏稠分泌物或干痂附着等。

【疗效】以本法治疗慢性咽炎患者 100 例，治疗 1 个疗程后，痊愈 75 例，显效 18 例，好转 5 例，无效 2 例，总有效率 98.0%。

【来源】武应臣. 穴位埋线治疗慢性咽炎 100 例. 中国针灸，2002，22（4）：239

穴位敷贴疗法

肺俞　风门　膈俞　天突等

【用法】予穴位敷贴疗法，将芥子 30g、延胡索 30g、甘遂 15g、细辛 15g，共研成细末与生姜汁调成膏饼状，置于 4cm×4cm 的透气敷贴内，按要求贴于肺俞、风门、膈俞、天突等，每穴 1 片。敷药时间为每年农历伏季的初、中、末伏的第 1 天，10：00—14：00，每 10 天治疗 1 次，共 3 次，3 次为 1 个疗程。一般成人每次贴 4~6 小时，儿童每次贴 2~4 小时。

【功效】宣肺化痰，理气利咽。

【适应证】慢性咽炎（痰气互结证）。症见：咽部各种不适感觉，如烧灼、干燥、微痛、发痒、异物感，喜咳嗽，常在清除分泌物时有作呕感觉。检查见咽部黏膜慢性充血肥厚，淋巴滤泡肿大，或咽黏膜萎缩变薄，咽壁有黏稠分泌物或干痂附着等。

【疗效】以本法治疗慢性咽炎患者 160 例，治疗 1 个疗程后，治愈 100 例，显效 48 例，无效 12 例，总有效率 92.5%。

【来源】赵玉娟. 穴位贴敷疗法治疗慢性咽炎 160 例. 中医药导报，2012，18（9）：71

穴位注射加耳穴贴压

穴位注射：双侧天容穴

耳穴贴压：咽喉　肺　肾　神门　三焦

【用法】①穴位注射：患者取卧位，头后仰靠于枕上，充分暴露穴位。用 5ml 注射器抽取鱼腥草注射液 3ml，取双侧天容穴，穴位常规消毒后垂直进针 0.5~0.8 寸，得气回抽无血后，每穴缓慢注入药液 1.5ml，出针后用消毒干棉球按压针孔。再用 5ml 注射器抽取核酪注射液 2ml，于天突穴常规消毒后，针尖与皮肤约呈45°角沿胸骨柄后缘向下刺入穴位0.5~0.8寸，得气回抽无血后缓慢注入2ml药液，出针后用消毒干棉球按压针孔。每日1次，6日为1个疗程，休息2天后行下一疗程。

②耳穴贴压：常规消毒后，用0.3cm×0.3cm胶布将王不留行籽固定在穴位上，嘱患者每日按压3~5次，每次5分钟左右，要求有酸、麻、胀等感觉。每次贴一侧耳穴，隔天1次，左右交替。

【功效】滋肾清肺，清热利咽。

【适应证】**慢性咽炎（肺肾阴虚证）**。症见：咽部各种不适感觉，如烧灼、干燥、微痛、发痒、异物感，喜咳嗽，常在清除分泌物时有作呕感觉。检查见咽部黏膜慢性充血肥厚，淋巴滤泡肿大，或咽黏膜萎缩变薄，咽壁有黏稠分泌物或干痂附着等。

【疗效】以本法治疗慢性咽炎患者76例，治疗14天后，痊愈38例，显效32例，无效6例，总有效率92.1%。

【来源】聂志华，陈志斌. 穴位注射加耳穴贴压治疗慢性咽炎76例. 中国针灸，2004，24（5）：305

穴位注射配合电针治疗

穴位注射：天突穴

电针：人迎穴

【用法】①穴位注射：取天突穴，用复方丹参注射液。患者仰卧位，头部后仰以便取穴。医者用5ml一次性注射器抽取上述药液。作皮肤常规消毒，将注射针头与皮肤呈45°角刺入穴位8~13mm，提插得气后回抽无血便可将药液推入，每穴3ml，每日1次。

②电针：取人迎穴，外涂导电膏。仪器选用G6805-C电针治疗仪，取一对电极接双侧人迎穴，用疏密波（频率50~100次/分钟），强度略小于人体耐受度，每日1次。

【功效】清热宣肺，消肿利咽。

【适应证】**慢性咽炎**。症见：咽部各种不适感觉，如烧灼、干燥、微痛、发痒、异物感，喜咳嗽，常在清除分泌物时有作呕感觉。检查见咽部黏膜慢性充血肥厚，淋巴滤泡肿大，或咽黏膜萎缩变薄，咽壁有黏稠分泌物或干痂附着等。

【疗效】以本法治疗慢性咽炎患者71例，治疗14天后，痊愈43例，好转21例，无效7例，有效率90.1%。

【来源】王全权，陈海林. 穴位注射配合电针治疗慢性咽炎疗效观察. 中国针灸，2005，25（1）：37－38

针刺天突穴

主穴：天突

【用法】主穴取天突，肺胃实证配廉泉、少商、尺泽、内庭；肾阴不足证配廉泉、鱼际、太溪、照海。采用0.30mm×40mm毫针，针刺天突穴时，嘱患者仰卧位，常规消毒后，于颈部呈10°角进针，靠胸骨后方刺入1～1.5寸，根据患者证型加用配穴。肺胃实证采用毫针泻法，肾阴不足证应补泻结合。在针刺过程中，患者会出现唾液大量分泌现象，嘱患者缓慢咽下，不宜吐出。每日针1次，每次留针30分钟，每15分钟行针1次，治疗7次为1个疗程，间隔7天进行第2个疗程。

【功效】养阴清热，散结利咽。

【适应证】**慢性咽炎**。症见：咽部各种不适感觉，如烧灼、干燥、微痛、发痒、异物感，喜咳嗽，常在清除分泌物时有作呕感觉。检查见咽部黏膜慢性充血肥厚，淋巴滤泡肿大，或咽黏膜萎缩变薄，咽壁有黏稠分泌物或干痂附着等。

【疗效】以本法治疗32例，经2个疗程治疗后，痊愈13例，显效12例，有效6例，无效1例，总有效率为96.9%。

【来源】李唯溱，王海荣. 针刺天突穴治疗慢性咽炎32例. 上海针灸杂志，2014，33（6）：574

针刀治疗

在第3、第5横突及胸背处。

【用法】患者俯卧位，胸部下垫枕，在第3、第5横突及胸背的压痛、硬结、敏感反应点等处确定治疗点。常规消毒，铺巾，用2%利多卡因液实施局麻，而后用 1 型 4 号针刀，令刀 El 线与人体纵轴平行，垂直皮肤刺入，在骨刺点作切开作纵行疏通剥离，在其他点作切开剥离手法，术后用创可贴保护针眼。针刀后用手法治疗，用揉、捏、推、按、点穴等手法充分放松背部肌肉、韧带，以松解粘连。每周治疗 1 次，连续 6 次后观察治疗效果。

【功效】疏通经络，散结利咽。

【适应证】**慢性咽炎**。症见：咽部各种不适感觉，如烧灼、干燥、微痛、发痒、异物感，喜咳嗽，常在清除分泌物时有作呕感觉。检查见咽部黏膜慢性充血肥厚，淋巴滤泡肿大，或咽黏膜萎缩变薄，咽壁有黏稠分泌物或干痂附着等。

【疗效】以本法治疗慢性咽炎患者 43 例，经连续治疗 6 次后，治愈 21 例，显效 15 例，有效 6 例，无效 1 例，总有效率 97.67%。

【来源】周荣珍，张磊昌，王宝安. 针刀治疗慢性咽炎 43 例. 针灸临床杂志，2011，27（7）：18 - 19

🪷 针灸治疗

选穴：风池　天鼎　扶突　人迎　廉泉　列缺　照海　足三里丰隆　太溪　复溜

【用法】针刺结合热敏灸治疗，1 次/日，每 5 次休息 1 次，30 天为 1 个疗程。选穴：风池、天鼎、扶突、人迎、廉泉、列缺、照海、足三里、丰隆、太溪、复溜。风邪加风府、外关、大椎、列缺、合谷；肺胃湿热加尺泽、曲池、内庭；痰湿加阴陵泉、脾俞、太白。根据辨证每次选取 5~6 个穴位。天突先直刺 0.2~0.3 寸，然后竖起针柄，针尖沿胸骨柄后缘直刺 1~1.5 寸，不宜过深或向两旁斜刺，余穴均常规针刺。留针 20 分钟，行针时嘱患者配合做吞咽动作。

针刺后加热敏灸。热敏化艾灸方法：在上述穴位中用点燃的艾条探查热敏点。探查方法：先回旋灸 2 分钟开通经气，然后雀啄灸 1 分钟贯通经气，再施以循经往返灸 2 分钟疏通激发经气，最后运用悬灸。若施灸时出现传热、扩热、透热、表面不（微）热深部热、局部不（微）热远部热或者酸、胀、压、重、痛、麻等其他非热感觉，此穴即标记为热敏穴。探查到热敏化腧穴后，运用悬灸法灸至上述热敏灸感消失为 1 次施灸量。

【功效】祛风散邪，清利咽喉。

【适应证】**慢性咽炎**。症见：咽部各种不适感觉，如烧灼、干燥、微痛、发痒、异物感，喜咳嗽，常在清除分泌物时有作呕感觉。检查见咽部黏膜慢性充血肥厚，淋巴滤泡肿大，或咽黏膜萎缩变薄，咽壁有黏稠分泌物或干痂附着等。

【疗效】以本法治疗慢性咽炎 60 例，治疗 30 天后，治愈 25 例，显效 22 例，有效 9 例，无效 4 例，总有效率 93.3%。

【来源】朱崇安，罗云波．针灸治疗慢性咽炎的临床研究．针灸临床杂志，2014，30（8）：24－27

🪷 针挑治疗

取穴：天突　廉泉　肺俞（双）　腺俞（双）　肾俞（双）太溪（双）

【用法】用针挑疗法，采用圆利针或钩状针，依次取穴：天突、廉泉、肺俞（双）、腺俞（双）、肾俞（双）、太溪（双），挑毕常规处理伤口，在创口上涂上碘酊，外贴止血贴，1 次挑 2 点，隔日挑 1 次，5 次为 1 个疗程。疗程间隔 3 天，继续下一疗程。

【功效】滋阴降火，散结利咽。

【适应证】**慢性咽炎**。症见：咽部各种不适感觉，如烧灼、干燥、微痛、发痒、异物感，喜咳嗽，常在清除分泌物时有作呕感觉。检查见咽部黏膜慢性充血肥厚，淋巴滤泡肿大，或咽黏膜萎缩变薄，咽壁有黏稠分泌物或干痂附着等。

【疗效】以本法治疗慢性咽炎患者 35 例，治疗 2 个疗程后，治愈 9 例，显效 13 例，有效 12 例，无效 1 例，总有效率 97.1%。

【来源】张秋菊．针挑治疗慢性咽炎 35 例疗效观察．针灸临床杂志：2005，21（4）：39。

🪷 针刺结合中药治疗

金银花 15g　桔梗 15g　玄参 10g　麦冬 10g　胖大海 6g　黄芩 10g

甘草 10g

针刺：人迎　天突　上廉泉（正中线上，舌骨体上缘）　翳风　太溪　照海　三阴交　列缺

【用法】上药水煎服，每日 1 剂，每次 150ml，每日 2 次。

人迎穴避开颈总动脉、向喉部斜刺 0.8～1 寸，平补平泻手法 1 分钟，使酸胀麻针感在局部弥散；上廉泉垂直进针后刺手压迫针体控制针尖方向咽部进针 1.5～2 寸，施捻转泻法 1 分钟，针感传导至咽部；翳风穴用 3 寸芒针垂直进针后针尖向下向喉结方向深刺 2.5 寸，施平补平泻捻转手法 1 分钟；太溪、照海、三阴交直刺 0.5～1 寸，施捻转补法 1 分钟，令针感沿其药脉传导；鱼际直刺，提插泻法 1 分钟，共留针 20 分钟；起针后以 3 寸芒针于胸骨上窝天突穴处，避开颈静脉弓直刺 0.3 寸，然后将针尖转向下方，紧靠胸骨后沿，缓慢刺入 2～2.5 寸，胸骨后有酸胀体针感弥散，刮柄法行针 1 分钟后压迫出针。每日 1 次，10 次为 1 个疗程。

【功效】益气养阴，清咽利喉。

【适应证】**慢性咽炎**。症见：咽部各种不适感觉，如烧灼、干燥、微痛、发痒、异物感，喜咳嗽，常在清除分泌物时有作呕感觉。检查见咽部黏膜慢性充血肥厚，淋巴滤泡肿大，或咽黏膜萎缩变薄，咽壁有黏稠分泌物或干痂附着等。

【疗效】以本法治疗慢性咽炎患者 85 例，治疗 1 个疗程后，治愈 42 例，好转 40 例，无效 3 例，总有效率 96.4%。

【来源】郑良玉. 针刺结合中药治疗慢性咽炎. 针灸临床杂志, 2005, 21（3）：28－29

❀ 慢性咽炎雾化剂含漱

麦冬 30g　生地黄 30g　玄参 30g　牡丹皮 30g　射干 15g　鱼腥草 15g　胖大海 15g　厚朴 15g　浙贝母 15g　夏枯草 15g　薄荷（后下）10g　木蝴蝶 10g

【用法】以 500ml 水浸泡 20 分钟，用武火煎 20 分钟后下薄荷，煎 5 分钟，取汁 300ml，再加水 500ml，煎 20 分钟，取汁 200ml，2 次药液混合为慢性咽炎雾化剂。每次取药液 15ml 含漱 5 分钟，5 次/天，10 天为 1 个

疗程。

【功效】养阴利咽，理气化痰。

【适应证】**慢性咽炎（阴虚型）**。症见：咽部各种不适感觉，如烧灼、干燥、微痛、发痒、异物感，喜咳嗽，常在清除分泌物时有作呕感觉。检查见咽部黏膜慢性充血肥厚，淋巴滤泡肿大，或咽黏膜萎缩变薄，咽壁有黏稠分泌物或干痂附着等。

【疗效】以本法治疗慢性咽炎患者 350 例，治疗 2 个疗程后，治愈 123 例，好转 182 例，无效 45 例，总有效率 87.1%。

【来源】张勉，刘景，黄卓燕，等. 慢性咽炎雾化剂含漱治疗慢性咽炎 350 例临床疗效观察. 辽宁中医杂志，2007，34（12）：1748–1749

清咽雾化剂

山豆根 12g　射干 10g　玄参 15g　薄荷（后下）6g　麦冬 12g
桔梗 10g　甘草 5g

【用法】用此方加水约 500ml，煎开 20 分钟左右再加薄荷煮 5 分钟，药液用双层砂布过滤 3 次后装入瓶内即可，置冰箱以备分次应用。每次用清咽雾化剂 100ml 与生理盐水 80ml 左右加入超声波雾化器瓶内，进行吸入雾化治疗 15 分钟。每日 1 次，7 天为 1 个疗程。

【功效】清热解毒，滋阴利咽。

【适应证】**慢性咽炎（阴虚型）**。症见：咽部各种不适感觉，如烧灼、干燥、微痛、发痒、异物感，喜咳嗽，常在清除分泌物时有作呕感觉。检查见咽部黏膜慢性充血肥厚，淋巴滤泡肿大，或咽黏膜萎缩变薄，咽壁有黏稠分泌物或干痂附着等。

【疗效】以本法治疗慢性咽炎患者 34 例，治疗 1 个疗程后，显效 17 例，有效 11 例，无效 6 例，总有效率 82.3%。

【来源】祁友松，全国芳，付艾妮. 自拟清咽雾化剂治疗慢性咽炎的疗效观察. 辽宁中医杂志，2004，31（8）：664

第三节　喉源性咳嗽

喉源性咳嗽是咽喉疾患所引起的咳嗽，简称喉咳。它的主要特点是：痒为主症，咽痒如蚁行，阵发性咽痒，干咳，不痒不咳，咳的起点在声门之上，多为阵发性咳嗽，咳甚则痉挛状，咳嗽后吐少许白黏痰，可见咽部黏膜充血、干燥、咽后壁淋巴滤泡增生。

喉源性咳嗽的诊断：临床表现以反复咳嗽不愈，每当嗓子干痒即咳嗽，化验血、胸部 X 线片及胸部 CT 均无异常，咽部检查见黏膜慢性充血、干燥状，并有淋巴滤泡增生和轻度声嘶。西医治疗以使用抗生素、中枢镇咳药、抗过敏治疗为主。

喉源性咳嗽的病因为：①风邪犯肺，咽喉不利。风为六淫之首，喉咳以风为先导。风邪外袭，邪壅肺系，肺气闭郁，肺失宣肃，邪聚咽喉，咽喉不利，发为喉咳；②脾虚失运，痰凝咽喉。脾气虚弱，运化无力，水湿停聚，聚湿为痰，痰浊停凝咽喉，加之脾胃虚弱，化生不足，咽喉失养，无力驱痰，痰聚咽喉，不得散泄，发为喉咳；③阴虚火旺，上灼咽喉。素体阴虚，或久病失治，或过于辛燥，或房劳过度，肺肾之阴不足，咽喉失于滋养，加之阴虚，虚火上，熏灼咽喉，发为喉咳；④禀质特异，卫表不固。素属禀质特异之躯，化学异气（异味、粉尘），虚邪贼风易从口鼻外袭，循经上犯咽喉，发为喉咳。治疗上以疏风散邪、清咽利喉为基础并辅以润燥止咳、补肺益气。

🌸干祖望喉咳宁

麻黄 6g　杏仁 6g　紫苏子 6g　地龙 9g　蝉蜕 6g　天竺黄 3g　玄参 9g　射干 9g　黄芩 9g　甘草 3g

【用法】上方加水 400ml，浸泡 20 分钟后以武火煎沸 20 分钟即可。每剂煎 2 次，取药汁 300ml，待药稍凉后分 2 次口服，以饭后 1～2 小时缓慢咽下为宜。

【功效】宣肺祛风，利咽止咳。

【适应证】喉源性咳嗽，过敏性咳嗽，慢性咽炎等（风邪犯肺证）。

【来源】干祖望经验方

三拗汤加减

炙麻黄5g　薄荷5g　甘草5g　杏仁10g　桔梗10g　僵蚕10g　连翘10g　前胡10g　射干10g　马勃10g　木蝴蝶10g　马兜铃10g

【用法】以凉水浸泡30分钟，然后急火煎开，再以慢火煎熬30分钟，然后滤出药液，加水再次煎煮，两次煎煮的药液混合后服用。

【功效】宣肺祛风，利咽止咳。

【适应证】**喉源性咳嗽（风邪犯肺证）**。症见：因咽喉感染、咽喉疾病或手术治疗引发咽痒咽干、咳嗽急促、连声不止，可见咽部充血，咽后壁淋巴滤泡增生。

【临证加减】咽痛明显者加玄参15g；热像明显者加黄芩10g、石膏15g；阴虚者加沙参10g、地骨皮12g；病情较长者加丹参12g、当归10g、仙鹤草30g。

【疗效】经过治疗43例患者，显效17例，有效25例，无效1例，有效率为97.6%。

【来源】冯志铨.三拗汤加减治疗喉源性咳嗽临床观察.医药卫生（全文版），2015，（11）：109

干氏脱敏汤加减

紫草10g　茜草6g　旱莲草10g　蝉蜕6g　干地龙10g　桑白皮10g　荆芥炭10g　乌梅6g　诃子6g　甘草6g

【功效】脱敏敛肺，止痉止咳。

【适应证】**喉源性咳嗽（禀质特异，异气刺激咽喉引动肺气上逆者）**。症见：咽喉作痒干咳，咳甚呕恶。

【来源】徐轩，陈国丰.干祖望教授治疗喉源性咳嗽经验.江苏中医，1993，（3）：5－6

银蝉牛蒡汤

金银花 20g　连翘 15g　薄荷 15g　僵蚕 15g　蝉蜕 12g　牛蒡子 15g　射干 10g　山豆根 10g　紫苏子 15g　枳壳 15g　桔梗 12　甘草 6g

【用法】上药水煎，每日 1 剂，水煎 3 次混合后分 3 次服。

【功效】疏风散邪，利咽止痒。

【适应证】**喉源性咳嗽（风邪犯肺证）**。症见：咳嗽、咽痒，且不痒不咳，咳嗽因咽痒发作，大部分以刺激性干咳为主，或咳少许黏痰，并伴有咽干、咽部异物感、声音嘶哑、咽部黏滞感、咽部灼热感等。

【临证加减】咽部有异物感，加浙贝母、海浮石；咽后壁滤泡色暗者，加丹参；咽部黏膜充血者，加生地黄、牡丹皮；咽喉干、口干加麦冬、天花粉。

【疗效】以本方治疗喉咳患者 80 例，治愈 48 例，好转 25 例，无效 7 例，总有效率 91%。80 例中服药最多者 40 剂，最少 6 剂。

【来源】周和平. 蝉牛蒡汤治疗喉源性咳嗽 80 例. 四川中医，2005，23（2）：83

荆蝉止痒茶配合穴位敷贴

荆芥 6g　蝉蜕 15g　桑叶 6g　菊花 6g　桔梗 6g　生甘草 3g

【用法】上药开水冲泡，频频饮之，每日 1 剂。

穴位敷贴：远红外止咳平喘贴。主穴：风门、天突。咽干痒甚加太溪；咽痛甚加尺泽。每日 1 次，每次 3 ~ 5 个穴，每穴各贴 1 贴，每次 6 小时。

【功效】生津祛风，止痒利喉。

【适应证】**喉源性咳嗽（风邪犯肺型）**。症见：咳嗽、咽痒，且不痒不咳，咳嗽因咽痒发作，大部分以刺激性干咳为主，或咳少许黏痰，并伴有咽干、咽部异物感、声音嘶哑、咽部黏滞感、咽部灼热感等。

【疗效】经多年临床验证，荆蝉止痒茶配合穴位敷贴治疗喉源性咳嗽大多 3 剂内见效，轻者、急性起病者 3 剂即可痊愈，病重或病久者需服 7 ~ 10 剂。

【来源】张亚光. 自拟荆蝉止痒茶配合穴位贴敷治疗喉源性咳嗽体会. 中国民间疗法，2015，23（5）：58 − 59

开壅刺血法

口咽部

【用法】患者取坐位，张口，用压舌板压住舌体，暴露腭扁桃体及咽喉壁淋巴滤泡及咽侧索，必要时用1%的卡因喷雾咽后壁及扁桃体表面，持扁桃体手术刀，在扁桃体上做雀啄样动作，每刀深2～3毫米，每侧4～5下，有淋巴滤泡增生者，逐一挑刺，咽侧索肥厚肿胀者，在咽侧索表面性簇状点刺，使少量出血，以吐2～3口血为适度。3～5天1次，4次为1个疗程，一般不超过5次。

【功效】泄热祛风，活血利咽。

【适应证】**喉源性咳嗽**。症见：咳嗽、咽痒，且不痒不咳，咳嗽因咽痒发作，大部分以刺激性干咳为主，或咳少许黏痰，并伴有咽干、咽部异物感、声音嘶哑、咽部黏滞感、咽部灼热感等。

【疗效】以本法治疗喉源性咳嗽患者43例，经1个疗程治疗后，痊愈17例，显效13例，有效9例，无效4例，总有效率90.7%。

【来源】王玉明，韩秀丽．开壅刺血法治疗喉源性咳嗽43例临床观察．新中医，2010，42（2）：11－12

穴位埋线法

孔最　肺俞（均为双侧）

【用法】暴露并定取穴位后，用安尔碘消毒。术者作自我手部消毒后，将0.40mm×50mm毫针从注射针针尾部穿入，再用消毒过的止血钳将1～1.5cm长的000号铬制羊肠线从注射针头（8号）针尖部穿入（此时针灸针已稍向后退）。然后手持注射针头针尾，肺俞穴平刺，孔最穴直刺，刺入穴位使有得气感后，边退针管边推针芯，使羊肠线埋于穴位之内。检查肠线段无外露，针孔无出血，外敷无菌敷料，胶布固定24小时。每星期治疗1次，2次为1个疗程。

【功效】宣肺利咽止咳。

【适应证】**喉源性咳嗽（风邪犯肺证）**。症见：咳嗽、咽痒，且不痒不咳，咳嗽因咽痒发作，大部分以刺激性干咳为主，或咳少许黏痰，并伴有咽干、咽部异物感、声音嘶哑、咽部黏滞感、咽部灼热感等。

【疗效】以本法治疗喉源性咳嗽患者 56 例，治愈 42 例，显效 10 例，有效 4 例，总有效率 100%。其中 39 例患者仅治疗 1 个疗程即获效，13 例治疗 2 个疗程，4 例治疗 3 个疗程。

【来源】李素荷，江莹. 穴位埋线法治疗喉源性咳嗽 56 例. 上海针灸杂志，2009，28（4）：230 - 231

针刺结合艾灸法

开音 1 号穴　三阴交　天容　廉泉

【用法】针刺体穴操作方法与步骤：①患者仰卧位，颈部放松，呼吸和缓。②操作者常规消毒患者穴位皮肤，调神定气，内力贯注持针指端及腕部，颈部穴位采取雀啄进针法，持 1 寸毫针快速进入皮下，针下必须有疏松进入空隙感方可继续进入，若针下感觉触及有硬物阻碍感时则不可贸然进针，宜将针后退一点，稍微改变针尖方向后再继续向下寻找疏松空隙感渐进刺入，据穴位不同进入皮下适当深度。③针刺开音 1 号穴（双侧，经验穴，位于颈前足阳明经循行区域，自人迎穴向颈正中线喉腔方向旁开 0.5 寸处）操作时朝甲状软骨后缘杓会厌皱襞处斜刺 0.7 寸，此时可缓慢捻转（捻转时必须用力轻，频率慢）约 30°，待患者觉喉局部有鱼骨卡喉的胀麻感时为得气。天容穴（双）操作时直刺入 0.5 寸；廉泉穴操作时直刺入 0.5 寸；天突穴操作时先直刺，然后沿胸骨柄后缘，气管前缘缓慢向下刺入 0.7 寸；三阴交（双）采取常规针刺法，持 1 寸毫针直刺入 1 寸。其中天容、廉泉、开音 1 号、天突等穴用补法，弱刺激，三阴交穴采用平补平泻手法，中等强度刺激，每次每穴留针 30 分钟，其间每隔 10 分钟行针 1 次，行针捻转角度约 30°，不可提插，每次行针 10 秒，共行针 2 次。④在留针期间，要求患者均匀地做喉腔声门深呼吸运动，即快速深吸气，再缓缓地呼气。⑤出针后用干棉签按压针孔，其中天突及开音 1 号穴边按压边揉约 30 秒，使皮下肌肉纤维在按揉作用下交错位置，自然封闭针孔，避免空气顺针孔进入颈部肌肉间隙而进入胸腔发生气胸等意外事故，每天 1 次。

1.2 艾条（本院制作）热敏化悬灸：选取双侧涌泉穴，先在局部予回旋、雀啄、往返、温和灸四部法施灸各 1 分钟以激发经气，使之热敏化，即出现透热、扩热、传热、局部不热（或微热）远部热、表面不热（或微热）深部热、施灸（旋灸）部位或远离施灸部位产生酸、胀、压、重、痛、麻、冷等非热感觉等灸感反应的一种以上（含一种）就表明该腧穴已经发生热敏化，再在局部定点悬灸至30分钟为度，每天1次。

【功效】清养肺肾，引火归源，润喉止咳。

【适应证】**喉源性咳嗽（肺肾阴虚，邪滞咽喉证）**。症见：突发喉头奇痒，干咳频剧，连声作呛，饮水稍舒，咳甚遗溺，或伴咽痛、声嘶，或见午后潮热颧红，手足心热，盗汗，神疲，舌质红、少苔，脉细或细数。局部检查喉关或声门轻度充血，或喉底有颗粒突起。

【疗效】以本法治疗喉源性咳嗽患者40例，经治疗10天后，治愈15例，显效14例，有效9例，无效2例，总有效率95.0%。

【来源】杨淑荣，许增华，李颖，等．针刺结合艾灸法治疗喉源性咳嗽的疗效观察．中华中医药杂志，2010，25（7）：1128 – 1130

针刀微创疗法

口咽部

【用法】患者取坐位，头正位固定，暴露口咽部，丁卡因口咽部表面麻醉1~2次，3分钟后，1型1号小针刀点刺咽后壁淋巴滤泡，每次3~5个淋巴滤泡，深度0.3cm，见出血即可，7天后复诊，重复上述操作1次（选定不重复的淋巴滤泡）。

【功效】泄热解毒，散结利咽。

【适应证】**喉源性咳嗽**。症见：咳嗽、咽痒，且不痒不咳，咳嗽因咽痒发作，大部分以刺激性干咳为主，或咳少许黏痰，并伴有咽干、咽部异物感、声音嘶哑、咽部黏滞感、咽部灼热感等。

【疗效】以本法治疗喉源性咳嗽30例，治疗2次后，治愈9例，好转17例，未愈4例，总有效率86.67%。

【来源】寻满湘，滕磊，金伟国．针刀微创疗法治疗喉源性咳嗽的临床疗效观察．中医药信息，2011，28（5）：89 – 90

针药并用疗法

取穴：列缺　鱼际　合谷　照海　太溪　三阴交

蝉蜕汤：党参15g　蝉蜕6g　杏仁12g　桔梗12g　前胡12g　鱼腥草20g　黄芩9g　桃仁12g　当归12g　桑叶10g　薄荷6g　大枣6枚　甘草3g

【用法】针灸治疗：在所选穴位做皮肤常规消毒，采用0.35mm×50～60mm无菌针灸针直刺或斜刺，得气后连接G6805-2型电针仪，留针30分钟。针刺后，将1.5cm×1.5cm药饼（按1:1取当归粉、黄芪粉适量，用白酒调和制成）放置在天突穴上，用长3cm纯艾条点燃插入艾灸盒后放置在药饼上方温灸。针灸治疗每日1次。

中药治疗：每日1剂，水煎取汁300ml，分3次口服。

【功效】泄热宣肺，祛痰利咽止咳。

【适应证】**喉源性咳嗽**。症见：咳嗽、咽痒，且不痒不咳，咳嗽因咽痒发作，大部分以刺激性干咳为主，或咳少许黏痰，并伴有咽干、咽部异物感、声音嘶哑、咽部黏滞感、咽部灼热感等。

【疗效】以本法治疗喉源性咳嗽患者42例，经治疗10天后，痊愈31例，好转9例，无效2例，总有效率95.2%。

【来源】李鸿霞. 针药并用治疗喉源性咳嗽疗效观察. 上海针灸杂志，2012，31(7)：483-484

❀ 中医灼烙法

咽后壁

【用法】用1%的卡因注射液作2次咽部黏膜麻醉，采用TCA-1型扁桃体灼烙器圆形小烙铁械具进行治疗，在乙醇灯上加热（90℃左右），即刻蘸香油使其涂满烙铁头，所涂香油以不下滴为度，医师左手用压舌板将患者舌体压平，充分暴露出咽后壁，右手握住灼烙器的柄，将加热后的灼烙器迅速伸入口腔，灼烙器头部轻触患者咽后壁淋巴滤泡表面黏膜，触及的时间常规为0.5秒钟后，随即将灼烙器退出口腔，反复2～3次，可见灼烙处咽后壁淋巴滤泡黏膜变白。隔3天烙1次，7次为1个疗程。但应注意，灼烙不宜太深，以防损伤咽壁纤维层和肌层造成感染。

【功效】泄热解毒，消肿利咽止咳。

【适应证】**喉源性咳嗽**。症见：咳嗽、咽痒，且不痒不咳，咳嗽因咽痒发作，大部分以刺激性干咳为主，或咳少许黏痰，并伴有咽干、咽部异物感、声音嘶哑、咽部黏滞感、咽部灼热感等。

【疗效】以本法治疗喉源性咳嗽患者60例，治疗1个疗程后，治愈19例，显效18例，有效15例，无效8例，总有效率86.7%。

【来源】张勉，陈潇．中医灼烙法治疗喉源性咳嗽的临床疗效观察．湖北中医杂志，2012，34（12）：39－40

第四节　急性扁桃体炎

急性扁桃体炎，为腭扁桃体的急性非特异性炎症，常伴有不同程度的咽黏膜和淋巴组织炎症，是一种常见咽部疾病，多见于儿童和青年。春秋季节气温变化时容易发病。

乙型溶血性链球菌为急性扁桃体炎的主要致病菌，其次为非溶血性链球菌、葡萄球菌、肺炎双球菌、流感杆菌及腺病毒或鼻病毒等。细菌与病毒混合感染者也不少见。咽部与扁桃体隐窝内常存留有某些共生性细菌，一般情况下不会致病。当某些诱因致机体抵抗力降低时，则可发生急性炎症。受凉、过度疲劳、烟酒过度、有害气体刺激、上呼吸道慢性病灶等，均可作为诱因而发挥作用。急性扁桃体炎时，病原体可通过飞沫或直接接触而传染，潜伏期2~4天。

本病的诊断要点主要包括：①常有受凉、疲劳等病史；②临床表现起病急，咽痛剧烈，吞咽困难；③检查见扁桃体及腭舌弓、腭咽弓充血肿胀，扁桃体表面可见黄白色脓点，或隐窝口有黄白色点状渗出物，或成片连成假膜。本病以溶血性链球菌感染为主，正规抗生素治疗为主要原则。辅之以辨证论治，对于快速缓解症状、减少各种并发症，均具有很好疗效。同时，应适当隔离，注意休息，进流质易消化饮食，多饮水，保持大便通畅。

急性扁桃体炎，中医学称为"急乳蛾"，亦称"风热乳蛾"。起病急骤，多为风热之邪趁虚外袭，火热邪毒搏结喉核所致。

李家凤 "化扁方"

桑叶 10g　玄参 10g　麦冬 10g　前胡 10g　桔梗 10g　板蓝根 10g
射干 10g　知母 6g　炒黄芩 6g　金银花 10g　薄荷（后下）6g　天花
粉 10g　青黛（包）6g　甘草 3g

【用法】1 剂/天，水煎 100～200ml，分 3 次口服。

【功效】清热解毒，利咽消肿。

【适应证】**小儿乳蛾（肺胃热盛证）**。症见：咽喉红肿，双侧扁桃体肿大
或有白色脓点附着，或高热不退，口干渴，唇红干裂，或衄血，不思食，大
便干结，小便色黄。舌质红、苔薄黄或黄腻，脉数或指纹浮紫。

【临证加减】高热者加生石膏；扁桃体红肿但无脓点者去青黛加大青叶；
声音嘶哑者加蝉蜕、僵蚕；痰多者加竹茹；鼻衄者加白茅根、藕节。

【来源】杨艳，熊磊，李家凤."化扁方"治疗小儿急性扁桃体炎经验.云南中医
学院学报，2006，29（3）：34

双花茶

大黄（打碎）10g　金银花 10g　胖大海（较大者）2 个　麦冬 5g
玄参 5g　甘草 3g　生姜 3 片　大枣 3 个　葱白 3 段

【用法】用开水沏成 500ml，少量频服，随时加开水，每剂饮用 1 天。

【功效】清热解毒，凉血散瘀。

【适应证】**急性扁桃体炎（肺胃热盛证）**。症见：吞咽时咽部干痛，咽部
急性充血伴水肿，腭扁桃体肿大，有点状或片状分泌物，无淋巴结肿大、无
扁桃体周围脓肿。

【疗效】治愈 38 例，好转 5 例，无效 3 例，总有效率为 93.48%。

【来源】李景先，李景海，顾梦萍.中药泡服治疗急性扁桃体炎 46 例疗效观察.长
春中医药大学学报，2010，26（1）：98-99

郭元林喉证方

牛蒡子 12g　荆芥 10g　连翘 10g　防风 10g　玄参 10g　山豆根

10g 桔梗 10g 黄连 3g 甘草 3g 金银花 15g 薄荷 6g 大黄 6g·

【用法】每日 1～2 剂，最适宜每次水煎取 250ml，日服 2～3 次。

【功效】疏解外邪，清泄内热，泻火解毒，滋阴养液。

【适应证】**急性扁桃体炎（风火相煽，搏结咽喉证）**。症见：咽部疼痛，吞咽不便或有梗塞感，喉核红肿，表面或有黄白色脓点，甚者咽峡红肿，颌下淋巴结肿大压痛，发热恶寒，头痛，口渴，咳嗽痰稠黄，小便黄，大便干结，舌质红、苔微黄或黄腻，脉浮数或洪大。

【疗效】治愈 74 例，有效 18 例，无效 10 例，总有效率为 90.20%。

【来源】吴兆怀，何吴赟，邓应君，等. 郭元林治疗喉证方治疗急性扁桃体炎 102 例. 实用中医药杂志，2006，22（1）：12－13

🪷 鸭跖草鲜品

鸭跖草鲜品 60g（干品 30g）

【用法】浓煎去渣，加冰糖 30g，凉后服用，每日 3 次。吞咽困难者用鲜全草绞汁调米醋少许，频频咽下。

【功效】清热解毒，利咽消肿。

【适应证】**急性扁桃体炎（热盛证）**。症见：以咽痛、吞咽困难为主要症状，伴有发热，咽部检查见扁桃体充血呈鲜红或深红色、肿大、表面有脓点，严重者有小脓肿。

【疗效】112 例中优 86 例，良 24 例，差 8 例亦在两天内治愈，治愈率 100%。

【来源】郑培銮. 鸭跖草治疗急性扁桃体炎 112 例效果观察. 时珍国药研究，1993，4（2）：10－11

🪷 玄麦利咽汤

玄参 20g 麦冬 20g 沙参 20g 金银花 20g 生地黄 20g 鱼腥草 20g 桔梗 15g 射干 15g

【用法】水煎服，每天 2 次，每日 1 剂，共服 3～5 天。

【功效】疏风清热，利咽消肿。

【适应证】**急性扁桃体炎（风热证）**。症见：急起有咽喉疼痛，吞咽困难，畏寒，发热，头痛，周身不适等症状及双侧扁桃体充血、肿大，陷窝内有脓性分泌物，下颌淋巴结肿大等体征。

【疗效】治愈 28 例，好转 2 例，无效 0 例，总有效率为 100%。

【来源】唐启佳. 玄麦利咽汤治疗急性扁桃体炎 30 例. 湖南中医杂志，2002，18（4）：40－41

🪷 消肿退热汤

柴胡 10g　黄芩 15g　僵蚕 10g　薄荷 10g（后下）　　金银花 10g　连翘 10g　生石膏 30g（先煎）　射干 10g　卤地菊 15g　蚤休 10g　牛蒡子 10g　桔梗 6g　玄参 15g　浙贝母 10g　芦根 30g

【用法】头煎加水约 500ml，先泡 20 分钟，武火煮沸后，改小火再煮沸 30 分钟，取液约 300ml；二煎，加水约 400ml，武火煮沸后，改小火再煮沸 30 分钟，取液约 300ml；两煎药汁混合后，分成 2 份。口服（温服），每天 3～4 次，每日 1 剂。

【功效】消肿退热，清热利咽。

【适应证】**急性扁桃体炎（肺胃热盛证）**。症见：突然发热，咽痛，常放射至耳部，全身酸痛不适，咽痛剧者有吞咽困难，咽部黏膜弥漫性充血，以扁桃体及腭弓明显，扁桃体Ⅰ～Ⅲ度肿大，表面有黄白色脓点或可见脓性分泌物，易拭去，拭去后不出血，颌下淋巴结肿大，压痛、体温升高。

【临证加减】若大便秘结者，加大黄 5g、芒硝 10g（冲服）清热泻下；咽痛者，加山豆根 10g 解毒利咽、化痰散结；咳嗽剧烈者，加前胡 10g、马勃 6g、杏仁 6g。

【疗效】治愈 32 例，好转 18 例，未愈 0 例，总有效率为 100%。

【来源】丁春. 消肿退热汤治疗风热型乳蛾 50 例. 湖南中医杂志，2002，18（1）：43－44

🪷 清热解毒化扁汤

蒲公英 30g　连翘 12g　荆芥 12g　防风 12g　黄芩 15g　玄参 15g

薄荷 5g　僵蚕 10g　甘草 6g

【用法】头煎加水约 500ml，先泡 20 分钟，武火煮沸后，改小火再煮沸 30 分钟，取液约 300ml；二煎，加水约 400ml，武火煮沸后，改小火再煮沸 30 分钟，取液约 300ml；两煎药汁混合后，分成 3 份。口服（温服），每天 3 次，每日 1 剂。

【功效】清热解毒，通利咽喉。

【适应证】**急性扁桃体炎（热毒炽盛证）**。症见：咽部疼痛，吞咽不便或有梗塞感，喉核红肿，表面或有黄白色脓点，甚者咽峡红肿，颌下淋巴结肿大压痛，发热，头痛，口渴，咳嗽痰稠黄，尿赤，舌质红、苔黄，脉数或洪数，检查扁桃体充血呈鲜红或深红色、肿大、表面有脓点，严重者有小脓肿。

【临证加减】发热甚者加石膏 15g、栀子 10g；咳甚痰多者加前胡 12g、瓜蒌 10g、川贝母 6g；便干者加枳实 10g、大黄 6g。

【疗效】治愈 30 例，好转 7 例，无效 4 例，总有效率为 92.68%。

【来源】于兴娟，汪冰.清热解毒化扁汤治疗急性扁桃体炎 41 例临床研究.云南中医中药杂志，2009，30（1）：7 – 8

升降散

姜黄 10g　蝉蜕 10g　大黄 12g　僵蚕 10g

【用法】每日 1 剂，加清水 2000ml 煎至 500ml，分 2 次服，以服药后解稀薄大便 1 ~ 2 次效果最好。服药期间停用一切西药，高热不退者可用温水擦浴。

【功效】清热解毒，消肿止痛。

【适应证】**急性扁桃体炎（风火痰热证）**。症见：起病急，咽干灼痛，吞咽增，畏寒发热，全身不适。咽部检查见扁桃体充血肿大，重者隐窝口有黄白色脓点或融合成假膜，假膜局限于扁桃体，易拭去，不出血，咽充血，颌下淋巴结肿大、有压痛。

【临证加减】高热口渴加石膏 30g、葛根 30g；便秘加玄参 20g；痰多加浙贝母 10g、胆南星 10g；咽喉疼痛甚者加桔梗 10g、射干 10g；红肿明显加金银花 20g、连翘 20g。

【疗效】痊愈 91 例，无效 9 例，总有效率为 91%。

【来源】李孔就.升降散治疗急性扁桃体炎 100 例.中国中医急症，2002，11（4）：315

🌸 清蛾汤

金银花 10 ~ 15g　连翘 5 ~ 10g　山豆根 5 ~ 10g　栀子 5 ~ 10g　板蓝根 10 ~ 15g　锦灯笼 3 ~ 5g　牛膝 3 ~ 10g　青黛 3 ~ 10g（包煎）薄荷 3g　玄参 5 ~ 10g　甘草 3g

【用法】每日 1 剂，温水浸泡 60 分钟，水煎 2 次并浓缩取汁 100 ~ 500ml，分 2 ~ 3 次温服，每 6 ~ 8 小时服用 1 次，服药 3 日为 1 个疗程。

【功效】清热解毒，消肿止痛。

【适应证】**急性扁桃体炎（风热证）。**

【临证加减】发热高者，加生石膏或羚羊角粉冲服；纳呆苔腻者，加茯苓、山楂、乌梅；便秘者，加大黄；咳嗽者，加杏仁、枇杷叶。

【来源】倪昭海，葛燕清．清蛾汤治疗小儿急性扁桃体炎 82 例．新疆中医药，2004，22（1）：12

🌸 乳蛾一号

金银花 15g　大青叶 15g　板蓝根 5g　金灯笼 6g　桔梗 6g　甘草 6g　牛蒡子 6g　玄参 6g　牡丹皮 6g　赤芍 10g　马勃 5g　青蒿 15g　薄荷 6g　蒲公英 10g　黄芩 6g

【用法】用水泡半小时，头煎煮沸 8 分钟，二煎煮沸 20 分钟，频服，日 1 剂。

【功效】清热解毒，散瘀消肿。

【适应证】**小儿急性扁桃体炎（热毒炽盛证）。**症见：起病急，咽干灼痛，吞咽增，畏寒发热，全身不适。咽部检查见扁桃体充血肿大，重者隐窝口有黄白色脓点或融合成假膜，假膜局限于扁桃体，易拭去，不出血，咽充血，颌下淋巴结肿大、有压痛。

【疗效】显效 58 例，有效 17 例，无效 9 例，总有效率为 89.30%。

【来源】刘清贞，崔文成．乳蛾一号治疗小儿急性扁桃体炎 84 例．山东中医杂志，1990，3（6）：13

清肺利咽汤

生地黄 30g　玄参 18g　麦冬 15g　牡丹皮 9g　白芍 15g　板蓝根 30~45g　山豆根 15g　黄芩 12g　薄荷 9g　蝉蜕 9g　桔梗 9g　牛蒡子 12g　甘草 6g

【用法】头煎加水约 500ml，先泡 20 分钟，武火煮沸后，改小火再煮沸 30 分钟，取液约 300ml；二煎，加水约 400ml，武火煮沸后，改小火再煮沸 30 分钟，取液约 300ml；两煎药汁混合后，分成 3 份。口服（温服），每天 3 次，每日 1 剂。

【功效】清肺利咽，滋阴凉血。

【适应证】**急性扁桃体炎（肺经蕴热证）**。症见：起病急，咽干灼痛，吞咽增，畏寒发热，全身不适。咽部检查见扁桃体充血肿大，重者隐窝口有黄白色脓点或融合成假膜，假膜局限于扁桃体，易拭去，不出血，咽充血，颌下淋巴结肿大、有压痛。

【临证加减】如体温 39℃ 以上，该方加肉桂 3g；咳嗽、吐黄痰，加浙贝母 12g、前胡 12g、炒杏仁 9g。

【疗效】治愈 24 例，显效 9 例，有效 2 例，无效 1 例，总有效率为 97.20%。

【来源】于文生，吕同杰. 清肺利咽汤治疗急性扁桃体炎 36 例. 山东中医杂志，1990，9（5）：14

三花虫衣汤

金银花 15g　野菊花 15g　蒲公英 20g　蝉蜕 7g　土茯苓 15g　贯众 15g　板蓝根 30g　浙贝母 15g

【用法】水煎服，每天 2 次，每日 1 剂。

【功效】清热解毒，利咽消肿。

【适应证】**急性扁桃体炎（肺经蕴热证）**。

【临证加减】伴高热者加生石膏 30g（先煎 10 分钟）。

【疗效】痊愈 210 例，好转 90 例，总有效率为 100%。

【来源】李晨阳. 三花虫衣汤治疗急性扁桃体炎 300 例. 湖南中医杂志，1999，15

（2）：28

🪷 儿硼散

儿茶10g　硼砂15g　珍珠粉15g　黄柏15g　青黛10g　薄荷10g
板蓝根15g　玄明粉10g　黄芩15g　黄连15g　上梅片3g　甘草15g

【用法】共研末过120目筛，装瓶备用。以适量吹入咽喉部位，1日4次，7日为1个疗程。

【功效】清热利咽，泻火解毒，消肿止痛。

【适应证】**急性扁桃体炎（热毒炽盛证）**。症见：突然发热，咽痛，常放射至耳部，剧痛者有吞咽困难，全身酸痛不适，咽部黏膜弥漫性充血，以扁桃体及腭弓明显，扁桃体肿大，隐窝开口处有黄白色分秘物，有时可连成片状假膜，但不超出扁桃体范围，易拭去，拭去后不出血，颌下淋巴结肿大，压痛，白细胞总数和中性粒细胞增多，体温升高。

【疗效】治疗31例，痊愈10例，显效17例，有效4例，无效0例，总有效率为100%。

【来源】皮国香．儿硼散治疗急性咽炎、急性扁桃体炎62例临床观察．湖南中医杂志，1998，14（4）：11-12

🪷 升降散合刺络放血法

蝉蜕10～20g　僵蚕10～20g　姜黄10～15g　大黄3～10g　荆芥
10～15g　薄荷10～15g　桔梗10～15g　焦栀子3～10g　连翘10～15g
玄参10～20g　麦冬10～15g　甘草3～6g　车前草30g

【用法】每日1剂，浓煎100ml，取汁，1天内分3次服完。

刺络放血法：取少商、耳尖皮肤常规消毒，用三棱针点刺，出血量视体温高低而定，以3～5滴为度，每日1次。

【功效】解毒利咽逐瘀，通达内外表里。

【适应证】**儿童急性扁桃体炎（卫分证）**。

【疗效】治愈31例，显效6例，有效3例，无效1例，总有效率为90.24%。

【来源】陈怡，王剑，何维．升降散合刺络放血法治疗儿童急性扁桃体炎卫分证临床观察．中国中医急症，2014，23（8）：1431－1432

针刺放血

主穴取下颌角前（下颌骨下内缘，下颌角前1寸处）、耳后紫筋（耳尖下外8分处）。

配穴取廉泉、天突、颈夹脊穴。

【用法】患者端坐，体弱者可平卧；以75％乙醇棉球消毒针刺穴位，采用毫针散刺法放血，每次取2~3穴，每日1~2次，7日为1个疗程。

【功效】清热解毒，消肿散结，祛瘀通络，祛邪安正。

【适应证】**急性扁桃体炎（热毒炽盛证）。**

【来源】王秀军．针刺放血治疗急性扁桃体炎2700例的疗效观察．上海针灸杂志，2006，25（11）：20－21

少商穴点刺放血

少商　合谷穴

【用法】少商穴常规消毒，医者用左手拇、食指捏紧患者的拇指并向少商穴推按，使血液集中在少商穴，右手持三棱针快速刺入穴位，挤出2~3滴血液，然后用干棉球按压片刻即可，每日或隔日1次。合谷穴常规消毒，用28号2寸的毫针刺0.5~1寸，施行泻法，留针10~20分钟，期间行针2~3次。

【功效】疏散表邪，清热泻火。

【适应证】**急性扁桃体炎（风热外侵型及胃火炽盛型）。**症见：咽喉红肿灼热、疼痛较剧，吞咽不利，发热恶寒，舌红、苔白或黄，脉浮数或滑数，兼见口渴，便秘等。

【疗效】痊愈33例，显效7例，无效2例，总有效率为95.24％。

【来源】王艳华，郑国艳，窦翠华．少商穴点刺放血为主治疗急性扁桃体炎42例．针灸临床杂志，2000，16（11）：37－38

一年蓬配合耳尖放血

一年蓬40g

【用法】水煎，每日分2次口服，服用5天。

耳尖放血：令患者端坐或平躺，手按揉耳尖使充血，以75%乙醇棉球消毒，采用三棱针直刺耳尖放血，挤压出5～10滴血，每日1次，每日一侧耳尖，连续5天。

【功效】清热解毒，利咽消肿。

【适应证】**急性扁桃体炎（热毒炽盛证）**。症见：咽痛剧烈，吞咽困难，咽部检查见扁桃体充血肿大，表面可见灰白色斑点，并有畏寒、发热等。

【疗效】治愈25例，好转13例，无效2例，总有效率为95%。

【来源】胡星星，陈自立，罗成善．一年蓬配合耳尖放血治疗急性扁桃体炎40例．中国中医急症，2008，17（11）：1624－1625

耳针为主配合体针

主穴：耳尖（将耳轮向耳屏对摺时，耳廓上面的顶端处） 耳背静脉（选耳背最上面的一条静脉）

配穴：曲池 合谷

【用法】行耳尖、耳背静脉点刺放血1～3滴。体温较高者加曲池针刺，直刺1寸；咽喉疼痛明显者加合谷针刺，直刺1.5寸，均用泻法，年长儿留针15分钟，婴幼儿不留针；惊厥者针刺人中，向上斜刺0.2寸，留针20分钟。注意事项：点刺耳尖、耳背静脉前先行按摩耳廓使其充血，然后常规消毒放血部位之皮肤，术毕再用消毒干棉球按压点刺部位。

【功效】疏通经络，祛瘀生新，镇静退热，消炎止痛。

【适应证】**小儿急性扁桃体炎，尤以风热型为佳**。症见：咽喉红肿灼热、疼痛较剧，吞咽不利，发热恶寒，舌红、苔白或黄，脉浮数，兼见口渴，便秘等。

【来源】王会来，付淑文．耳针为主配合体针治疗小儿急性扁桃体炎76例疗效观察．针灸临床杂志，2003，19（3）：10－11

🪷 手针配耳穴放血

针刺取穴：咽喉点（位于手背，第三、四掌指关节之间，靠近第三掌指关节处）　头痛点（位于手背，第三、四掌骨间，掌指关节后0.5寸）　退热点（位于手背，中指桡侧指蹼处）　少商

耳穴放血：耳尖　扁桃体　咽喉点　耳后小静脉（耳后小静脉显露最明显处为中心）

【用法】针刺手穴：患者取仰卧位或坐位，将选用的手穴局部常规消毒后，右手持毫针（选用30号1.5寸），左手切在穴点处，直刺入皮肤，进行提插捻转，使患者有酸胀感，均用泻法，留针30分钟。一般先针一侧手穴，隔日换另一侧手穴，每日1次。

耳穴放血：患者取端坐位，将选用的耳穴先揉搓数次，使局部皮肤充血，常规消毒后，左手捏起穴位皮肤，右手持三棱针，对准上述诸穴连续快速点刺1~2分，使每个刺血点出血3~5滴，然后用消毒干棉球按压针孔片刻，隔日1次。

【功效】清泄肺热，通窍利咽，消炎止痛。

【适应证】**急性扁桃体炎**。症见：以咽痛、吞咽困难为主要症状，伴有发热，咽部检查见扁桃体充血呈鲜红或深红色、肿大、表面有脓点，严重者有小脓肿。

【来源】林华. 手针配耳穴放血治疗急性扁桃体炎88例. 中国针灸，2000，（S1）：88－89

🪷 天灸太渊穴

双侧太渊穴

【用法】将大蒜、百草霜按10:1的比例捣碎混合，取6g敷贴在双侧太渊穴24小时，一次治疗。

【功效】疏通经络，通达三焦，调整脏腑经络的虚实。

【适应证】**急性扁桃体炎（肺经蕴热证）**。症见：发热，伴有咽痛；病程≤48小时，扁桃体肿大，表面有脓点或脓性分泌物。

【疗效】治愈7例，显效3例，好转2例，总有效率为100%。

【来源】谢福利. 天灸太渊穴治疗复发性急性扁桃体炎机理探讨. 中医外治杂志, 2012, 21 (3): 12-13

刺血疗法

少商　耳尖　耳背静脉（选耳背三条静脉最充盈之一）

【用法】点刺前先以左手按揉预定刺血部位，使其充血，然后常规消毒，以左手拇、食两指捏紧被刺部位，右手拇、食两指持三棱针针柄，中指指腹紧靠针身下端，快速点刺，在左手拇、食指及右手中指的压挤下，放血3~5滴，术毕用消毒干棉球按压针孔，每日1次。

【功效】清热解毒，消肿散结，祛瘀通络，祛邪安正。

【适应证】**急性扁桃体炎（热毒炽盛证）**。症见：以咽痛、吞咽困难为主要症状，伴有发热、恶寒、咽干、咳嗽等症；咽部检查见扁桃体充血肿大，表面或有脓点，严重者有小脓肿。

【疗效】治疗40例，痊愈38例，好转2例，无效0例，总有效率为100%。

【来源】于竹力. 刺血疗法治疗急性扁桃体炎40例. 针灸临床杂志, 2007, 23 (6): 32-33

大椎穴刺络拔罐

主穴：大椎

配穴：少商　足三里

【用法】令患者取坐位，低头。大椎穴常规消毒后，用三棱针点刺，然后在其左右上下距0.5寸处各刺1针，用闪火法拔罐，留罐10~15分钟，穴位出血1~2ml为宜；足三里平补平泻，留针10~15分钟；少商点刺出血。隔日1次，治疗3次统计疗效。

【功效】清热解毒，消痈散结。

【适应证】**急性扁桃体炎（热毒炽盛证）**。症见：起病急，咽干灼痛，吞咽痛增，恶寒发热，全身不适。咽部检查见扁桃体充血肿大，重者隐窝口有黄白色脓点，或成假膜，但不超出扁桃体本身，易拭去，不出血。咽部充血，颌下淋巴结肿大，有压痛。

【疗效】痊愈 87 例，显效 25 例，好转 8 例，总有效率为 100%。

【来源】陈桂兰. 大椎穴刺络拔罐治疗急性扁桃体炎 120 例. 中国针灸，1996，(7)：3

❀ 蝎尾散外贴

蝎尾 5g　冰片 2g

【用法】共研细末备用。治疗时取 0.5g 药粉，置于 3cm×3cm 的橡皮膏中，敷贴于单侧或双侧下颌角下方，正对肿大的扁桃体外的皮肤上，每日换药 1 次。

【功效】疏风清热，解毒利咽。

【适应证】**急性扁桃体炎（外感毒邪，肺经蕴热证）**。症见：起病急，咽干灼痛，吞咽痛增，恶寒发热，全身不适。咽部检查见扁桃体充血肿大，重者隐窝口有黄白色脓点，或成假膜，但不超出扁桃体本身，易拭去，不出血。咽部充血，颌下淋巴结肿大，有压痛。

【来源】韩振峰，柳喜倩. 蝎尾散外贴治疗小儿急性扁桃体炎 28 例. 中国民间疗法，2002，10（9）：22

第五节　慢性扁桃体炎

慢性扁桃体炎的常见病原菌为链球菌及葡萄球菌，多因急性扁桃体炎反复发作，使隐窝内上皮坏死，炎性渗出物积聚其中，隐窝引流不畅，感染演变为慢性过程而成为本病。也可继发于猩红热，麻疹，流感，白喉鼻腔及鼻窦感染。

本病的诊断要点主要包括：

（1）病史：咽痛反复发作，有急性扁桃体炎反复发作史；

（2）症状：咽部不适，干燥，微痛，刺痒或异物感，清嗓或干咳；因扁桃体反复发炎出现全身症状，如食欲不振、消化不良、低热、肌肉和关节痛，以及引起颈淋巴结炎、心肌炎、肾炎等合并症；

（3）检查：①一般检查：扁桃体表面不平，可见细条状瘢痕组织，黏膜下有黄白色小点，隐窝口可见脓栓，或用压舌板挤压腭舌弓时，有脓液或干酪样物自隐窝口溢出，腭舌弓呈带状慢性充血，且常与扁桃体有粘连，下颌角淋巴结肿大；②实验室检查：图片法或压片法作细胞学检查可见淋巴细胞及浆细胞较多，分叶中性核细胞少，即细胞退行性变明显；抗链球菌溶血素"O"反应（ASO）>400。

临床上，慢性扁桃体炎的治疗方法主要有：免疫疗法、手术疗法、针灸疗法、含漱、吹喉、雾化吸入等局部治疗等，除此之外，中药内服亦是治疗慢性扁桃体炎的方法之一，可与以上治疗配合应用，增强疗效。

慢性扁桃体炎，中医学称为"慢乳蛾"或"虚火乳蛾"，多因肺肾阴虚，虚火上炎；脾胃虚弱，喉核失养及痰瘀互结，凝聚喉核所致。

🪷 仙方活命饮

金银花15g　当归15g　赤芍15g　天花粉15g　浙贝母15g　红藤20g　败酱草20g　防风10g　白芷10g　皂角刺10g　陈皮6g　穿山甲6g　乳香6g　没药6g　桔梗6g　甘草3g

【用法】水煎服，每天2次，每日1剂，连服1个月为1个疗程。

【功效】清热解毒，消肿溃坚，活血止痛。

【适应证】**慢性扁桃体炎（热瘀证）**。症见：①反复发作咽痛；②咽部不适、干燥、微痛、刺痒或异物感，常引起干咳；③扁桃体肥大，可有不同程度呼吸困难和吞咽障碍。

【临证加减】发热者加柴胡、黄芩，大便秘结者加桃仁、大黄。

【疗效】显效28例，有效15例，无效5例，总有效率为89.60%。

【来源】徐成兴.仙方活命饮加味治疗慢性扁桃体炎48例.吉林中医药，2005，25（6）：31

🪷 消蛾汤

黄芪10~30g　沙参5~12g　玄参8~10g　红花8~10g　牡丹皮8~10g　板蓝根10~30g　桔梗5~12g　甘草6~8g

【用法】水煎服，每天2次，每日1剂。

【功效】益气养阴，清热解毒，利咽消肿。

【适应证】**慢性扁桃体炎（气阴两虚挟热证）**。症见：咽部疼痛不甚强烈，有异物感，经常反复发作；咽部检查见喉核及喉核前后潮红肥大，喉核上可见黄白色脓点，或喉核被挤压时有黄白色分泌物溢出。

【临证加减】合并水肿者，加麻黄6~8g、连翘5~12g、赤小豆2~15g；合并心悸者加龙骨8~12g、牡蛎8~12g、磁石5~10g；合并痹证者加忍冬藤5~10g、防己8~10g；伴新发外感者加荆芥穗6~10g、柴胡6~12g。

【疗效】治愈78例，好转27例，无效18例，总有效率为85.36%。

【来源】吕继章，丁庆学．消蛾汤治疗慢性扁桃体炎123例．北京中医学院学报，1992，15（3）：44－45

釜底抽薪汤联合啄治法

熟大黄2g　芒硝1g　枳实3g　厚朴3g　金银花3g　黄芩3g　石膏10g　天花粉5g　石斛5g　皂角刺5g　当归5g　白术4g　肉桂2g　甘草3g

【用法】每日1剂，水煎2次取汁300ml，分早、中、晚3次服。

啄治法：护士协助患儿取仰卧位并张口，用压舌板压住舌体前1/3，暴露扁桃体，不用麻醉，用一次性扁桃体手术弯刀，在扁桃体隐窝口及周围做快速点刺，刺入深度约2mm，每侧刺4下，伴少量出血为准。每3天治疗1次。

【功效】釜底抽薪，祛火退热。

【适应证】**小儿慢性扁桃体炎（肺胃热盛，阴伤血瘀证）**。症见：发热，咽痛及吞咽困难，伴或不伴咳嗽，扁桃体肿大，有脓点或脓苔。

【疗效】痊愈32例，显效13例，有效11例，无效4例，总有效率为93.30%。

【来源】张秀梅．釜底抽薪汤联合啄治法治疗小儿慢性扁桃体炎60例临床观察．河北中医，2014，36（6）：828－829

夏膝千金汤

金银花6g　连翘6g　桔梗6g　木蝴蝶6g　夏枯草25g　怀牛膝

20g　射干6g　玄参9g　生地黄6g　麦冬6g

【用法】用水煎，取药液100ml，每日1剂，分3次于饭后10分钟服，3～6岁小儿酌减，10日为1个疗程，连续用药2个疗程。

【功效】清热化痰，利咽消肿，补养肺肾。

【适应证】**儿童慢性扁桃体炎（肺肾阴虚挟痰热证）**。症见：发热，咽痛及吞咽困难，伴或不伴咳嗽，扁桃体肿大，有脓点或脓苔。

【临证加减】发热38.5℃以上加生石膏15～25g、知母6g；头晕痛加白芷6g，消化不良加白术6g、茯苓6g，去生地黄、麦冬。

【来源】李林，唐传其.夏膝千金汤为主治疗儿童慢性扁桃体炎93例临床分析.广西中医学院学报，2002，5（1）：17－18

🪷 八珍汤

党参15g　当归10g　茯苓9g　白术9g　白芍9g　熟地黄9g　川芎6g　甘草6g

【用法】水煎服，每日1剂，10日为1个疗程，用药1～3个疗程。

【功效】益气健脾，养血活血。

【适应证】**慢性扁桃体炎（气血两虚证）**。症见：咽部疼痛不甚强烈，有异物感，经常反复发作；咽部检查见喉核及喉核前后潮红肥大，喉核上可见黄白色脓点，或喉核被挤压时有黄白色分泌物溢出。

【临证加减】低热、易汗出者，加黄芪15g；痰多、咽部窒闷不适者，加桔梗6g。

【疗效】痊愈41例，有效8例，无效1例，总有效率为98%。

【来源】赵丽明，梅玉娥.八珍汤治疗慢性扁桃体炎50例.四川中医，2004，22（3）：86

🪷 升阳散火汤

柴胡18g　升麻15g　葛根15g　独活15g　羌活15g　白芍15g
党参15g　炙甘草10g　防风10g　生甘草5g

【用法】另加生姜、大枣。每剂两煎，匀分5～7份，日服3次。

【功效】升散伏郁之邪，佐清伏郁之火。

【适应证】**慢性扁桃体炎（风火伏郁，清阳内困，阴火居上证）**。症见：低热不退或退后复热。患侧扁桃体红肿Ⅲ度，疼痛，低热、以午后明显，口臭伴轻微咳嗽，纳食不佳，面色无华，神疲倦怠，舌质淡、苔白润，脉浮略数。

【临证加减】咽炎肿痛甚者可加少量板蓝根。

【疗效】治愈49例，显效11例，好转5例，总有效率为92.30%。

【来源】张德光. 升阳散火汤治疗慢性扁桃体炎65例. 实用中医药杂志，2003，19（8）：409

🪷 清咽汤

赤芍6～20g　生地黄10～20g　麦冬10～15g　桔梗6～10g　牛蒡子5～9g　黄芩6～9g　金银花10～15g　山豆根3～9g　半夏3～6g　甘草3～6g　板蓝根10～15g

【用法】本方水煎服，每日1剂。

【功效】凉血解毒，利咽散结。

【适应证】**小儿慢性扁桃体炎（热盛者）**。症见：发热，咽痛及吞咽困难，伴或不伴咳嗽，扁桃体肿大，有脓点或脓苔。

【临证加减】急性发作期，患儿高热，扁桃体Ⅱ度肿大，甚则化脓，在基础方上加生石膏15～20g、金银花30g、板蓝根15～30g；慢性期低热，扁桃体Ⅱ度肿大，充血不甚时，可用基础方服15～30剂；若患儿控制在月内不发热，扁桃体亦明显缩小（约Ⅰ度肿大），精神均好，可在基础方上加黄芪、党参、防风、砂仁以增强免疫功能。

【疗效】痊愈47例，好转8例，无效0例，总有效率为100%。

【来源】盖欣. "清咽汤"治疗小儿慢性扁桃体炎55例. 辽宁中医杂志，1992，（7）：35

🪷 参七散

三七　西洋参　知母　桔梗　　按2∶2∶1∶1比例研粉

【用法】每日早、晚水各送服5～10g，15天为1个疗程。治疗1～2个疗程。

【功效】清火消痈，活血定痛。

【适应证】**急性扁桃体炎（血瘀证）**。症见：有反复发作的咽痛、易感冒或扁桃体周围脓肿病史；经常有咽部不适或口臭，咽部异物感、阵发性咳嗽；舌腭弓明显慢性充血，隐窝口处有黄白脓栓，或用压舌板挤压舌腭弓时，有脓性分泌物从隐窝口流出。

【疗效】治愈 22 例，好转 27 例，无效 3 例，总有效率为 94.23%。

【来源】方奇.参七散治疗慢性扁桃体炎 52 例临床观察.中医临床研究，2013，5（5）：83-84

釜底抽薪散穴位敷贴

吴茱萸 15g　胡黄连 6g　胆南星 3g　生大黄 3g

【用法】将以上 4 味药共研成细末，用瓶或罐装好密封。使用时用陈醋调成糊状，患儿睡前温开水泡脚，晚上睡熟后涂敷于涌泉穴即双足心（位于足前部凹陷处第二、三趾缝纹头端与足跟连线的前三分之一处）上，外用纱布包扎，并用胶布固定。于次晨起取下。每天 1 次，10 天为 1 个疗程。用量：5 岁以内儿童每次 6g，6 至 10 岁儿童每次 10g，10 岁以上儿童每次 12g。

【功效】引气下行，引火归原。

【适应证】**慢性扁桃体炎（阴虚痰扰证）**。症见：①有慢性扁桃体炎急性发作病史，病程在 6 个月以上；②每半年发作次数在 3 次以上，每年发作不少于 6 次；③扁桃体慢性充血肿大Ⅱ度以上，表面隐窝处覆盖有白色或黄白色点状渗出物；④下颌角淋巴结可触及肿大。

【疗效】显效 40 例，有效 13 例，无效 3 例，总有效率为 94.64%。

【来源】刘晓辉，牛仁秀.釜底抽薪散穴位贴敷治疗小儿慢性扁桃体炎反复发作 56 例临床观察.河北中医药学报，2012，27（4）：41

啄治法

双侧扁桃体

【用法】患者取坐位，张口，用压舌板压住舌体，暴露扁桃体，持扁桃体手术弯刀，在扁桃体上做雀啄样动作，每侧 4~5 下，伴少量出血，以吐 2~3 口血为适度。同法做对侧扁桃体。2~3 天 1 次，5 次为 1 个疗程，一般治疗 1~3 个疗程。

【功效】放血排脓，疏导瘀阻。

【适应证】**急性扁桃体炎（气血结聚证）**。症见：①反复发作咽痛；②咽部不适、干燥、微痛、刺痒或异物感，常引起干咳；③扁桃体肥大，可有不同程度呼吸困难和吞咽障碍。

【疗效】治愈 42 例，显效 70 例，有效 43 例，无效 7 例，总有效率为 95.68%。

【来源】汪冰．啄治法治疗慢性扁桃体炎的临床研究．山东中医杂志，2005，24（2）：85－86

🪷 火烙法

应用自制小烙铁：其长度为 20cm，直径 0.2～0.3cm，用紫铜制造。大号：直径 1.0cm，厚度 0.2cm；中号：直径 0.7cm，厚度 0.2～0.3cm；小号：直径 0.5cm，厚度 0.3cm。

【用法】患者面对施烙者，端坐张口，儿童应有人在其背后扶头，施烙者左手握压舌板将舌压下，使扁桃体充分暴露，根据患者扁桃体肥大程度，选择适当的烙铁二三支，在乙醇灯上加热，当烙铁烧至通红时，取一支烙铁蘸上少许香油后不要延迟地送入口腔、咽部，对准扁桃体进行烧烙，当听到烙铁"滋啦"声后立即取下，不宜停留，换一支烙铁按上述同样的方法施烙。直至整个扁桃体表面烧至焦黑，整个过程无需使用麻醉药物。

【功效】提高免疫球蛋白的水平，消除慢性炎症。

【适应证】**慢性扁桃体炎（气血结聚证）**。症见：①有慢性扁桃体炎急性发作病史，病程在 6 个月以上；②每半年发作次数在 3 次以上，每年发作不少于 6 次；③扁桃体慢性充血肿大Ⅱ度以上，表面隐窝处覆盖有白色或黄白色点状渗出物；④下颌角淋巴结可触及肿大。

【疗效】治愈 13 例，显效 11 例，有效 12 例，无效 1 例，总有效率为 97.30%。

【来源】韩军，吴娇，迟韶丹，等．中医火烙法治疗慢性扁桃体炎临床观察．中华中医药学刊，2008，26（3）：511－512

🪷 局部放血法

患侧扁桃体隐窝开口处

吹喉散：煅炉甘石60g　青黛30g　麝香0.4g　煅珍珠2.1g　硼砂6g　冰片3g　枯矾少许

【用法】上药共研为细粉末备用。

局部放血法：医者左手持压舌板抵舌，右手拿自制银针似握笔状，对患者患侧扁桃体隐窝开口处连续点刺8～10下，令患者吐出恶血后，隔1～2分钟再刺8～10下，每日如上法反复3次。针刺放血后将吹喉散喷在扁桃体表面。7天为1个疗程，不愈者休息3天仍如法再刺。

【功效】祛瘀生新，散结通络。

【适应证】**慢性扁桃体炎（气血结聚证）**。症见：扁桃体和舌腭弓慢性充血，过度肥大，表面凹凸不平，期间可见一、二隐窝开口处封闭，上面覆盖菲薄黏膜或分泌物。下颌角淋巴结肿大，轻微触痛，或伴有咽部异物感，隐痛不甚，吞咽时偶感咽干、口燥，午后症状较为明显、身感低热者即为本病。

【疗效】痊愈42例，有效5例，无效3例，总有效率为94%。

【来源】田丰. 局部放血法治疗慢性扁桃体炎50例疗效观察. 安徽中医临床杂志，1994，6（2）：9－10

🪷 小儿推拿

角孙穴　风池穴　扁桃体穴　少商穴　商阳穴　肩井穴

【用法】点按角孙穴，按揉风池穴、扁桃体穴，每穴200次；揉掐少商穴、商阳穴，每穴100次；提捏肩井穴5次；清水漱口。推拿介质为滑石粉。第1周每日治疗1次，后3周每周治疗2次，1个月为1个疗程。

【功效】宣通瘀滞，调畅气机。

【适应证】**小儿慢性扁桃体炎（气血结聚证）**。症见：①有慢性扁桃体炎急性发作病史，病程在6个月以上；②每半年发作次数在3次以上，每年发作不少于6次；③扁桃体慢性充血肿大Ⅱ度以上，表面隐窝处覆盖有白色或黄白色点状渗出物；④下颌角淋巴结可触及肿大。

【疗效】治愈44例，显效32例，有效21例，无效8例，总有效率为 92.38%。

【来源】高树彬，吕明辉．推拿控制小儿慢性扁桃体炎反复发作 105 例．福建中医学院学报，2006，16（6）：41－42

🪷 针刀刺营微创疗法

患侧腭扁桃体

【用法】施术时，患者取坐位，头稍向后倾，头部固定，医者先嘱患者张口，用压舌板压定其舌部，暴露口咽部，然后，持 5 寸长毫针对准充血红肿之扁桃体直刺，用丛刺法浅刺（即在患部作比较集中的点状丛刺），每侧刺 5 下，先刺肿大最高处，然后围绕其周围刺，直刺 0.2cm，迅速刺入，立即退针，微出血即可；扁桃体隐窝口则用小针刀或扁桃体手术弯刀向该处点状刺割，每次选取不重复的 5 个隐窝口每个隐窝口边缘刺割 1 下，刺割出血即可。每日 1 次，7 次为 1 个疗程。

【功效】泄热毒，通经络，畅气血，散喉结。

【适应证】**慢性扁桃体炎（气血结聚证）**。症见：咽痛反复发作，喉核及其前后弓潮红，喉核上可有黄白色脓点，或喉核被挤压时有黄白色脓栓溢出。口干，午后颧红，手足心热，体倦乏力。

【疗效】痊愈 14 例，显效 15 例，有效 8 例，无效 3 例，总有效率为 92.50%。

【来源】谢强，艾长生，陈丹．针刀刺营微创疗法治疗慢性扁桃体炎的临床研究．针灸临床杂志，2008，24（8）：11－12

第六节 咽异感症

咽异感症是咽部的异常感觉，如球塞感、瘙痒感、紧迫感、黏着感、烧灼感、蚁行感、无咽下困难的吞咽梗阻感等。还有部分患者有颈部不适感、紧迫感、自觉呼吸不畅以及咽喉部有物上下移动不定的感觉。咽部神经支配极为丰富，感觉和运动神经主要来自咽后壁的咽丛，含有迷走神经、舌咽神经、副神经和副交感神经的分支，此外尚有三叉神经第二支、舌咽神经等直接分布于咽部，故咽部感觉极为灵敏。全身许多器官的疾病，也可通过神经的反射和传导作用，使咽部发生异常感觉。故咽部异物感产生的机制较为复杂，致病因素繁多。

咽异感症的病因主要有：第一，咽部疾病，各类咽炎、慢性扁桃体炎，扁桃体的结石、息肉、囊肿、瘢痕及脓肿等都可导致出现咽部异物感。第二，鼻部疾病，如鼻部及鼻咽部疾病如鼻窦炎，鼻咽炎也可导致咽部异物感症。第三，喉部疾病，如喉上神经炎、风湿性环杓关节炎、会厌囊肿、会厌形态异常、喉软骨膜炎、血管神经性喉水肿、环咽肌及咽下缩肌痉挛等。第四，颈部疾病，如颈部肿块、瘘管、淋巴结炎等均可引起咽部异物感。此外，精神因素也可引起本病。

咽异感症属中医学"梅核气"的范畴，咽喉部如有梅核之梗阻，咯之不出，咽之不下的临床症状，多因肝郁气滞、痰凝气滞、脾虚失运或肺阴虚热所致，各证之间又每多夹杂。咽异感症的治疗方法主要有：针刺、按摩、灸疗、耳穴按压等，此外中药内服也是治疗咽异感症的方法之一。

❀ 半夏厚朴汤

半夏12g　厚朴9g　茯苓12g　生姜9g　紫苏叶6g

【用法】水煎服，每天2次，每日1剂。

【功效】行气散结，降逆化痰。

【适应证】**咽异感症（痰气互结证）**。症见：咽痛，咽如有物阻，吞吐不得，舌苔白腻，脉弦滑。

【疗效】病例共30例，治愈20例，显效5例，有效3例，无效2例，总有效率为93.3%。

【来源】李焕杰. 半夏厚朴汤加减治疗咽异物感和慢性咽炎32例临床观察. 医药世界，2006，（11）：159－160

❀ 桔甘汤加减

甘草5g　桔梗10g　僵蚕10g　浙贝母10g　天花粉10g　芦根10g

射干 10g　瓜蒌皮 10g

【用法】水煎服，每天 2 次，每日 1 剂，10 天为 1 个疗程。

【功效】养阴利咽，清热化痰。

【适应证】**咽异感症（阴虚痰热证）**。症见：咽干、痒、紧束。

【疗效】病例共 80 例，显效 58 例，有效 10 例，总有效率为 85%。

【来源】林进潮. 桔甘汤加减治疗咽异物感 80 例. 陕西中医，2004，25（6）：518

🪷 中药敷贴方

威灵仙 10g　丝瓜络 10g　蔓荆子 10g　川芎 6g　香附 10g　薄荷 3g　冰片 2g　忍冬藤 10g

【用法】上药磨成粉末状，混合均匀以鲜姜汁调为膏状，放置容器内避光密封待用。取天突穴，治疗时取一元硬币大小的药饼，常规碘伏皮肤消毒后，用脱敏橡皮膏贴于天突穴。患者每天贴 8 小时，连续 7 天为 1 个疗程，连续 3~5 个疗程。

【功效】疏肝解郁，理气化痰，清咽利喉。

【适应证】**咽异感症（肝气郁结证）**。症见：咽干咽痒，灼热，微痛。咽黏膜充血，咽后壁滤泡增生。

【疗效】用药组共 105 例病例，经 2 个疗程治疗后，痊愈 34 例，显效 27 例，有效 28 例，无效 16 例，总有效率为 84.76%。

【来源】王英波，范军，梁润，等. 中药贴敷治疗梅核气 105 例. 中医外治杂志，2013，22（6）：57

🪷 玄麦甘桔汤加减

桔梗 6g　僵蚕 15g　玉竹 15g　天花粉 15g　生地黄 15g　射干 15g　玄参 20g　麦冬 20g　芦根 6g　甘草 6g

【用法】水煎服，每天 2 次，每日 1 剂，10 天为 1 个疗程，用药 1~3 个疗程。

【功效】滋阴清热，宣肺利咽。

【适应证】**咽异感症（肺阴虚证）**。症见：咽干咽痒，紧束，空咽时症状明显，咽部充血，咽后壁滤泡增生，舌红、苔薄，脉细。

【疗效】本组病例共 28 例，经随访，显效 23 例，好转 4 例，无效 1 例，总有效率为 82%。

【来源】赵媛媛，司晓文. 玄麦甘桔汤加减治疗咽异感症的疗效观察. 内蒙古中医药，2007，26（10）：14

鲶鱼理咽汤

鲶鱼一条约 250g　冰糖 30g　胖大海 10g　银柴胡 10　桔梗 20g　蝉蜕 16g　僵蚕 10g　木蝴蝶 6g　姜半夏 12g　枳实 15g　橘红 12g　菊花 20g　芝麻 100g　玉竹 15g　乌梅 15g　砂仁 10g　紫菀 10g　小茴香 10g

【用法】取鲜鲶鱼一条 250g 左右，野生最好，取出鲶鱼内脏填入白冰糖，将药物用白布包裹后盛入砂锅内，加水 1200ml，待鲶鱼煮熟即可，食鲶鱼，药液可分 1 日 3 次服完，药液温服，3 条鲶鱼为 1 个疗程。

【功效】疏肝理气，和胃健脾，清热利咽润燥。

【适应证】**咽异感症（肝气郁结，脾胃虚弱证）**。症见：咽干咽痒，灼热，微痛。

【疗效】本组病例共 150 例，轻者一般 1~3 个疗程即愈，病程长者需 10~15 个疗程痊愈，痊愈 69 例，显效 46 例，有效 25 例，无效 10 例，总有效率为 91%。

【来源】祁付有. 自拟鲶鱼理咽汤治疗梅核气 150 例. 光明中医，2002，17（1）：60

耿鉴庭香苏抑气汤

制香附 10g　紫苏梗 6g　广陈皮 7g　绿萼梅 6g　金橘皮 7g　朱茯神 10g　甘草 4g　陈萝卜缨 12g

【用法】上药加水 400ml，煎至 200ml，待稍凉漱服，但不宜多煎。

【功效】抑气柔肝，降逆和中。

【适应证】**咽异感症（肺郁肝旺，脾胃失和证）**。症见：抑郁欠舒，侘傺少欢，肺郁肝旺，脾胃失和，脘闷气阻，咽中堵塞，如存异物，或嗳气，或腹中胀痛，不思食，或头眩而痛，或神欠宁，卧不安等症象。

【临证加减】若咽阻甚或呕哕者，可加旋覆花、代赭石；若苔厚、脘闷、饮食不香者，可加枳壳、青皮；若大便干燥难解，可加瓜蒌、莱菔子；若精神过分紧张，可加合欢皮、萱草叶。

【来源】耿引循.中国百年百名中医临床家丛书－耿鉴庭.北京：中国中医药出版社，2001：78

耿鉴庭六花汤

绿萼梅 6g 佛手花 4g 玫瑰花 6g 金莲花 6g 木香花瓣 3g 荠菜花 10g 陈萝卜缨 12g

【用法】上药先用长流水 350 毫升，冷凝 2 小时，然后用荷梗火或芦火煎一沸即起，分二三次徐徐服之，二煎其效即微，可不用。其气芳香，颇为患者喜服。

【功效】柔肝益肺扶脾。

【适应证】**咽异感症（肝肺不舒，脾胃虚弱证）**。症见：伫偬少欢而起，咽中有异物感存在，唾之不出，咽之不下，经检查而无实质病变者。

【临证加减】此方可再加兰花、香橼花等，并可根据需加入橘络、郁金；若因愤怒，或悲伤太过，可加合欢皮、萱草叶之类。

【来源】耿引循.中国百年百名中医临床家丛书－耿鉴庭.北京：中国中医药出版社，2001：78

耿鉴庭三香汤

沉香 4g 檀香 3g 青皮 6g 降香 7g 郁金 10g（佐）乌扇 10g 金橘叶 10g

【用法】将沉香、檀香、降香、青皮、郁金研作粗末，合诸药，再加已经煮沸过之长流水 350 毫升，加盖闷起，浸泡 2 小时，然后用荷梗或芦苇作火煮之，一沸即起，以布挤尽其汁，分 2~3 次服。二煎力薄，可以不用。此方不宜常服，可间 2 日用 1 剂，停药期间，可服香苏抑气丸，以调理之。

【功效】疏理气机，降气利咽。

【适应证】咽异感症（气阻咽喉，升多降少证）。症见：自觉如物堵塞，终日欠爽，饮食少思，苔白，脉沉而弦，延已日久，诸药不效，无阴虚及热象，而腿足欠温者，用此方。

【临证加减】若是气逆不降，可加代赭石；若抑郁不伸，可加川芎或木香或建兰叶；若兼脘痛，可加木蝴蝶、娑罗子之类；若体非太实，服药稍觉难受者，可去青皮，改用橘络，或再加莲子，因前人谓服莲可令人喜也。

【来源】耿引循．中国百年百名中医临床家丛书－耿鉴庭．北京：中国中医药出版社，2001：79

🪷 戴祖铭四花解郁汤

绿萼梅 6g　玫瑰花 6g　佛手花 6g　厚朴花 6g　姜半夏 5g　白茯苓 10g　远志肉 10g　白芍 10g　生甘草 3g

【用法】水煎服，每天 2 次，每日 1 剂。

【功效】理气开郁，降逆化痰。

【适应证】咽异感症（七情郁结，气滞痰凝证）。

【来源】李文亮，齐强．千家妙方下册．北京：解放军出版社，1990：434

第七节　鼻　咽　癌

鼻咽癌是指发生于鼻咽腔顶部和侧壁的恶性肿瘤，以鼻塞、涕中带血、耳闷堵感、听力下降、复视及头痛等为特征。鼻咽癌的主要临床表现有：轻者可有涕血（即后吸鼻时"痰"中带血），重者可致鼻出血；耳鸣、听力下降；鼻塞；单侧持续性疼痛，部位多在颞、顶部；视力障碍（可失明），视野缺损，复视，眼球突出及活动受限；颈部肿大之淋巴结无痛、质硬。

鼻咽癌的发病因素是多方面的。多年来临床观察及实验研究表明，以下因素与鼻咽癌的发生有密切关系：①遗传因素；②病毒感染，EB 病毒抗体滴度的动态变化和监测，可以作为临床诊断、估计预后和随访监控的指标；③环境因素，有报告显示移居国外的中国人，其鼻咽癌死亡率随遗传代数逐渐下降。反之，生于东南亚的白种人，其患鼻咽癌的危险性却有所提高。提示环境因素可能在鼻咽癌的发病过程中起重要作用。临床上鼻咽癌的治疗手段主要有：放射治疗、化学药物治疗、放疗与化疗联合治疗和手术治疗等。

本病属中医学"颃颡癌""失荣"等范畴，认为鼻咽癌的病因与机体内外多种致病因素有关系。病机有：①情志不遂，肝气郁结，或饮食不节阻滞肠胃，或素体蕴热，复感外邪，均可壅结化为六毒，火毒困结形成癌肿；②痰浊凝结；③气滞血瘀，气血凝滞经络，积聚成肿块；④正气虚弱，也可形成或促生癌肿。中药内服也是治疗鼻咽癌的方法之一，可与西医治疗配合应用，增强疗效。

🪷 鼻咽癌放疗后方

沙参 15g　麦冬 15g　黄芪 15g　生地黄 10g　夏枯草 10g　金银花 10g　桔梗 10g　射干 10g　苍耳子 10g　鲜白茅根 15g　芦根 10g　肉桂 10g　陈皮 8g　甘草 8g

【用法】水煎服，每天 2 次，每日 1 剂。

【功效】滋阴生津，清热解毒。

【适应证】**鼻咽癌放疗后（阴虚火旺证）**。症见：口鼻咽喉黏膜损伤，尤其以口干为主。

【疗效】病例共 30 组，显效 22 例，有效 7 例，无效 1 例，总有效率为 96.7%。

【来源】蒋宏. 自拟方治疗鼻咽癌放疗后口鼻咽喉反应症 30 例疗效观察. 中医药导报，2010，16（1）：28

🪷 养阴活血方

天花粉 20g　沙参 30g　麦冬 30g　玄参 15g　山豆根 10g　岗梅 25g　丹参 25g　红花 10g　金银花 10g　黄芩 10g　白花蛇舌草 30g　赤芍 10g　山楂 30g　白茅根 30g　西洋参 6g　生黄芪 20g　地龙 10g

【用法】水煎服，每天 2 次，每日 1 剂。配合放疗每周连续 5 天。

【功效】养阴活血，减毒增效。

【适应证】**鼻咽癌（阴虚血瘀证）。**

【疗效】病例共 50 例，放射治疗完成后原发灶消失率为 94%，颈部淋巴结消失率为 93.48%；远期生存率：1、3 年总生存率分别为 98%、78%。

【来源】刘城林，刘健雄，王远东，等. 养阴活血方对鼻咽癌放疗减毒增效的临床观察. 中国中西医结合杂志，2002，2（12）：918－920

🪷 利咽解毒方

　　虎杖 30g　苦参 20g　生地黄 30g　山茱萸 20g　射干 15g　薄荷 6g

【用法】水煎服，每日 1 剂。从接受放疗前 3 天开始，每次分 6～8 次口服，同时配合含服该方的片剂至放疗后 1 周。

【功效】养阴清热，解毒利咽。

【适应证】**鼻咽癌放疗后口腔黏膜炎（阴虚火旺证）。**

【疗效】病例共 18 例，参考 WHO 分级标准，总有效率为 94%。

【来源】王靖，张红. 鼻咽癌放疗配合利咽解毒方治疗放射性口腔黏膜炎临床分析. 中医临床研究，2013，5（20）：50－51

🪷 薯蓣丸

　　薯蓣 20g　生地黄 30g　沙参 9g　麦冬 15g　川芎 9g　白术 9g　芍药 9g　杏仁 9g　防风 9g　柴胡 7g　桔梗 7g　茯苓 7g　白蔹 7g　天花粉 10g　猫爪草 20g　蚤休 10g　甘草 10g

【用法】水煎服，每日 1 剂。配合放疗治疗。

【功效】益气养阴，清热解毒，消肿散结，止咳祛痰。

【适应证】**鼻咽癌放疗后（邪实正虚证）。**

【疗效】病例共 30 例，总有效率为 76.7%。

【来源】刘百祥，肖旭平，严文辉，等. 薯蓣丸加减方对鼻咽癌放疗患者 EB 病毒的影响. 湖南中医药大学学报，2015，35（9）：58－61

🪷 参姑银莲汤

　　半枝莲 20g　金银花 15g　玄参 20g　沙参 10g　太子参 10g　黄芩

10g　山慈菇 5g　青果 10g　仙鹤草 20g　桔梗 5g　麦冬 10g　赤芍 10g
生地黄 10g　甘草 5g

【用法】以参姑银莲汤连服，每日 1 剂，浓煎 1000ml，早、中、晚分服，1 个月为 1 个疗程。

【功效】清热解毒，益气养阴。

【适应证】**鼻咽癌放疗后（热邪灼伤，气阴两虚证）**。症见：鼻咽部干燥，阵痛灼热，鼻咽部血痂，痰中带血，并兼有头晕乏力、大便干结等，舌红苔光，脉细数。

【疗效】42 例患者应用中药治疗 1 个月后，咽喉部干燥有不同程度改善；服药 2 个月后，经五官科检查鼻咽部血痂全部消失，痰中带血已止，精神、食欲明显改善，咽喉干燥明显减轻。有效率为 100%。

【来源】何建平，严婉英. 参姑银莲汤治疗鼻咽癌放疗后 42 例. 河北中西医结合杂志，1999，8（1）：68

扶正解毒汤

黄芪 20g　党参 15g　白术 15g　茯苓 15g　太子参 15g　玄参 15g
生地黄 15g　白花蛇舌草 15g　麦冬 15g　炙甘草 10g　半枝莲 10g　牛蒡子 10g　菊花 10g　金银花 10g　连翘 10g

【用法】汤剂以水煎服，每日 1 剂，1 剂 400ml，分早、晚 2 次服用。

【功效】扶正解毒。

【适应证】**鼻咽癌放疗后（热毒炽盛证）**。

【疗效】观察组 50 例，痊愈 30 例，显效 19 例，有效 1 例，总有效率为 98%。

【来源】韦祝新，丁华，廖金莲，等. 扶正解毒汤治疗鼻咽癌放疗术后并发症临床效果评价. 临床身心疾病杂志，2014，（20）：50-51

桔梗射干汤

桔梗 12g　甘草 6g，射干 15g　赤芍 15g　浙贝母 15g　麦冬 15g
玄参 30g　半枝莲 30g　白花蛇舌草 30g

【用法】水煎服，每天 2 次，每日 1 剂。

【功效】清热解毒，益气养阴。

【适应证】**鼻咽癌放疗后（气阴两伤证）**。

【疗效】患者齿龈干燥、口干、咽干及吞咽不利等症状一般在 2～4 周内消除或明显减轻；淋巴结肿大者于 6～10 周内明显减小；胃纳差及大便便秘者 1 周左右可纠正或改善；有肺伴骨骼转移和肝之转移者，在 7～8 周内咳嗽明显减少，胁肋及腰背疼痛明显减轻，前者在 8 周后复查，后者在 10 周后复查，均谓病灶较前有所缩小，前者随诊 2 年，后者随诊 2 年余，患者仍存活，病症未恶化。喉癌术后都留有气管套管，患者均失音，治疗 2～3 周后用手指按着套管口可发音，5～7 周后一般可恢复自然发音。但仍有 2 例近乎失音者，所有患者在服用中药后，精神及体力均明显改善。

【来源】汤国成，张秀霞. 桔梗射干汤治疗鼻咽癌及喉癌术后放、化疗毒副反应. 新中医，2001, 33（6）：48－49

🪷 清热解毒扶正汤

　　金银花 15g　连翘 15g　白花蛇舌草 30g　半枝莲 30g　山豆根 12g
玄参 15g　黄芪 30g　山慈菇 15g　辛夷花 12g　党参 30g　郁金 15g
全蝎 9g

【用法】每日 1 剂，水煎取汁，分 2 次服，3 个月为 1 个疗程，对长期服用的患者，将上药研为细粉，水泛为丸如绿豆大小，每次服 9g，每日 3 次，用黄芪、北沙参各 6g 水煎液或温水送服。

【功效】清热解毒扶正。

【适应证】**鼻咽癌（邪实正虚证）**。

【疗效】用药组共 24 例，对临床症状如鼻塞、血涕、耳闷、耳鸣、咽部肿痛、吞咽困难，在 1 周内控制改善的有 6 例，在 2 周内控制改善的有 9 例，1 月内控制改善的有 7 例，无效者 2 例。本组病例中，临床症状缓解，肿瘤未继续长大，生存 2.8～3.6 年的 4 例；临床症状基本消失，肿瘤缩小，生存 5 年的 13 例，生存 6 年的 1 例；临床症状完全消失，局部肿瘤得到控制，颈部转移淋巴消失，生存 10 年以上的 6 例。

【来源】王万成. 清热解毒扶正汤治疗鼻咽癌 24 例. 陕西中医学院学报，2009，32（5）：50

祛风润燥汤

荆芥 10g 防风 10g 薄荷 10g 蝉蜕 10g 桔梗 10g 枳壳 15g 木蝴蝶 15g 旋覆花 15g 白芍 15g 桑叶 15g 北沙参 30g 麦冬 15g 五味子 10g 牡丹皮 10g 鲜梨皮 50g 甘草 6g

【用法】每日 1 剂，冷水浸泡 1 小时，大火熬开后，小火 10 分钟，滤出药汁；复加冷水，不必再浸泡，大火熬开后，改小火 20 分钟，滤出药汁；将两次煎煮的药汁混匀，不限次数，呷服，14 天为 1 个疗程。

【功效】祛风润燥。

【适应证】**鼻咽癌放疗后咳嗽（阴虚证）**。症见：放疗后多咽喉干燥，发痒，痒则咳，咳呛不断，少痰或无痰，舌红、苔薄黄，脉细数。

【疗效】31 例患者经 14 天治疗后，治愈 11 例，显效 13 例，有效 7 例，总有效率为 100%。

【来源】毛利华. 祛风润燥汤治疗鼻咽癌放疗后咳嗽 31 例. 江西中医药，2012，43（12）：29－30

益气和胃汤

黄芪 30g 当归 20g 太子参 15g 熟地黄 18g 砂仁 6g 玄参 15g 薏苡仁 30g 制何首乌 30g 枸杞子 15g 女贞子 15g 炒白术 15g 山药 15g 焦山楂 30g

【用法】水煎服，每天 2 次，每日 1 剂。

【功效】益气养阴，健脾和胃。

【适应证】**鼻咽癌放疗（气阴两虚，脾胃失调，气血损伤或瘀毒热盛证）**。

【疗效】治疗组病例为 20 例，总有效率为 85%。

【来源】刘术金，谭长超. 益气和胃汤治疗鼻咽癌放疗反应的疗效观察. 内蒙古中医药，2014，33（12）：40

参射汤

胃阴枯涸型：玄参 10g 茯苓 15g 金银花 15g 菊花 10g 岗梅

根 30g　射干 10g　芦根 15g　火麻仁 10g　桑叶 10g　甘草 6g

　　脾阳虚型：党参 15g　茯苓 15g　金银花 15g　菊花 10g　岗梅根 30g　射干 10g　芦根 15g　夏枯草 10g　天花粉 10g　甘草 6g

【用法】水煎服，每天 2 次，每日 1 剂。

【功效】养阴生津，清热解毒，益气健脾。

【适应证】**鼻咽癌放疗后（胃阴枯涸或脾胃阳虚证）。**

【疗效】用药组共 135 例病例，总有效率达 98.5%。随访达 5 年以上的 45 例患者中，5 年生存率为 68.7%。

【来源】吴敬亮. 参射汤治疗鼻咽癌放疗中不良反应的临床观察. 新中医，1991，(2)：40 – 42

❀ 二参三子方

　　玄参 30g　北沙参 30g　麦冬 15g　知母 12g　石斛 25g　黄芪 25g　白术 25g　女贞子 15g　紫草 25g　卷柏 15g　苍耳子 15g　山豆根 10g　辛夷花 15g　白芷 5g　怀山药 10g　石菖蒲 10g　菟丝子 15g

【用法】水煎服，每日 1 剂，日服 2 次。

【功效】滋阴清热，益气利咽。

【适应证】**鼻咽癌（阴液亏损，邪毒未尽证）。**

【来源】张民庆. 肿瘤良方大全. 合肥：安徽科学技术出版社，1994

❀ 加减八珍汤

　　黄芪 30g　党参 30g　怀山药 30g　半枝莲 30g　牡蛎 30g　茯苓 15g　当归 15g　大小蓟各 15g　赤芍 15g　海藻 15g　昆布 15g　白术 10g　陈皮 10g　地龙 10g　仙鹤草 20g　玄参 20g　甘草 3g

【用法】水煎服，每日 1 剂，日服 2 次。

【功效】补益气血，和营解毒，软坚散结。

【适应证】**鼻咽癌（气血两虚，血瘀毒凝证）。**

【来源】张民庆. 肿瘤良方大全. 合肥：安徽科学技术出版社，1994

第四章
喉 科 疾 病

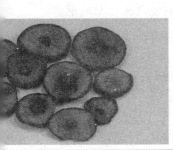
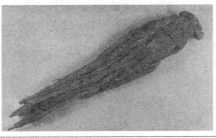
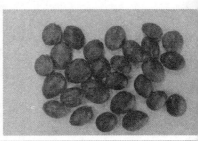

第一节　急性喉炎

急性喉炎是指喉黏膜及声带的急性炎症，为呼吸道常见的急性感染性疾病之一，好发于冬、春两季，男性的发病率较高。发生于小儿者病情严重。急性喉炎的临床表现为声嘶、喉痛、咳嗽有痰及全身中毒症状等；小儿急性喉炎起病急，主要症状为声嘶、犬吠样咳嗽、吸气性喉喘鸣和吸气性呼吸困难，常伴有一些全身症状，如发热、全身不适、乏力等，严重时出现吸气性呼吸困难，如治疗不及时患儿可出现面色苍白、发绀、神志不清，最终因呼吸循环衰竭而死亡。

急性喉炎的病因主要有四个方面：①感染；②职业因素：吸入多的生产性粉尘，有害气体；使用嗓音过多的教师、演员、售货员等；③外伤：异物或检查器械损伤喉部黏膜；④烟酒过多、受凉、疲劳致机体抵抗力降低时。小儿急性喉炎多继发于上呼吸道感染。

急性喉炎的诊断：根据病史有感冒或过度用声等诱因出现声嘶等症状，喉镜检查见喉黏膜充血，尤其是声带充血即可作出急性喉炎的诊断。小儿急性喉炎由于起病急，诊断治疗不及时会危及患儿生命，因此在临床上遇到小儿有声嘶、"空、空"样咳嗽应立即要想到本病，如出现吸气性喉喘鸣和吸气性呼吸困难即可作出诊断。急性喉炎西医学的治疗方法主要有：声带休息、抗生素等控制感染、超声雾化吸入、气管切开等。

急性喉炎属中医学"急喉瘖""暴瘖"的范畴，因发病急，病程短而得名，本病因风寒或风热邪毒侵袭肺金而致，所谓"金实不鸣"之类，分别治以疏风散寒，宣肺开音；疏风清热，利咽开音。

❀ 耿鉴庭前桔杏苏汤

前胡 5g　桔梗 6g　苦杏仁 9g　紫苏叶 6g　蝉蜕 6g　橘皮 6g　甘草 4g

【用法】加水 400ml，煎至 200 ml，分 2 次服，服后覆被，使其得汗，亦可服二煎。

【功效】疏风散邪，宣肺开音。

【适应证】**风寒突然袭受，喉痛声嘶，咳嗽气急所谓金实不鸣者。亦治以风寒为主之感冒。**

【临证加减】若袭受风寒，以寒为重，可去紫苏叶加麻黄；咳嗽较频，可加紫菀、款冬花；若痰多欲呕，可加半夏，即是以射干麻黄汤为主方加以变通；若内有痰滞，可加枳壳、郁金、陈萝卜缨；若小便不利，可加赤茯苓。

【来源】耿引循. 中国百年百名中医临床家丛书－耿鉴庭. 北京：中国中医药出版社，2001：106

🪷 耿鉴庭加减宣痹汤

乌扇 10g　淡豆豉 10g　薄荷 5g　蝉蜕 5g　胖大海 10g　桔梗 6g
甘草 4g　枇杷叶 10g

【用法】加水 400ml，煎至 200ml，用布挤尽其汁，分 2 次服，服后望其得汗，仍可服二煎。

【功效】疏散风热，宣肺开音。

【适应证】**袭受风热之喉痛失音，咳嗽气较粗，仍多谓金实不鸣者。**

【临证加减】若痰多，可加僵蚕；若咳甚，可加桑白皮、马兜铃；若脘闷苔厚，可加莱菔子、郁金、枳壳之类；若大便秘结，可加全瓜蒌、浙贝母；若小便少，可加通草。

【来源】耿引循. 中国百年百名中医临床家丛书－耿鉴庭. 北京：中国中医药出版社，2001：106

🪷 耿鉴庭两子两石汤

胖大海 10g　硼砂 1g　海浮石 10g　诃子 10g　桔梗 5g　枇杷叶
10g　甘草 6g

【用法】先用 400 毫升冷水泡药 2 小时，然后煎数沸，约得半量，以布挤尽其汁，分 2 次服之，并须服二煎。

【功效】清肺化痰，利喉开音。

【适应证】喉痛声嘶（肺有痰热者）。

【临证加减】若脘闷而痛，可加木蝴蝶；若痰热重，可再加天竺黄；若肺阴显虚象，可加天冬；若咳嗽，可加甜杏仁、马勃；若胃失冲和，可加陈皮；若肾虚而有瘀血现象者，可加血余炭；若大便秘，可加瓜蒌；若小便少，可加赤茯苓。

【来源】耿引循. 中国百年百名中医临床家丛书 - 耿鉴庭. 北京：中国中医药出版社，2001：107

清喉散

桔梗 10g　生甘草 6g　蝉蜕 10g　玄参 10g　青黛 6g　赤芍 6g　浙贝母 10g　黄芩 10g

【用法】头煎加水约 400ml，先泡 20 分钟，武火煮沸后，改小火再煮沸 30 分钟，取液约 150ml；二煎，加水约 400ml，武火煮沸后，改小火再煮沸 30 分钟，取液约 150ml；两煎药汁混合后，分成 2 份，饭后服，每天 2 次，每日 1 剂。

【功效】疏散风热，宣肺化痰。

【适应证】小儿急性喉炎（风热犯肺，痰热壅盛证）。

【临证加减】高热不退加生石膏 20g（用米泔水磨调）；声音嘶哑者加马勃 3g；咳嗽重者加前胡 3g；呼吸困难者加枳实 3g；有 II 度以上喉梗阻表现及全身缺氧、中毒明显者可配合静脉滴注抗生素及西药对症治疗。

【疗效】使用清喉散一般 1 ~ 4 剂后声音嘶哑消失，咳嗽减轻。除 2 例未再复诊外，其余 25 例均获治愈，其中服 3 剂以内者 8 例，4 ~ 6 剂者 12 例，7 ~ 10 剂者 5 例。

【来源】王迎春. 自拟清喉散治疗小儿急性喉炎 27 例. 中国中医急症，2008，17（8）：1038

玉屑无忧散

玄参（去芦）10g　荆芥穗 10g　滑石（研）10g　砂仁（去壳）10g　茯苓（炒令黄）10g　贯众（去芦）10g　甘草（炙）10g　山豆

根 10g　寒水石（研末　水飞）10g　黄连（去毛）3g　硼砂 3g

【用法】以上各药研极细末混合，涂于舌面或冲水咽下，每日 4~6 次。

【功效】清热解毒，消肿止痛。

【适应证】**小儿急性喉炎（热毒壅结咽喉型）**。症见：声嘶、喉鸣、犬吠样咳、吸气性呼吸困难。

【临证加减】声音嘶哑重者，加麻黄、杏仁各 3g；咳嗽重者，加白前、炙紫菀各 5g；发热重者，加栀子、连翘、黄芩各 10g。

【疗效】以本方治疗小儿急性喉炎 61 例，治疗 2 周后，显效 39 例，有效16 例，无效 6 例，总有效率 90.2%。

【来源】李洋，苏克雷，周岚. 玉屑无忧散加减治疗小儿急性喉炎 61 例临床观察. 江苏中医药，2013，45（2）：39-41

甘草十味方

丹参 12g　桃仁 10g　鸡血藤 10g　浙贝母 12g　薏苡仁 12g　生地黄 8g　木蝴蝶 10g　当归 12g　蝉蜕 10g　生甘草 20g

【用法】头煎加水约 400ml，先泡 20 分钟，武火煮沸后，改小火再煮沸30 分钟，取液约 150ml；二煎，加水约 400ml，武火煮沸后，改小火再煮沸 30分钟，取液约 150ml；两煎药汁混合后，分成 2 份，早、晚饭后服，每日 1剂。连续服用 1~2 周，少数患者服用至 4 周。

服药期间，可给予庆大霉素 8 万 U、地塞米松 5mg 雾化吸入治疗。同时注意用嗓休息。

【功效】清热除湿，活血消肿，舒经通络。

【适应证】**急性喉炎（风热型）**。症见：咽喉感觉异常，发音功能改变，伴咳嗽症状。

【疗效】服药 1 周内症状、体征即有改善者 99 例，1~2 周改善者 151 例，2~3 周改善者 314 例，3~4 周改善者 63 例，服药 4 周以上 103 例有所改善，无改善者 120 例。随访半年，治愈者 550 例，好转者 119 例，无效者 181 例，总有效率 78.71%。无效病例中声带息肉 160 例，经手术治疗而治愈；3 例为喉厚皮病，18 例为增生性喉炎，后两者尚无特殊治疗方法。

【来源】温碧隆，邹朝福. 甘草十味方治疗急性喉炎 850 例. 中国中医急症，2003，

12 (3): 279

🪷 鱼腥草汤

鱼腥草 30g　蚤休 30g　赤芍 30g　皂角刺 10g　僵蚕 10g　麻黄 10g　杏仁 10g　蝉蜕 10g

【用法】头煎加水约 400ml，先泡 20 分钟，武火煮沸后，改小火再煮沸 30 分钟，取液约 150ml；二煎，加水约 400ml，武火煮沸后，改小火再煮沸 30 分钟，取液约 150ml；两煎药汁混合后，分成 3 份，每 8 小时 1 次，每日 1 剂。若病重体温升高者可每 4 小时 1 次。儿童减半。

【功效】清热解毒，消肿利咽。

【适应证】**急性喉炎（热毒炽盛证）**。

【疗效】以本方治疗急性喉炎 12 例，有效者 11 例，无效者 1 例，总有效率 91.6%。其中体征在 24 小时内消退者 2 例，48 小时内消退者 5 例，72 小时以内消退者 4 例。

【来源】林文森，张桂云. 鱼腥草汤治疗耳鼻喉科急性炎症 157 例疗效观察. 辽宁中医杂志，1982，(6)：35-36

🪷 急喉汤

射干 3g　麻黄 5g　炒杏仁 2g　桔梗 3g　瓜蒌 5g　紫菀 8g　款冬花 8g　黄芩 5g　黄连 3g　大青叶 10g　甘草 3g　剂量随年龄加减

【用法】头煎加水约 400ml，先泡 20 分钟，武火煮沸后，改小火再煮沸 30 分钟，取液约 150ml；二煎，加水约 400ml，武火煮沸后，改小火再煮沸 30 分钟，取液约 150ml；两煎药汁混合后，分成 3 份，每 8 小时 1 次，每日 1 剂。

在治疗过程中应密切观察病情，若出现呼吸困难时，须中西医结合及时抢救。

【功效】清热利咽，宣肺散结。

【适应证】**小儿急性喉炎（风火热毒攻喉证）**。

【疗效】以本方治疗急性喉炎 32 例，结果治愈 29 例，无效 3 例，总有效率为 90.6%。

【来源】赵文薇，赵文民，杨占华．急喉汤治疗小儿急性喉炎．北京中医药大学学报，1997，20（4）：69

耿氏丹栀射郁汤加味

牡丹花瓣 10g　栀子花 10g　郁金 10g　蝉蜕 10g　甘草 10g　射干 15g　连翘 15g　蚤休 15g　枇杷叶 15g　陈萝卜缨 15g　胖大海 15g　威灵仙 15g

【用法】头煎加水约 400ml，先泡 20 分钟，武火煮沸后，改小火再煮沸 30 分钟，取液约 150ml；二煎，加水约 400ml，武火煮沸后，改小火再煮沸 30 分钟，取液约 150ml；三煎，加水约 400ml，武火煮沸后，改小火再煮沸 30 分钟，取液约 150ml；每日 1 剂，每天 3 次，口服，10 天为 1 个疗程。忌辛燥刺激之品及高声说话。

【功效】清热解毒，消肿散结，通经络，活血脉。

【适应证】**急性喉炎（风寒热毒侵袭证）**。症见：声音不扬或嘶哑失音，声带水肿。

【疗效】经本方治疗急性喉炎 17 例，结果治愈 11 例，有效 6 例。经治 17 例中最短时间为 6 天，最长时间为 10 天。

【来源】艾正海．丹栀射郁汤加味治疗急性喉炎 17 例．四川中医，2001，19 （2）：64

中药内服及雾化吸入

疏风清热汤：荆芥 5～12g　防风 5～12g　桔梗 5～12g　杏仁 5～12g　黄芩 3～10g　金银花 3～10g　连翘 3～10g　牛蒡子 6～15g　生地黄 10～25g　赤芍 6～15g　桑白皮 5～12g　板蓝根 10～25g　浙贝母 3～10g　蝉蜕 2～6g　木蝴蝶 5～12g　甘草 3～6g

六味汤：荆芥穗 5～12g　防风 5～12g　桔梗 5～12g　薄荷 6～15g　甘草 3～6g　蝉蜕 2～6g　杏仁 5～12g　僵蚕 3～10g　紫苏叶 5～12g（根据年龄及个体差异而选择剂量）

咽喉雾化剂：金银花　野菊花　薄荷　紫苏叶　藿香　佩兰　红

花各 15g　冰片 1g

【用法】以上两方头煎加水约 400ml，先泡 20 分钟，武火煮沸后，改小火再煮沸 30 分钟，取液约 150ml；二煎，加水约 400ml，武火煮沸后，改小火再煮沸 30 分钟，取液约 150ml；两煎药汁混合后，分成 3 份，分早、中、晚 3 次服，每日 1 剂。

结合以咽喉雾化剂除冰片外煎水 200ml，冷却后加入冰片 1g 密封，每次 20～40ml 雾化吸入，每日 2 次。

【功效】疏风清热，利咽开音；疏风散寒，宣肺开音。

【适应证】**急性喉炎（风热侵袭证或风寒外袭证）**。症见：发音变粗或声音嘶哑，喉部及颈前疼痛，咳嗽，咯痰。检查见喉部黏膜肿胀，充血，声带充血肿胀明显，中间肥厚，闭合差，舌质红、苔薄白或薄黄。

【疗效】采用此方法治疗急性喉炎 36 例，治疗 5～10 天，结果治愈 22 例，好转 11 例，无效 3 例，总有效率 91.67%。

【来源】何中美，毛得宏. 中药内服及雾化吸入治疗急性喉炎疗效观察. 中国中医急症，2012，21（8）：1332

❀ 穴位注射

取穴：肺俞（双侧）　四渎（双侧）　璇玑

药物：庆大霉素 8 万 U　病毒唑 100mg　地塞米松 5mg　2% 利多卡因 0.3ml

【用法】取 5ml 注射器 1 支，接牙科 5 号针头，抽上药液混合，穴点常规消毒，刺入穴点有麻胀感后，稍留针片刻，在行针 1 次，即可注入药液，每穴注 0.8ml，每日注 1 次。治疗期间减少发音，尤忌大声呼叫，禁食辛燥刺激及苦寒食物。

【功效】疏风散邪，消肿开音。

【适应证】**急性喉炎（风寒或风热侵袭型）**。症见：声音嘶哑，个别患者有吸入性呼吸困难。间接喉镜下可见喉黏膜、声带、会厌部充血、水肿，喉黏膜上覆盖有少量的黏液分泌物。

【疗效】以此方法治疗急性喉炎 48 例，经治疗 2 次痊愈 6 例，治疗 3 次痊愈 31 例，治疗 4 次痊愈 11 例，平均治愈日为 3.1 天，治愈率为 100%。

【来源】王瑞友，张新德，阮红娟．穴位注射治疗急性喉炎 48 例．针灸临床杂志，2000，16（10）：5

谢氏针刺开音 1 号穴

取穴：双侧开音 1 号穴（谢强教授经验穴，位于人迎穴向喉腔方向旁开 1.67cm）　双侧合谷穴

【用法】开音 1 号穴采取雀啄进针法，朝甲状软骨后缘杓会厌皱襞处斜刺 2.3cm，斜刺入皮下后，进针时用呼吸补泻手法的泻法；紧贴甲状软骨外侧缘边捻转（捻转角度不得超过 30°），边缓缓进针，针下必须有疏松进入空隙感方可渐进刺入；刺入 2.3cm 时停止进针，此时可捻转针柄约 30°以候气，不可提插，待患者觉喉局部有鱼骨卡喉的胀麻感时为得气；留针 30 分钟，其间每隔 10 分钟行针 1 次，每次行针 10 秒，共行针 3 次。在留针 30 分钟期间，要求患者均匀地做喉腔声门深呼吸运动，即快速深吸气，再缓缓地呼气。出针后用消毒干棉签按压针孔，边按边揉 30 秒。双侧合谷穴用中强度刺激，得气后留针 30 分钟，每天 1 次。

【功效】疏散风热，消肿开音。

【适应证】**急性创伤性喉炎（风热型）**。症见：急性声音嘶哑、说话费力、重者近于失声为主症，可伴有发声干痛、灼热、喉痒、咳嗽有痰，但无全身症状。间接喉镜检查见声带黏膜弥漫性充血或单侧声带充血，声带边缘肿胀，初期声带呈淡红色，渐变成深红色，或出现瘀血斑，声带边缘增厚，发音时声门闭合不全，声门区可有黏稠分泌物附着。

【疗效】以此方法治疗急性创伤性喉炎 80 例，治疗 5 天，结果痊愈 62 例，显效 12 例，有效 6 例，无效 0 例，愈显率 92.5%，总有效率 100%。

【来源】杨淑荣，谢强，邓玲玲，等．针刺开音 1 号穴为主治疗教师急性创伤性喉炎临床研究．实用中西医结合临床，2011，11（3）：49-50，75

针刺配合局部放血疗法

取穴：天突　双少商　商阳　曲池　尺泽　合谷　丰隆

【用法】常规消毒，少商、商阳点刺出血，尺泽、曲池、丰隆直刺 1.2～

1.5寸,合谷直刺0.8~1寸,天突先直刺0.2寸,然后将针尖转向下方,紧靠胸骨后方刺入1~1.5寸,均用泻法,留针20分钟。

局部放血:以特制长三棱针在咽部红肿高突处刺入2~4寸,刺1~2次排出紫血,每日1次。若有发热者给予解热镇痛剂。

【功效】泻热解毒,活血消肿,清咽止痛。

【适应证】**急性喉炎(风热壅肺,火郁咽喉证)**。症见:咽痛,病情重者有吞咽困难及恶寒、发热等症。咽部检查见黏膜充血,肿胀,咽侧索红肿,咽后壁淋巴滤泡增生。

【疗效】以此方法治疗急性喉炎60例,治疗5天,结果治愈45例,好转12例,未愈3例,总有效率95%。

【来源】杜伟.针刺配合局部放血治疗急喉痹临床体会.中国中医急症,2009,18(12):2064-2065

第二节　慢性喉炎

慢性喉炎为喉部慢性非特异性炎症,可波及黏膜下层及喉内肌。根据病变程度的不同,可分为慢性单纯性喉炎、慢性肥厚性喉炎和慢性萎缩性喉炎。慢性喉炎的主要临床表现为:声音嘶哑、喉部分泌物增加、喉部常有不适感(如刺痛、烧灼感、异物感、干燥感等),萎缩性喉炎可有痉挛性咳嗽。

慢性喉炎的确切病因还不十分明了,可能与下列因素有关:①急性喉炎反复发作或迁延不愈的结果;②用声过度,发音不当。常见于教师、演员、歌唱家及纱厂女工等;③从事某些具有刺激性致病因子的职业,如高温作业、粉尘工业、化学工业等以及烟酒过度;④鼻、鼻窦、咽部的感染;⑤肺、气管及支气管感染;⑥某些全身性的疾病(如心、肾疾病,糖尿病,风湿病等)。

慢性喉炎的诊断多根据有长期声嘶的病史,结合喉镜检查进行诊断。查出病因而予以对因治疗,是治疗慢性喉炎的关键。去除刺激因素,进行发声训练,喉部局部施用蒸汽或挥发性药物雾化吸入也是治疗本病的方法。

慢性喉炎以声嘶为特点,属中医学"慢喉喑"的范畴。慢喉喑有虚实之分，实证者多由血瘀痰凝，邪滞喉窍，声门开合不利而致，即"金实不鸣""窍闭而暗"。虚证者多因脏腑虚损，喉窍失养，声户开合不利而致，即所谓"金破不鸣"。中医治疗慢性喉炎多采用中药内服、中药制剂含服、针刺、刺血法、耳针、穴位注射、穴位磁疗及氦－氖激光穴位照射等疗法。

海藻开音汤

海藻 10g　昆布 10g　僵蚕 10g　浙贝母 10g　当归 10g　赤芍 10g　玄参 10g　射干 10g　木蝴蝶 10g　桔梗 10g　蝉蜕 6g　枳壳 6g

【用法】头煎加水约 400ml，先泡 20 分钟，武火煮沸后，改小火再煮沸 30 分钟，取液约 150ml；二煎，加水约 400ml，武火煮沸后，改小火再煮沸 30 分钟，取液约 150ml；两煎药汁混合后，分成 2 份，早、晚饭后服，每日 1 剂。治疗期间禁烟酒及辛辣刺激性食物。

【功效】化痰散结，祛瘀通络，利喉开音。

【适应证】**慢性喉炎（气滞血瘀痰凝型）**。症见：声音嘶哑，喉部不适感（如刺痛感、烧灼感、异物感、干燥感等），干咳等。喉镜检查见声带呈粉红色或深红色，边缘增厚变钝，表面粗糙不平，或前中三分之一处有小结或息肉形成，声带向中线靠拢时有缝隙，呈闭合不良状，黏膜表面或可见黏液附着。

【疗效】以本方治疗慢性喉炎 52 例，治疗时间 1 个月，其中痊愈 16 例，显效 18 例，有效 14 例，无效 4 例，总有效率 92.31%。

【来源】范红霞.“海藻开音汤”治疗慢性喉炎 52 例临床观察.江苏中医药，2012，44（3）：36－37

散结开音汤

柴胡 10g　白芍 10g　茯苓 15g　法半夏 10g　丹参 12g　没药 5g　当归 10g　鸡内金 10g　桔梗 10g　枳壳 10g　浙贝母 12g　昆布 15g　生牡蛎 30g（先煎）　焦三仙各 12g　炙甘草 6g

【用法】头煎加水约 500ml，将药物浸泡 20 分钟。先将生牡蛎煮 15 分钟后，再将其余药物加入，武火煮沸后，改小火再煎煮 30 分钟，取液约 300ml；二煎，加水约 400ml，武火煮沸后，改小火再煮沸 30 分钟，取液约 300ml；两煎药汁混合后，分成2份，早、晚饭前30分钟服用，每日1剂，2周为1个疗程，服用2个疗程。

【功效】强肝健脾，活血化瘀，散结开音。

【适应证】**慢性喉炎（肝郁脾虚，痰瘀阻滞证）**。症见：声音嘶哑，食欲不振，平时心情郁闷。检查见声带结节、增厚、颜色发白或暗红。

【临证加减】若发现患者舌质发暗或存在瘀点加赤芍12g、红花10g；若患者有气闷症状并胁下疼痛加郁金10g、没药10g；若患者病情反复，有气虚盗汗的症状则加生黄芪15g。

【疗效】以本方治疗慢性喉炎48例，治疗2个疗程，其中痊愈8例，显效16例，有效19例，无效5例，总有效率89.58%。

【来源】苑明茹.自拟散结开音汤治疗慢喉喑的疗效观察.北方药学，2014，11（2）：26－27

养阴清肺汤加味

木蝴蝶10g　蝉蜕6g　诃子12g　麦冬12g　玄参15g　生地黄10g　牛蒡子12g　桔梗8g　赤芍12g　牡丹皮12g　丹参15g

【用法】头煎加水约400ml，先泡20分钟，武火煮沸后，改小火再煮沸30分钟，取液约150ml；二煎，加水约400ml，武火煮沸后，改小火再煮沸30分钟，取液约150ml；两煎药汁混合后，分成2份，早、晚温服，每日1剂，7天为1个疗程，连服2个疗程。随访2个月后评定疗效。

【功效】养阴清肺，化痰软坚。

【适应证】**慢性喉炎（虚火阴亏，肺津不足，痰湿凝聚证）**。症见：长期声音嘶哑，咽部干燥不适，伴咳嗽、咳痰。病程较长，声音嘶哑时轻时重。

【疗效】以本方治疗慢性喉炎40例，治疗2个疗程，其中痊愈30例，显效6例，无效4例，总有效率为90%。

【来源】梁云燕.养阴清肺汤加味治疗慢喉喑40例疗效观察.湖南中医杂志，2014，30（1）：66－67

清音升降散

全蝉蜕3~10g　僵蚕6g　赤芍10g　牡丹皮10g　藏青果10g　桔

梗 10g　大黄 3 ~ 9g（后下）　生甘草 3 ~ 6g

【用法】上药除大黄外，头煎加水约 400ml，先泡 20 分钟，武火煮沸后，改小火再煮沸 30 分钟，离火前 3 分钟加入大黄，取汁约 150ml；二煎加水约 400ml，武火煮沸后，改小火再煮沸 30 分钟，取汁约 150ml；两煎药汁混合后，分成 2 份，早、晚饭后服，每日 1 剂，连用 10 天为 1 个疗程。根据病情轻重，病程长短，治疗 3 ~ 6 个疗程。

【功效】泄郁火，利喉开音。

【适应证】**慢性喉炎（火郁型）**。症见：长期声音嘶哑，喉部干燥或有黏痰不易咯出，有的发声时疼痛，有清嗓习惯。检查见黏膜弥漫性充血或暗红，声带呈粉红色或深红色，表面粗糙不平并有黏稠液附着，声门闭合不全。

【临证加减】新感外邪兼见风寒表证者加麻黄、杏仁；兼见风热表证者加薄荷、桑叶、菊花；肺肾阴虚，虚火上炎者选加玄参、麦冬、生地黄、知母、黄柏；气阴两虚者加辽沙参（或太子参）、百合、川贝母、花粉；肺脾气虚者加党参、黄芪、诃子；病程已久，反复不愈，声带表面粗糙不平，或见小结、息肉，黏膜暗红，有瘀血证者酌加丹参、桃仁、红花、三棱、莪术；热毒壅甚，咽痛明显者酌加金银花、连翘、山豆根、板蓝根。

【疗效】以本方治疗慢性喉炎 38 例，治疗 3 ~ 6 个疗程，其中治愈 17 例，好转 19 例，无效 2 例，总有效率 94.7%。

【来源】任光荣．清音升降散治疗慢性喉炎 38 例临床观察．中医药研究，1999，（2）：50 - 51

🪷 润肺开音汤

玄参 15g　麦冬 15g　桔梗 9g　生甘草 9g　射干 10g　金银花 15g　金果榄 15g　木蝴蝶 15g　牡丹皮 10g

【用法】头煎加水约 400ml，先泡 20 分钟，武火煮沸后，改小火再煮沸 30 分钟，取液约 150ml；二煎，加水约 400ml，武火煮沸后，改小火再煮沸 30 分钟，取液约 150ml；两煎药汁混合后，分成 2 份，早、晚饭后服，每日 1 剂，2 周为 1 个疗程。

【功效】滋阴润肺，解毒消肿，化痰散结，祛瘀开音。

【适应证】**慢性喉炎（阴虚兼痰凝血瘀证）**。症见：反复咽干疼痛，声音嘶哑，轻者仅声音变粗或发音不畅，少数患者程度严重，可有明显的声哑，甚至完全失声。

【临证加减】热较重者加黄芩9g、连翘15g；挟痰者加浙贝母9g、海蛤粉9g；挟湿者加苍术9g、藿香10g；挟瘀者加丹参15、赤芍10g；气血虚者加太子参15g、当归12g。

【疗效】以本方治疗慢性喉炎56例，治疗2周，结果近期有效率为92.85%，远期有效率为87.5%。

【来源】杨秀齐. 润肺开音汤治疗慢性喉炎56例. 吉林中医药，2006，26（4）：32

🪷 清音汤加减

人参9g　茯苓9g　当归9g　天冬10g　麦冬10g　乌梅10g　诃子10g　阿胶（烊化冲服）10g　蜂蜜20g（调服）

【用法】上药除阿胶、蜂蜜外，头煎加水约400ml，先泡20分钟，武火煮沸后，改小火再煮沸30分钟，取汁约150ml；二煎加水约400ml，武火煮沸后，改小火再煮沸30分钟，取汁约150ml；两煎药汁混合后加入阿胶、蜂蜜，分成2份，早、晚2次服，每日1剂，15天为1个疗程，连服1~3个疗程。

【功效】养阴益气，行气活血。

【适应证】**慢性喉炎（肺肾阴虚证）**。症见：声嘶，喉部常有瘙痒、刺痛、烧灼感、异物感及干燥，有清嗓习惯。检查见咽喉黏膜色淡，声带边缘增厚或有小结或息肉，声门闭合不全。

【临证加减】喉内痰多，声带肿胀明显者加薏苡仁、法半夏、浙贝母；虚火旺者加黄柏、知母；伴倦怠乏力、纳呆便溏，舌淡苔白、脉虚弱者加党参、黄芪、天麻；形寒肢冷，腰膝酸软，舌淡白，脉沉者加肉桂、枣皮、附子；声带边缘增厚，或有小结者加丹参、赤芍、泽兰、郁金、浙贝母、瓜蒌仁、海浮石；口燥咽干者加石斛、沙参；声带闭合不全者加太子参、山药、枸杞子；临证可选加利咽开音药如木蝴蝶、胖大海、蝉蜕等。

另外本病外治可予西瓜霜喉片、润喉片含服，同时嘱患者注意发音休息，避免大声喊叫。

【疗效】以本方治疗慢性喉炎36例，治疗1~3个疗程，其中显效20例，有效14例，无效2例，总有效率94.4%。无效2例因声带息肉较大，改用纤维喉镜下摘除而治愈。

【来源】肖小宋．清音汤加减治疗慢性喉炎 36 例．湖南中医杂志，1997，13（5）：18

清喉饮

金银花 30g 玄参 12g 玄明粉 10g 丹参 30g 山楂 15g 太子参 15g 黄芪 30g 桔梗 10g 生甘草 6g 蝉蜕 10g 薄荷 10g（后下）

【用法】上药除薄荷外，头煎加水约 400ml，先泡 20 分钟，武火煮沸后，改小火再煮沸 30 分钟，离火前 5 分钟加入薄荷，取液约 150ml；二煎，加水约 400ml，武火煮沸后，改小火再煮沸 30 分钟，取液约 150ml；两煎药汁混合后，分成 2 份，早、晚饭后服，每日 1 剂，10 天为 1 个疗程，连续治疗 3 个疗程。

【功效】清热解毒，止咳化痰，散结消肿，益气养阴，活血化瘀。

【适应证】**慢性喉炎（气滞血瘀，痰浊凝结证）。**

【临证加减】痰多咳嗽加半夏 9g、川贝母 10g；咽痛加牛蒡子 10g、山豆根 6g。

【疗效】以本方治疗慢性喉炎 85 例，治疗 3 个疗程，结果痊愈 51 例，显效 15 例，有效 13 例，无效 6 例，总有效率 92.9%。

【来源】周灿禄，陈浩，刘焕泰．清喉饮治疗慢喉喑 85 例临床观察．河北中医，2009，31（6）：829－830

会厌逐瘀汤

桃仁 6g 红花 10g 生地黄 10g 赤芍 6g 当归 6g 玄参 6g 枳壳 6g 柴胡 3g 甘草 6g 桔梗 10g 党参 10g 百合 10g

【用法】头煎加水约 400ml，先泡 20 分钟，武火煮沸后，改小火再煮沸 30 分钟，取液约 150ml；二煎，加水约 400ml，武火煮沸后，改小火再煮沸 30 分钟，取液约 150ml；两煎药汁混合后，分成 2 份，早、晚饭后服，每日 1 剂，5 天为 1 个疗程。妇女经期暂停 1 个疗程。

同时患者配合超声雾化治疗，并嘱声带休息。

【功效】清咽利喉，行气活血，祛痰开音。

【适应证】**慢性喉炎（气滞血瘀痰凝型）**。症见：声嘶日久，讲话费力，喉内不适，有异物感，声带色暗滞，肿胀不消，舌质暗滞，脉涩。

【疗效】以此方法治疗慢性喉炎 40 例，治疗 3~4 个疗程，结果治愈 12例，有效 23 例，无效 5 例，总有效率 87.5%。

【来源】陆兴，吴筱莉，苏虹，等. 会厌逐瘀汤加味治疗慢性喉炎的临床观察. 上海中医药杂志，2003，37（6）：41 - 42

🌸 加减六味汤

紫苏叶 6g　荆芥 6g　防风 6g　蝉蜕 3g　北细辛 3g　炙甘草 5g桔梗 6g　淡干姜 3g　杏仁 10g　法半夏 10g　陈皮 6g　茯苓 10g（根据患儿具体情况选择药物用量）

【用法】头煎加水约 400ml，先泡 20 分钟，武火煮沸后，改小火再煮沸30 分钟，取液约 150ml；二煎，加水约 400ml，武火煮沸后，改小火再煮沸 30分钟，取液约 150ml；两煎药汁混合后，分成 2 份，早、晚饭后服，每日1 剂。

【功效】宣肺健脾，利喉开音。

【适应证】**小儿慢性喉炎（肺气郁闭，脾失健运证）**。症见：不同程度的持续性发音嘶哑，口不渴，食欲不振，面色苍白无华，舌质淡、苔白或薄腻。声带苍白、闭合不全或声门有黏液附着。少数患者稍有声带充血，且喉部无疼痛感。

【临证加减】若喉痒有异物感加麻黄；声带充血水肿加胖大海，去干姜。

【疗效】以本方治疗小儿慢性喉炎 40 例，结果治愈 33 例，有效 4 例，无效 3 例，总有效率 92.5%。经治疗痊愈的患儿平均服药为 8 剂，有效与无效的患儿平均服药均为 3 剂。

【来源】徐克信. 加减六味汤治疗小儿慢性喉炎 40 例. 上海中医药杂志，1992，（5）：12

🌸 地黄饮子合消瘰汤

熟地黄 10g　浙贝母 10g　玄参 10g　煅牡蛎（先煎）10g　山茱

黄 10g 石斛 10g 巴戟天 10g 肉苁蓉 10g 五味子 10g 茯苓 10g

麦冬 10g 石菖蒲 10g 远志 6g 肉桂 3g（后下） 三七粉 4g（兑

服） 薄荷 2g（后下）

【用法】上药除煅牡蛎、肉桂、薄荷、三七粉外，头煎加水约 400ml，先泡 20 分钟，先将煅牡蛎煎煮 20 分钟，再将其余药物加入，武火煮沸后，改小火再煮沸 30 分钟，离火前 5 分钟加入薄荷和肉桂，取液约 150ml；二煎，加水约 400ml，武火煮沸后，改小火再煮沸 30 分钟，取液约 150ml；两煎药汁混合后，冲入三七粉，分成 2 份，早、晚饭后服，每日 1 剂，7 天为 1 个疗程。5 个疗程后统计疗效。

【功效】补肾益肺，滋阴温阳，化痰开窍。

【适应证】**慢性喉炎（肺肾不足，血瘀痰凝证）。**

【临证加减】咽喉疼痛，声带充血明显者加射干 10g、木蝴蝶 15g；声带瘀血肥厚明显者加丹参、桃仁各 10g；灼热痛明显者去附子、肉桂，加知母、黄柏各 10g；痰多者加胆南星、法半夏各 10g。

【疗效】以本方治疗慢性喉炎 38 例，治疗 5 个疗程，结果治愈 14 例，显效 16 例，有效 6 例，无效 2 例，总有效率 94.74%。

【来源】郭洪波，罗玉梅，陈朝霞，等. 地黄饮子合消瘰汤治疗慢性喉炎疗效观察. 湖北中医杂志，2007，29（6）：30

🪷 清喉茶

木蝴蝶 6g 藏青果 6g 胖大海 6g 菊花 6g 石斛 4g

【用法】沸水冲泡，代茶饮，日 1 剂，20 日为 1 个疗程。1 个疗程后统计疗效，并嘱少说话。

【功效】清热生津，润喉开音。

【适应证】**慢性喉炎（肺热阴虚，虚火上炎证）。**

【疗效】以本方治疗慢性喉炎 67 例，治疗 20 天，结果治愈 39 例，好转 21 例，无效 7 例，总有效率为 89.55%。

【来源】强建华，任晓红. 清喉茶治疗慢性喉炎的临床观察. 河北中医，2008，30（4）：414

蔡福养活血疗哑汤

当归 10g　桃仁 15g　红花 10g　怀牛膝 15g　党参 10g　赤芍 10g
桔梗 15g　诃子 10g　黄芪 15g　甘草 10g　木蝴蝶 10g　蝉蜕 10g

【用法】上药用水浸泡 30 分钟后，文火煎煮 30 分钟。每日 1 剂，每剂药煎 2 次，将 2 次煎出的药液混合后，分 2 次服用。

【功效】宣肺理气，养阴活血，开音疗哑。

【适应证】**声音嘶哑，声带充血、肥厚、结节等。**

【来源】仝选甫，蔡纪堂．中国现代百名中医临床家丛书－蔡福养．北京：中国中医药出版社，2007

蔡福养导痰疗哑汤

僵蚕 12g　制南星 10g　半夏 12g　茯苓 15g　枳实 10g　陈皮 10g
甘草 10g　桔梗 12g　石菖蒲 12g　浙贝母 12g

【用法】上药用水浸泡 30 分钟后，文火煎煮 30 分钟。每日 1 剂，每剂药煎 2 次，将 2 次煎出的药液混合后，分 2 次早、晚各服 1 次。

【功效】宣肺化痰，健脾利湿，开音疗哑。

【适应证】**声音沉闷嘶哑（痰湿凝结证）。**症见：声带黏附白痰，声带小结或息肉色白或灰白，或声带肥厚，闭合不良，喉间闷胀不爽或如痰堵，胸闷，咳嗽，多痰，口中黏腻，舌苔白或白腻，脉沉弦或缓滑。

【来源】仝选甫，蔡纪堂．中国现代百名中医临床家丛书－蔡福养．北京：中国中医药出版社，2007

第三节　声带小结

声带小结是由于反复机械性损伤声带产生的炎性反应，按炎症发展过程形成不同质地的小结突起。早期程度较轻，声音稍粗糙或基本正常，主要是发声易疲劳，用声多时发生，时好时坏，呈间歇性声嘶；经常于发高音时出现声嘶，并伴有发音延迟、音色改变等；有些患者可能日常交谈中未见明显声音改变，但在唱歌时则可出现音域变窄、发声受限等较明显表现。病情继续发展，声嘶加重，可由间歇性发展为持续性，且在发较低声音时也会出现。声嘶程度与声带小结的大小及部位有关。

典型的声带小结为双侧声带前中 1/3 交界处对称性结节状隆起。小结一般双侧对称发生，间或也有一侧较大，另侧较小或仅一侧可见者。声带小结可呈局限性小突起，也可呈广基梭形增厚，前者多见于发声不当的歌唱者，后者则常见于其他用声过度的职业人员。发声时两侧的小结互相靠在一起使声门不能完全闭合，呈"沙漏"形状。通过喉镜检查可以进行明确诊断。临床上，声带小结的治疗方法主要有：声带休息、纠正发声方法、手术治疗等。

声带小结属中医学"慢喉喑"的范畴，常因多言损气，肺气虚弱，喉失所养，或肺虚及脾，脾不化湿，痰湿内生，脾虚气滞，气滞血凝，以致声门气血瘀滞，痰浊凝聚，声带渐成小结，日久不消，声音嘶哑。中医治疗本病采用中药制剂或针刺等。

❀ 乐声丸

龙葵 9g　白英 9g　丹参 12g　桃仁 12g　玄参 9g　僵蚕 6g　蝉蜕 6g　木蝴蝶 9g

【用法】将上述药物研为细末，水丸如小豆，每日 3 次，每次 6g，温水送下。忌食辛辣刺激之物。

【功效】活血通络，散结开音。

【适应证】**声带小结（血瘀痰凝证）。**

【疗效】共 35 例，二个月治疗后，治愈 15 例，有效 17 例，无效 3 例，治疗的总有效率为 91.4%。

【来源】周健，徐宪春."乐声丸"治疗声带小结和声带息肉 67 例总结. 中国中西医结合耳鼻咽喉科杂志，1996，7（3）：149

❀ 清音汤

赤芍 10g　蝉蜕 5g　补骨脂 4g　薏苡仁 10g　海藻 15g　夏枯草

10g　胖大海3粒　牡丹皮10g　黄芪10g　甘草3g

【用法】水煎服，每日服2次，每日1剂，20日为1个疗程。

【功效】活血化瘀，化痰利湿，软坚消结，补气开音。

【适应证】**声带小结（血瘀痰凝证）**。症见：出现不同程度的声嘶，发音易疲劳，部分病例伴有咽喉不适，干燥感。检查：咽部正常或慢性充血，声带前中1/3交界边缘可见大小不等的对称性粟粒状小突起或单侧或双侧半透明、不同色泽的表面光滑的球形式鱼腹形突起，发音时声门均有不同程度的闭合不良等现象。

【临证加减】声带水肿者加泽泻、白茅根；声带充血者加玄参、石斛；声带局限性隆起者加昆布、蚝贝；声带闭合不全者加丹参、路路通；咽喉干痛者加玄参、山豆根、天花粉。

【疗效】本组病例多数服用1~2个疗程，少数服用3个疗程。80例中，治愈45例，显效20例，好转10例，无效5例，总有效率94%。

【来源】林晓青．"清音汤"治疗声带小结及息肉120例分析．听力学及言语疾病杂志，1996，4（3）：133

半夏厚朴汤加减

半夏15g　厚朴10g　茯苓15g　紫苏叶10g　生姜10g

【用法】水煎服，每日服2次，每日1剂，10剂为1个疗程，共治3个疗程，配合适当的声休1个月。

【功效】清热化痰，散结。

【适应证】**声带小结（气滞痰凝证）**。症见：声带色暗，轻度水肿，发音时声带前中三分之一处有黏液积聚，声带外展时，可见该处黏痰呈丝状相连，且局部呈淡红色，水肿样隆起，视为早期声带小结，本组不包括已呈对称性，苍白色突起者。

【临证加减】如咽喉红肿，加连翘10g、金银花10g；如咳嗽有痰，加桔梗10g、胖大海10g。

【疗效】本组46例中，痊愈25例，好转19例，无效2例，总有效率95.65%。

【来源】陈远惠．半夏厚朴汤加减治疗早期声带小结的临床研究－附：46例病例报

告. 成都中医药大学学报, 2009, 32 (1): 33 – 34

鳖甲玄参麦冬汤

炙鳖甲30g 胖大海10g 生薏苡仁12g 麦冬9g 玄参9g 知母9g 板蓝根9g 诃子9g 北沙参9g 马勃6g 桔梗6g 连翘6g 蝉蜕4.5g 枳壳4.5g 木蝴蝶2g

【用法】水煎服，每日服2次，每日1剂。

【功效】滋阴清肺，清热解毒，软坚散结，利咽开音。

【适应证】**声带小结（肺阴虚证）**。症见：声音嘶哑、提音费力，经间接喉镜检查双侧声带或单侧声带前中1/3交界处有结节样隆起，色泽灰白，基底较宽。

【疗效】共50例，治疗60天后，显效5例，有效20例，好转19例，无效6例，总好转率为88%。

【来源】龚彩珍. 鳖甲玄参麦冬汤治疗声带小结疗效观察. 浙江中西医结合杂志, 1997, 7 (2): 111 – 112

参冬饮

紫丹参20g 麦冬20g 生地黄20g 海蛤壳20g 乌梅6g 姜黄6g 胆南星10g 淡黄芩10g 浙贝母10g 夏枯草15g 甘草5g

【用法】水煎服，每日服2次，每日1剂，15天为1个疗程。服中药期间，不使用其他药物及疗法。

【功效】清热利咽，养阴生津，行气活血，化痰散结。

【适应证】**声带小结（肺肾阴虚或血瘀痰凝证）**。

【疗效】本组40例患者经15~60天的治疗，痊愈10例，好转22例（其中，原为双侧声带小结经治疗单侧消失者9例），无效8例，治愈率为75%，总有效率80%。服药天数最长60天，最短7天。

【来源】傅晓东，俞军. 参冬饮治疗声带小结40例. 陕西中医, 1999, 20 (2): 64

地黄饮子加减

熟地黄10g 山茱萸10g 石斛10g 五味子20g 茯苓10g 麦冬

10g 石菖蒲 10g 远志 15g 胖大海 10g 木蝴蝶 10g 党参 10g 黄芪 10g

【用法】水煎服，每日服 2 次，每日 1 剂，15 天为 1 个疗程。服中药期间，不使用其他药物及疗法。

【功效】滋阴温阳，补肾益肺，祛瘀化痰，散结利音。

【适应证】**声带小结（肺肾阴虚或血瘀痰凝证）。**

【临证加减】如咽喉疼痛，声带充血明显者，加黄芩 10g，去黄芪；声带瘀血肥厚明显者，加地龙 10g、川芎 10g；灼热痛明显者加玄参 10g、桑叶 10g；痰多者加法半夏 10g。

【疗效】治疗 18 例，结果痊愈 9 例，显效 4 例，有效 4 例，无效 1 例，总有效率 94.40%。

【来源】曹志. 地黄饮子加减治疗声带小结 18 例临床观察. 云南中医中药杂志，2014，35（2）：30－31

喉结清冲剂

黄芪 20g 党参 15g 桃仁 10g 红花 10g 川芎 10g 丹参 10g 夏枯草 10g 浙贝母 10g 昆布 20g 海藻 20g 黄芩 10g 赤芍 25g 鱼腥草 20g 牛膝 20g 桔梗 10g

【用法】水煎服，每日服 2 次，每日 1 剂。

【功效】活血化瘀，行气散结，清热化痰，利咽开音。

【适应证】**声带小结（气滞血瘀痰凝证）。**

【疗效】服药 1 个疗程后，痊愈 4 例；服药 2 个疗程后，痊愈 10 例；服药 3 个疗程后，痊愈 15 例；服药 4 个疗程后，痊愈 21 例，好转达 130 例，无效 20 例。

【来源】李鹏，刘晓晖. 喉结清冲剂治疗声带小结 200 例疗效观察. 第一军医大学学报，2001，21（5）：367

化瘀散结汤

当归 15g 赤芍 10g 桃仁 10g 红花 10g 桔梗 10g 香附 6g 玄

参 15g 麦冬 30g 海浮石 15g 牡蛎 20g 浙贝母 20g 蝉蜕 20g 生诃子 20g 生地黄 6g 熟地黄 6g

【用法】水煎服，每日服 2 次，每日 1 剂。

【功效】滋养肺肾，活血化瘀，软坚散结。

【适应证】**声带小结（肺肾阴虚或气滞血瘀痰凝证）**。

【临证加减】声带边缘增厚、充血，小结较硬，属血瘀痰结，加牡丹皮 10g、丹参 15g、陈皮 6g、泽兰叶 15g；喉部燥痒，精神疲乏，腰膝酸胀等肺肾两虚者，加北沙参 15g、知母 10g、胖大海 5 枚等；病程较长，气喘痰结，肺气损耗明显者，加太子参 15g、黄芪 30g、枸杞子 15g、白术 10g、石斛 10g、山药 15g、升麻 6g。

【疗效】共 51 例，治愈 24 例，有效 19 例，无效 8 例，总有效率 84%。服药最少 12 剂，最多 200 剂，平均 20 剂。

【来源】祝桂庭，曾宪孔．化瘀散结汤治疗声带小结、息肉 51 例．山东中医药大学学报，1991，15（4）：44

❁ 会厌逐瘀汤

桃仁 15g 红花 15g 生地黄 12g 甘草 9g 桔梗 9g 当归 9g 玄参 9g 赤芍 9g 柴胡 6g 枳壳 6g

【用法】水煎服，每日服 2 次，每日 1 剂，7 天为 1 个疗程。

【功效】活血化瘀。

【适应证】**声带小结（气滞血瘀痰凝证）**。症见：声音不扬，甚至嘶哑失音，经久不愈，咽干燉微痛，喉内不适，有异物感，常作"吭喀"声以清嗓。专科检查：见双侧声带前中 1/3 交界处或中段边缘，有类似粟粒状或米粒状的小突起，色灰白，左右对称，或可见黏液附其上，多数伴有不同程度的声带充血、增厚，发音时影响声门闭合，部分可以伴有咽喉充血，淋巴滤泡增生。

【临证加减】音哑咽痒加蝉蜕、荆芥各 6g，胖大海 5 枚；咽痛加射干、金银花各 9g；口、咽喉部干燥加麦冬 15g；痰多加茯苓 15g；气短乏力加党参 20g、白术 15g。

【疗效】共 36 例，治疗 4～6 周，显效 11 例，有效 20 例，无效 5 例，总有效率为 86.11%。

【来源】张传飞，吕慧彧. 会厌逐瘀汤治疗声带小结 36 例. 陕西中医学院学报，2010，33（5）：63

加味二陈汤

　　陈皮 12g　茯苓 12g　姜半夏 6g　甘草 6g　苍白术各 9g　枳实 6g　芥子 6g　五倍子 6g　昆布 6g　海藻 9g　煅瓦楞子 3g　夏枯草 9g

【用法】水煎服，每日服 2 次，每日 1 剂。

【功效】利湿化痰，软坚散结。

【适应证】**声带小结（痰湿血瘀证）**。症见：不同程度声嘶，伴见咽喉异物感，喉不干或不甚干，舌淡红、苔薄白或白腻。声带小结色白或淡红色，质嫩。

【临证加减】若见小结色转暗红，或日久视之质老者，或同时伴有声带慢性充血者，宜加三棱、莪术活血化瘀。

【疗效】声带小结 29 例，临床痊愈（治疗后声带恢复如常人，喉部炎症基本消失，声带边缘光滑，活动闭合良好）17 例，显效（声嘶明显减轻，小结明显缩小）9 例，有效（声嘶减轻，小结缩小）3 例。

【来源】周景伟. 加味二陈汤治疗声带小结和息肉. 浙江中医药大学学报，1993，17（1）：19

开音合剂

　　三棱 6g　莪术 6g　桃仁 9g　红花 9g　葛根 9g　山楂 3g　半夏 6g　陈皮 6g　茯苓 6g　桔梗 6g　夏枯草 9g　海蛤壳 9g　威灵仙 9g　胖大海 9g

【用法】水煎服，每日服 2 次，每日 1 剂。

【功效】活血软坚，祛痰散结。

【适应证】**声带小结（血瘀痰凝证）**。症见：声音嘶哑，咽喉干燥，隐痛，说话乏力等。

【疗效】共 126 例患者，治愈率为 27.0%（34 例/126 例），好转率为

56.3%（71 例/126 例），无效率为 16.7%（21 例/126 例），总有效率 83.3%（105 例/126 例）。

【来源】郭裕，何宗德．开音合剂治疗声带小结型喉炎 126 例临床观察．中国中医药科技，2003，10（1）：55－56

丽声散结汤

海藻 30g　鸡内金 20g　穿山甲 10g　桔梗 12g　夏枯草 18g　白花蛇舌草 20g　玄参 30g　莪术 15g　枳壳 15g　红花 15g　赤芍 20g　浙贝母 12g　僵蚕 15g

【用法】水煎服，每日服 2 次，每日 1 剂，15 天为 1 个疗程，连续观察 2 个疗程。

【功效】化痰散结，行瘀开闭。

【适应证】**声带小结（血瘀痰凝证）**。症见：声音嘶哑反复发作史，声带小结发生在声带边缘前、中 1/3 交点，两侧对称，亦可一大一小。声音嘶哑时轻时重，轻者声音发"毛"，重者声音沙哑，先为间隙性，以后为持续性，多数患者伴有喉部干燥不适等症状。

【临证加减】如咽喉干燥加沙参、天花粉，咽喉梗塞不适加紫苏子、芥子。

【疗效】共 68 例患者，治疗 30 天，临床治愈 45 例，好转 22 例，无效 1 例，总有效率 99%。

【来源】黄兆坤．丽声散结汤治疗声带小结的疗效观察．现代中西医结合杂志，2004，13（22）：2972－2973

清咽散结汤

玄参 18g　麦冬 18g　连翘 18g　桔梗 12g　板蓝根 20g　大青叶 20g　金银花 20g　生山楂 30g　夏枯草 30g　木蝴蝶 9g　胖大海 9g　甘草 6g

【用法】水煎服，每日服 2 次，每日 1 剂，10 天为 1 个疗程。

【功效】清热化痰，化瘀散结。

【适应证】**声带小结（血瘀痰热证）。**症见：主要为声音嘶哑，不同程度的咽痒干燥，喉异物感。

【疗效】本组 78 例患者中，治疗 20 天，痊愈 56 例，好转 26 例，无效 6 例，总有效率 92.31%。随访 1 年以上者，64 例病情稳定，2 例无效。

【来源】卢进宝，田丰华，王济生. 清咽散结汤治疗早期声带小结的临床研究. 四川中医，2002，20（6）：71

三甲散加减

醋制鳖甲 15g　酒制土鳖虫 10g　炮山甲 10g　桃仁 10g　当归 10g　赤芍 10g　丹参 10g　玄参 10g　浙贝母 10g　夏枯草 10g　柴胡 6g　蝉蜕 4g

【用法】水煎服，每日服 2 次，每日 1 剂，1 个月为 1 个疗程。

【功效】活血化瘀，软坚散结开音。

【适应证】**声带小结（血瘀痰凝证）。**

【临证加减】阴虚明显者，加生地黄 12g、麦冬 10g；脾虚有湿邪者，加白术、茯苓、山楂各 10g。

【疗效】共 38 例，痊愈（声嘶消失，声带小结消失，声门闭合好）9 例，显效（声嘶基本消失，声带小结缩小 1/2 以上，声门闭合好转）20 例，有效（声嘶有所好转，声带小结缩小不足 1/2 者，声门闭合不完全）5 例，无效（声嘶无好转，声带小结无变化）4 例。

【来源】颜冬明. 三甲散加减治疗声带小结 38 例. 新中医，1998，30（2）：47－48

散结开音汤

北沙参 30g　玄参 15g　麦冬 10g　知母 8g　莪术 10g　僵蚕 10g　土贝母 10g　郁金 10g　木蝴蝶 6g　桔梗 6g　薄荷 3g　甘草 4.5g

【用法】水煎服，每日服 2 次，每日 1 剂。

【功效】润肺舒肝，化痰降火，散结开音。

【适应证】**声带小结（肝郁气滞血瘀证）。**

【临证加减】受寒而发，声嘶伴痰多稀白者加石菖蒲 8g、法半夏 10g 以化痰利窍；痰热壅盛致咽喉痛甚、声带充血明显者可加用夏枯草 10g、山豆根 10g，以清热散结；病史较长，小结白硬者可加用炮山甲 6g、生牡蛎 15g，以软坚散结；声带破哑、伴少气懒言者，可加用生煨诃子各 6g、五味子 9g，以敛肺利音。

【疗效】52 例声带小结患者，显效 34 例（发音完全恢复，小结消失或基本消失），有效（发音恢复，小结有明显缩小）15 例。

【来源】郎建新. 散结开音汤治疗声带小结 52 例. 广西中医药, 1989, 12（4）: 17

爽声口服液

玄参 150g　麦冬 150g　知母 150g　生地黄 150g　射干 200g　山豆根 50g　藏青果 100g　木蝴蝶 200g　桔梗 150g　紫菀 200g　甘草 100g

【用法】上药先加温水浸 30 分钟左右，再煎煮 3 次，第一次 1 小时 30 分钟，第二次、第三次各煎煮 1 小时，滤过合并药液，浓缩至相对密度约 1.12，加入乙醇，使含醇量达 65% ~70%，静置 48 小时滤过，滤液回收乙醇，加糖 110g，加水量 1000ml 分装，灭菌即得。爽声口服液 20ml，每日 3 次，10 天为 1 个疗程，连用 2 个疗程。

【功效】清热利咽，润肺开音，祛痰止咳，养阴生津。

【适应证】**声带小结（气滞血瘀痰凝证）。**

【疗效】共 201 例，治疗 20 天，治愈 58 例，占 28.85%；好转 122 例，占 60.70%；无效 21 例，占 10.45%。总有效率 89.55%。

【来源】付波，张建华，王越，等. 爽声口服液治疗声带小结的疗效观察. 中国中西医结合耳鼻咽喉科杂志, 2003, 11（6）: 276

桃花煎

桃仁 9g　红花 9g　赤芍 6g　牡丹皮 6g　柴胡 6g　枳壳 9g　郁金 9g　香附 9g　丹参 20g　海藻 10g　昆布 10g　桔梗 6g　甘草 6g

【用法】水煎服，每日服 2 次，每日 1 剂，10 天为 1 个疗程，连服 3 个疗程。必要时停药 2 天，继续服第 4 个疗程。

【功效】疏肝理气，活血化瘀，软坚消痰。

【适应证】**声带小结（气滞血瘀痰凝证）**。症见：以声嘶为主，多伴有咽干及咽部异物感。间接喉镜或纤维喉镜下可见声带前、中 1/3 交界处有小结生长，多为对称性，也有两侧一大一小者，常可见声门区双侧小结之间有黏液丝相连。

【疗效】2 个月后复诊，结果显示治疗组 45 例中，痊愈 28 例，有效 13 例，无效 4 例，总有效率 91.1%。

【来源】何秋英，程红武. 桃花煎治疗声带小结 45 例. 中国民间疗法，2004，12（8）：44

铁叫子如圣汤

生桔梗 5g　炒桔梗 5g　生诃子 5g　煨诃子 5g　生甘草 2g　炙甘草 2g　生地黄 6g　熟地黄 6g

【用法】水煎服，每日服 2 次，每日 1 剂。

【功效】滋养肺肾，宣肺开音。

【适应证】**声带小结（肺肾阴虚证）**。

【临证加减】若声带边缘增厚，充血瘀紫，小结较硬，选加赤芍、当归、牡丹皮、泽兰、郁金、丹参、浙贝母各 10g，牡蛎 15g，陈皮 6g 等行气活血化瘀之品；若喉咙燥痒、气促，精神疲乏，手足心热，头晕耳鸣，目眩，腰膝疲软等肺肾两虚者加北沙参、玄参、麦冬各 12g，知母、黄柏、木蝴蝶各 10g，蝉蜕 6g，胖大海 5 枚等；若病程长，耗伤肺气，少气懒言，动则气喘，声带松弛无力，闭合不良者，选加太子参、黄芪、枸杞子各 15g，白术、石斛各 10g，怀山药、麦冬各 12g，升麻 6g。

【疗效】总 36 例患者，显效 18 例，有效 14 例，无效 4 例，总疗效率 88.8%，治疗中无一例见副作用。

【来源】罗国隆. 铁叫子如圣汤加味治疗声带小结 36 例. 新中医，1984，（7）：35－36

消结畅声汤

丹参 30g　珍珠母 10g　僵蚕 10g　浙贝母 10g　橘核 10g　荔枝核

10g　海浮石 10g　胖大海 10g　诃子 10g　硼砂 1g

【用法】水煎服，每日服 2 次，每日 1 剂，1 个月为 1 个疗程，治疗 1 ~ 2 个疗程。

【功效】活血化瘀，化痰散结。

【适应证】**声带小结（气滞血瘀痰凝证）。**

【疗效】痊愈（声嘶消失，声带小结消失，声门闭合好）27 例，显效（声嘶基本消失，声带小结缩小 50% 以上，声门闭合显著好转）3 例，有效（声嘶有所好转，声带小结缩小不足 50%，声门闭合不完全）4 例，无效（声嘶无好转，声带小结无变化）2 例。用消结畅声汤 10 剂，用药后声哑明显好转。检查：声带色泽如常，小结未消。再进 20 剂，发音完全恢复，诸症消失。检查：声带边缘光滑，声门闭合好，随访至今无复发。

【来源】刘瑞娟. 消结畅声汤治疗声带息肉、声带小结 82 例. 中国临床医生，2000，28（6）：36

消结开音冲剂

夏枯草 12g　玄参 9g　天冬 6g　麦冬 9g　红花 6g　天花粉 6g　炙僵蚕 6g　桔梗 9g　生薏苡仁 9g　蝉蜕 6g

【用法】每次 1 包，每天 2 次，开水冲服，饭后 1 小时服用。

【功效】活血消结，养阴开音。

【适应证】**声带小结（肺阴虚或血瘀痰凝证）。**

【疗效】本组 100 例中，痊愈 36 例，好转 27 例，无效 37 例，总有效率达 63.0%。服药后临床症状明显改善，如咽痒、单侧声带充血、微咳、喉部隐痛、喉部异物感、喉部干燥等，有效率达 82.76% ~ 100%。

【来源】郑昌雄，袁来恩. 消结开音冲剂治疗声带小结和声带息肉及对血液流变性的影响. 中医杂志，1993，8（8）：486 - 488

开音消息汤

沙参 30g　玄参 15g　胖大海 10g　马勃 10g　桔梗 10g　乌梅 10g　诃子 10g　射干 10g　山豆根 10g　牡蛎 30g　木蝴蝶 10g　蝉蜕 10g

【用法】水煎服，每日服 2 次，每日 1 剂。

【功效】益气养阴，开音散结。

【适应证】**声带小结（气阴两虚证）。**

【临证加减】痰热壅肺加海蛤壳 10g、鱼腥草 30g、瓜蒌 10g、黄芩 10g；痰湿结滞加制胆南星 10g、清半夏 10g、海浮石 15g；肺脾气虚加党参 30g、黄芪 30g、白术 10g；肺肾阴虚加生熟地各 30g、女贞子 10g、麦冬 10g、百合 10g；气滞血瘀加穿山甲 10g、三棱 10g、莪术 10g；小结根基宽广较大者加昆布、海藻。

【疗效】总 59 例患者，显效 18 例，有效 14 例，无效 4 例，总疗效率 88.8%，治疗中无 1 例见副作用。

【来源】宁宝兰. 吴林鹏. 消息汤治疗声带息肉、小结 160 例疗效观察. 天津中医，1997，14（5）：220－221

谢氏滋喉悦音饮

白花蛇舌草 15g　南沙参 12g　乌梅 6g　山楂 10g　木蝴蝶 10g　海藻 10g　昆布 10g　全瓜蒌 15g　桔梗 10g　薄荷 6g（后下）　生牡蛎 15g（先煎）　五味子 6g

【用法】医院袋煎剂（1 剂煎煮后分成 2 袋包装）。每次 1 包，每日 2 次，15 日为 1 个疗程，共治疗观察 2 个疗程。

【功效】养阴生津，化痰软坚，利喉散结。

【适应证】**声带小结（阴虚痰瘀证）。**

【疗效】应用谢氏滋喉悦音饮为主，治疗声带小结 76 例，治愈 34 例，占 44.74%；显效 28 例，占 36.84%；有效 11 例，占 14.47%；无效 3 例，占 3.95%。总有效率 96.05%。

【来源】林丽佳，杨淑荣，谢强. 应用谢氏滋喉悦音饮治疗声带小结的疗效观察. 时珍国医国药，2014，25（6）：1407－1408

化结助音汤

柴胡 10g　白芍 10g　茯苓 15g　法半夏 10g　丹参 12 g　没药 5g

当归10g　鸡内金10g　桔梗10g　枳壳10g　浙贝母12g　昆布15g
生牡蛎30g（先煎）　焦三仙各12g　炙甘草6g

【用法】每日1剂，水煎600ml，每日早、晚饭前30分钟各服300ml，2周为1个疗程，服用2个疗程。

【功效】疏肝健脾，活血化瘀，祛痰开音。

【适应证】**声带小结（肝郁脾虚，痰瘀停滞型）**。

【临证加减】若瘀血偏重，症见舌质暗，有瘀斑或瘀点者，加赤芍12g、红花10g；若气滞偏重，症见胁下疼痛者，加郁金10g、乌药10g；若病程较长，气虚自汗者，加生黄芪15g。

【疗效】声带小结患者53例，治疗4周，分别治愈9例、显效16例、有效22例、无效6例，总有效率为88.68%。

【来源】李红．自拟化结助音汤治疗声带小结临床观察．中国医药导报，2011，8（12）：88－89

❀ 散结复音汤

干姜15g　桂枝12g　茯苓15g　当归12g　白术10g　炙僵蚕9g
焦三仙各15g　制乳香5g　制没药5g　炙甘草10g

【用法】以上中药1日1剂，水煎200ml，每日早、晚饭前30分钟各服100ml，2周为1个疗程。服2个疗程。

【功效】温阳健脾，化痰祛瘀，散结开音。

【适应证】**声带小结（脾阳虚弱，痰瘀阻滞型）**。症见：两侧声带色白或暗红，声带边缘前1/3处有对称性白色粟粒样小结突起，西医诊断为声带小结。声音嘶哑日久，口干不欲饮，喉间痰多，色白而稀，平素畏寒，或倦怠乏力，或纳呆便溏，舌淡、苔白，脉细弱。

【临证加减】若偏瘀血重而见舌质暗、有瘀点者，加赤芍15g、红花10g；若兼气滞者加枳壳10g、橘核20g。若病程长，耗伤肺气，动则气喘，加黄芪20g。

【疗效】共50例，痊愈20例，占40%；好转26例，占52%；无效4例，占8%。总有效率92%。

【来源】李红．自拟散结复音汤治疗声带小结50例报告．北京中医药，2003，22（1）：16－17

第四节 声带息肉

声带息肉是指好发于声带一侧或两侧的前中部边缘的灰白色、表面光滑的息肉样组织，多为一侧单发或多发，有蒂或广基，常呈灰白色半透明样，或为红色小突起，有蒂者常随呼吸上下移动，大者可阻塞声门发生呼吸困难，影响发音。位置多位于声带前中三分之一交界处，是常见的引起声音嘶哑的疾病之一。

本病的诊断要点主要包括：①不同程度的声哑；②喉镜检查：声带息肉多一侧呈灰白色或淡红色光滑的赘生物，有蒂或广基或弥漫性声带边缘呈灰白腊肠状肿块。临床上，声带息肉的治疗方法主要有：蒸汽或雾化吸入，使用安息香酊、薄荷醑或碘化钾、苏打水等；使用洗必泰或含碘喉片含化；手术治疗：手术治疗是该病主要的治疗方法，适合于成熟的息肉。

声带息肉属于中医学"慢喉喑"的范畴。病因多为肺、脾、肾虚损而致。原因是声音出于肺，而根于肾。肺主气，脾为气之源，肾为气之根，肾精充沛，肺脾气旺，则声音清亮；若肺脾肾虚损，或病久气滞血瘀，痰火凝滞，致咽喉失于濡养，声门开合不利，甚至声窍阻滞，则成慢喉喑，日久便形成声带息肉。中医治疗本病采用中药制剂或针刺等中医特色治疗。

🪷 谭敬书复音汤

黄芪　山楂各30g　党参　当归各20g　白术　茯苓　三棱　莪术　蝉蜕　桔梗　法半夏　夏枯草各10g　海藻15g

【用法】水煎服，每天2次，每日1剂。

【功效】健脾除痰，益气活血，软坚散结，利喉开音。

【适应证】**声带肥厚、小结、息肉（脾虚痰瘀结聚证）。**

【来源】李凡成，徐绍勤．中国现代百名中医临床家丛书 - 谭敬书．北京：中国中医药出版社，2007

桑独汤

桑寄生 15g　独活 10g　木蝴蝶 10g　桔梗 10g　蝉蜕 10g　僵蚕 12g　桃仁 12g　牛膝 12g　木贼 12g

【用法】水煎服，每天 2 次，每日 1 剂，30 剂为 1 个疗程，3 个疗程评定疗效。

【功效】祛风胜湿，化痰散结，活血消肿。

【适应证】**声带息肉（气滞血瘀痰凝型）**。症见：不同程度的声音嘶哑及说话费力，易疲劳，懒言，气短，咽喉部重着、压迫感，痰黏，口苦，干燉，咽喉痒、胀痛、咳嗽，部分有声带充血，肿胀。

【临证加减】寒湿者加羌活；湿热者加桑枝；痰湿者加法半夏或浙贝母、瓜蒌皮；脾虚者加党参、麦冬。

【疗效】总 20 例患者，治疗 90 天，治愈（声带闭合良好，发声恢复正常）10 例，好转（声嘶及声带闭合好转，临床症状改善）8 例，无效（临床症状未见好转者）2 例，总有效率为 90%。病灶越小疗效相对越好。

【来源】林名宽. 自拟桑独汤治疗声带小结、息肉 20 例. 新中医, 1994,（1）：38

开音消结散

煅牡蛎（先煎）30g　煅瓦楞子（先煎）30g　穿山甲（先煎）10g　仙鹤草 30g　三棱 15g　皂角刺 10g　荆芥 10g　浙贝母 10g　蝉蜕 10g　金果榄 10g　桔梗 10g　赤芍 10g　山慈菇 10g　诃子 10g　木蝴蝶 5g

【用法】前三味先煎 30 分钟，再入余药，水煎服，每天 2 次，每日 1 剂，15 天为 1 个疗程。

【功效】软坚散结，活血化瘀。

【适应证】**声带息肉（血瘀痰凝型）**。症见：有不同程度持续性声嘶、低沉、沙哑、发音粗糙，不能持久发音。纤维喉镜检查：声带边缘有带蒂的淡红色，表面光滑息肉样组织，多为单侧性，基底广狭不一。

【临证加减】若声带息肉较大者加夏枯草 15g，海藻、昆布各 10g；湿热内盛，口腻者加藿香、佩兰各 10g，生薏苡仁 30g；口苦咽干者加黄芩、焦栀子各10g；阴虚口干者加旱莲草、芦根各15g，女贞子10g；痰热凝结加胆南星、半夏、化橘红各10g。

【疗效】经过1个疗程（15天）的治疗，56例患者中，显效28例，有效22例，无效6例，治疗总有效率为89.3%。

【来源】赵燕平. 自拟开音消结散治疗声带息肉、声带小结56例. 浙江中医杂志，2011，46（4）：276

单用焦山楂

焦山楂24～50g

【用法】每日焦山楂八钱至一两，煎两次，得汁1500ml，凉后慢慢服完，服药期间勿大声喊唱，使声带得到充分休息。

【功效】活血散瘀消积。

【适应证】**声带息肉（血瘀痰凝型）**。

【疗效】治疗10余例，均在10～15天即可使息肉消除，发音正常。

【来源】张友权. 中药焦山楂治疗声带息肉. 天津医药，1977，（6）：281

开音消息汤

沙参30g　玄参15g　胖大海10g　马勃10g　桔梗10g　乌梅10g　诃子10g　射干10g　山豆根10g　牡蛎30g（先煎）　木蝴蝶10g　蝉蜕10g

【用法】水煎服，每天2次，每日1剂。

【功效】益气养阴，开音散结。

【适应证】**声带息肉（气阴两虚型）**。

【临证加减】痰热壅肺加海蛤壳10g、鱼腥草30g、瓜蒌10g、黄芩10g；痰湿结滞加制胆南星10g、清半夏10g、海浮石15g；肺脾气虚加党参30g、黄芪30g、白术10g；肺肾阴虚加生熟地黄各30g、女贞子10g、麦冬10g、百合10g；气滞血瘀加穿山甲10g、三棱10g、莪术10g；息肉根基宽广较大者加昆布、海藻。

【疗效】本组101例经治疗后，声带息肉治愈68例，显效18例，有效11

例，无效 9 例。

【来源】宁宝兰．吴林鹏．消息汤治疗声带息肉、小结 160 例疗效观察．天津中医，1997，14（5）：220－221

乌梅麦冬汤

　　乌梅 15g　麦冬 20g

【用法】水煎服，每日服 5～6 次，每日 1 剂。

【功效】蚀恶肉，生津液。

【适应证】**声带息肉（阴虚痰凝型）。**

【疗效】治疗 1 例，声哑逐渐减轻，3 个月后，再赴五官科检查，息肉已消。

【来源】赵忠敬．声带息肉病的中医治疗．中成药，1982，（5）：46

清肺利咽方

　　凤凰衣 5g　蝉蜕 5g　木蝴蝶 1g　胖大海 9g　赤芍 10g　茯苓 10g　丹参 10g　夏枯草 9g　甘草 3g　蒲公英 30g

【用法】水煎服，每日服 2 次，每日 1 剂，1 个月为 1 个疗程。

【功效】活血化瘀，软坚散结。

【适应证】**声带息肉（血瘀痰凝型）。**

【疗效】声带息肉患者 15 例，治疗 1 个月，痊愈（声带息肉消失，发音恢复正常）4 例，显效（声带息肉缩小 1/2 以上，声嘶明显好转）6 例，好转（声带息肉或缩小不足 1/2 者，症状有所好转）2 例，无效（声带息肉无变化，症状同前）3 例。

【来源】刘松孙．清肺利咽活血化瘀法治疗声带息肉．中医杂志，1986，（3）：47

喉疳散配针刺嗓音训练

　　喉疳散：麝香 0.6g　牛黄 0.6g　冰片 0.9g　琥珀 0.9g　珍珠 0.9g　儿茶 3g　血竭 3g　龙骨 3g　乳香 3g　没药 3g　五倍子 25g

针刺取穴：人迎　水突

【用法】水煎服，每日服 2 次，每日 1 剂。

针刺根据补虚泻实法则，每次留针 20 分钟。服药与针灸 1 个月为 1 个疗程。

发声训练：对那些发声方法不当者，需针对性地进行嗓音发声训练。

【功效】降火化痰，行气活血，祛瘀散结。

【适应证】**声带息肉（气滞血瘀痰凝型）**。症见：咽部黏膜充血、肿胀，或萎缩，或有暗红色斑块状、树枝状充血，咽侧索肿大、暗红、咽后壁淋巴滤泡增生。在电子纤维喉镜或间接后镜下检查，声带肥厚或充血、有息肉，声带动度好。

【疗效】共 56 例患者，经 1 周治疗，声音嘶哑明显改善，咽干痒、咳嗽减轻。接着治疗 52 天后，间接喉镜下，声带息肉消失。

【来源】段雨. 喉痹散配针刺嗓音训练治疗声带息肉 56 例. 陕西中医，2008，29（6）：693 – 694.

济生乌梅丸加减

乌梅 250g（去核）　僵蚕 200g　桔梗 200g　丹参 200g　甘草 30g

【用法】共研为细末，蜂蜜为丸，梧桐子大。每服 9g，日服 3 次。

【功效】化痰祛瘀，活血利咽。

【适应证】**声带息肉（痰瘀阻滞声带，气血不畅型）**。

【疗效】治疗 1 例患者，诸症皆除，声音恢复如常，检查息肉完全消失。患者自述：本人持续多年的咽干痒、阵发性咳嗽、便秘均已痊愈，就连先前每晚 5~6 次的夜尿也减少到 1~2 次。同时，身体困倦乏力也明显减轻。在治疗 3 个月后，再次经西京医院电子喉镜复查：声带光滑、动度好。随访至今，未复发。

【来源】周天寒，吴应辉. 济生乌梅丸加减治疗声带息肉. 中医杂志，1987，（10）：37

金嗓散结丸

桃仁 9g　红花 6g　三棱 6g　莪术 6g　丹参 9g　浙贝母 12g　鸡内

金 6g 泽泻 6g 金银花 9g 蒲公英 6g 蝉蜕 6g 麦冬 9g 玄参 9g

马勃 6g 木蝴蝶 12g 胖大海 6g

【用法】口服，60～120粒/次，每日2次。

【功效】活血化瘀，利湿化痰，软坚散结。

【适应证】**声带息肉（血瘀痰凝型）**。症见：声嘶，或伴有咽干、咽痛、轻微干咳等。

【疗效】共16例患者，治疗60天，痊愈2例，显效2例，有效6例，无效6例，总有效率为62.50%。对于早期的声带息肉和病程不超过3个月的患者疗效较为显著；对于有效病例往往在治疗个疗程后建议再服用1个月，可收到较好的疗效。

【来源】张予. 金嗓散结丸治疗早期声带息肉及声带小结疗效观察. 中国中医药信息杂志，2007，14（10）：59

天龙饮加味

天名精 9g 石龙丙 9g 龙葵 9g 龙须草 9g 白英 9g

【用法】水煎服，每日服2次，每日1剂。

【功效】补肾养肺，养阴清热。

【适应证】**声带息肉（肺肾阴虚型）**。

【临证加减】脾气虚加党参、焦白术、黄芪各9g；脾阳虚加炮附子9g，花椒、干姜各3g；肾阴虚加枸杞子、生地黄、熟地黄各9g；气阴两虚加枸杞子、生地黄、熟地黄、山药、党参各9g；痰热内阻加黄连3g，半夏、全瓜蒌各9g。

【疗效】10例患者经治疗后，6例治愈，2例显效，2例有效，1例无效。在治疗过程中未发现任何副作用。

【来源】周光英，施浚昌，姚楚芳. 天龙饮加味治疗顽固性声带息肉. 上海中医药杂志，1984，（2）：21

消结开音冲剂

夏枯草 12g 玄参 9g 天冬 6g 麦冬 9g 红花 6g 天花粉 6g 炙僵蚕 6g 桔梗 9g 生薏苡仁 9g 蝉蜕 6g 等

【用法】每次 1 包，每天 2 次，用热水冲，饭后 1 小时服用。

【功效】活血消结，养阴开音。

【适应证】**声带息肉（肺肾阴虚或血瘀痰凝型）**。症见：有不同程度的声音嘶哑及讲话费力，或伴喉部干燥，或伴喉部痰黏感，或伴咽部异物感，或伴喉部隐痛，或伴咽痒，或伴微咳。

【疗效】本组 100 例中，痊愈 36 例，好转 27 例，无效 37 例，总有效率达 63.0%。服药后临床症状明显改善，如咽痒、单侧声带充血、微咳、喉部隐痛、喉部异物感、喉部干燥等，有效率达 82.76% ~ 100%。

【来源】郑昌雄，袁来恩. 消结开音冲剂治疗声带小结和声带息肉及对血液流变性的影响. 中医杂志，1993，8（8）：486－488

血府逐瘀汤加味

赤芍 12g　桃仁 12g，红花 6g　枳壳 6g　川牛膝 6g　木蝴蝶 6g　柴胡 6g　桔梗 10g　当归 10g　川芎 10g　生地黄 10g　山楂 10g　三棱 10g　莪术 10g　甘草 3g

【用法】水煎服，每日服 2 次，每日 1 剂，7 天为 1 个疗程，共服 4 ~ 5 个疗程。

【功效】疏肝理气，活血化瘀。

【适应证】**声带息肉（气滞肝郁或血瘀痰凝型）**。

【临证加减】咽喉干燥加石斛、天花粉；咽喉疼痛、红肿明显加黄芩、射干；痰瘀互结去甘草加海藻、昆布、僵蚕。

【疗效】42 例中痊愈 12 例，好转 25 例，无效 5 例，总有效率 88.09%。

【来源】龙国玲. 血府逐瘀汤加味治疗声带息 42 例. 四川中医，1999，17（2）：45－46

第五节　癔症性喑

癔症性喑又称功能性失声，是一种因癔症导致的暂时性发声障碍，常有明显的心理诱发因素，如惊恐、焦虑、气愤、悲伤、抑郁、紧张、委屈等。临床表现为突然失声，患者可完全丧失语言能力，或仅有口型无声，而患者咳嗽、哭、笑时声音可正常，喉部检查无器质性改变。

癔症性喑与心理、情绪和精神因素关系密切，是大脑皮层在精神因素刺激下产生了超抑制而致失声，属癔症的喉部表现。本病的诊断要点主要包括：①全身检查常无特殊发现；②喉镜检查发音时声带可呈现不完全内收，肌张力亦弱，有轻瘫现象。在安静呼吸时声带呈正常状态，或稍出现外展；③喉头滴药迫使患者咳嗽，即可见声带闭合或开大；④多为双侧声带功能性障碍而不是单侧性，须与肌性病变及喉关节炎相区别。临床多采用暗示诱导疗法，辅助中医药治疗，必要时适当给予镇静药物

本病多属中医学"癔喑""郁证"等范畴，多因长期忧思气结，肝气郁滞，复因情志刺激，肝气犯肺，肺气不利，脉络闭阻，声门开合不利而发病；或因素体虚弱、过度言语、劳累太过等原因，声门失健而发病。

🪷 蔡福养解郁开音汤

香附 15g　石菖蒲 9g　川芎 10g　神曲 10g　栀子 12g　柴胡 15g
白芍 10g　木蝴蝶 9g　甘草 6g

【用法】上药用水浸泡 30 分钟后，文火煎煮 30 分钟。每日 1 剂，每剂药煎 2 次，将 2 次煎出的药液混合后，分 2 次服用。

【功效】疏肝理气，宁神除烦，开音疗哑。

【适应证】**癔症性喑（肝气郁滞证）**。症见：卒然失音，语声不出，但在咳、笑时每能出声。发病多与情志有关，或生气大怒，或哭泣后独坐不语，呼之不应，问之不答，声音不扬；或心理负担过重而致发声不能自如，且随情志变化而加重或减轻。检查则声带无明显异常，性格平素多疑易怒，郁闷寡欢，多伴见胸胁胀痛或痞闷，嗳气，呆钝或烦躁，月经不调。

【来源】仝选甫，蔡纪堂. 中国现代百名中医临床家丛书 – 蔡福养. 北京：中国中医药出版社，2007

🪷 乌梅汤

乌梅 9g　花椒 4g　干姜 4g　黄连 6g　细辛 3g　黄柏 9g　熟附子

4g　桂枝 3g　党参 5g　当归 6g

【用法】水煎服，每天 2 次，每日 1 剂。

【功效】扶正泻肝，和血宁神。

【适应证】**癔症性喑（肝失条达，气血不和证）。**

【疗效】以本方治疗癔症性喑 1 例，服药 1 剂，即可说话，如同常人，守原方服 3 剂以巩固疗效，随访 3 个月未见复发。

【来源】周嵘. 乌梅汤治疗癔病失音例析. 实用中医内科杂志，2002，16（2）：66

🌸 越鞠丸加减

苍术 30g　香附 15g　川芎 15g　神曲 30g　栀子 30g　陈皮 30g
柴胡 12g　郁金 15g　马勃 15g　杏仁 9g

【用法】水煎服，每天 2 次，每日 1 剂，7 天为 1 个治疗周期，如无效，可再服 1 个周期。

【功效】疏肝理气，消郁散结，宣肺利咽。

【适应证】**癔症性喑（肝气郁滞，肺气不利证）。**

【疗效】9 例患者中治愈 6 例，好转 3 例，其中 7 例患者在用药 1 周期内症状消失或改善，2 例患者在第 2 个周期显效，平均用药天数为 6 天。6 例治愈后患者经随访 1 个月未再次复发。

【来源】于春霞，杨柳，任玉洁. 越鞠丸加减治疗癔病性失音 9 例. 河南中医，2012，32（4）：494－495

🌸 甘麦大枣汤

甘草 10g　白芍 10g　小麦 20g　大枣 10 枚　柴胡 12g

【用法】水煎服，每天 2 次，每日 1 剂。服药前须行暗示疗法，消除不利因素，使之树立治愈的信心。

【功效】疏肝解郁，益气补中，润喉利咽，养血安神。

【适应证】**癔症性喑（气机逆乱证）。**

【疗效】19 例患者，其中服药 3 剂治愈 9 例，4 剂治愈 6 例，5 剂治愈 4 例，总治愈率为 100%。

【来源】马玉起，王美玲．甘麦大枣汤治癔病性失音 19 例．国医论坛，1994，3（45）：13

针刺天突穴

天突穴

【用法】主要针刺天突穴，少数病例再配合少商、合谷穴，采用快速刺激法不留针，进针深度 1.2～2.0 寸，至患者有酸、麻、胀、痛感为止。

【功效】疏肝解郁，利喉开音。

【适应证】**癔症性喑（肝气郁滞证）**。

【疗效】78 例患者中，多数针刺 1 次 1 穴治愈，少数病例 2～3 针就好，效果良好。

【来源】张玉玲．78 例癔病性失音以针刺"天突"穴治疗．中国社区医师，2004，6（2）：3

针刺八脉交会穴

列缺　照海

【用法】患者取仰卧位，穴位常规消毒，用 25mm 长毫针快速刺入皮下，列缺向肘部斜刺 7mm，照海直刺 10mm，行平补平泻手法，留针 20 分钟。因精神因素而发病者，配合适当的暗示疗法。每日 1 次，6 次为 1 个疗程。

【功效】宣肺理气，益肾降火，利喉开音。

【适应证】**癔症性喑（肺肾阴虚证）**。

【疗效】32 例患者全部痊愈（临床症状和体征消失），其中 1 个疗程治愈者 27 例，2 个疗程治愈者 5 例。

【来源】于德茹，赵树玲，林发亮．八脉交会穴治疗功能性失音 32 例．中国针灸，2006，26（4）：264

针刺百会穴

百会穴

【用法】患者取坐位，以 1 寸毫针平刺百会穴，深 3～4 分，行捻转手法。

针刺前暗示患者，针刺对本病有很好的疗效，然后再行针刺。当针刺已刺入适当深度，行捻转手法的幅度要加大，在捻针 1 分半钟时即可与患者问话，或教患者学念"痛""抽""麻""胀"之类的单词。如患者惧针，亦可用指针治疗，即医者用右手拇指爪甲掐、揉患者百会穴，同样也可收到疗效。

【功效】宣畅气机，醒神开窍，益气举陷。

【适应证】**癔症性喑（气机逆乱证）。**

【疗效】21 例患者，均经上法 1 次治愈。其中 18 例在针刺 2~3 分钟内恢复说话功能（包括指针 1 例），另 3 例针刺结合辅教发音，于 7~8 分钟时治愈。

【来源】王瑞恒. 百会穴治疗癔病性失语. 山西中医，1992，(5)：48

针刺哑穴为主

主穴：哑穴　配穴：天突　金津　玉液

【用法】在治疗前，应根据患者的病程长短及性格特征，给患者做相应的思想工作，说明病情及治疗过程中的注意事项，要求其配合治疗，让患者取坐位，低头双手按膝，医者用双手协同捻转进针，强刺激，进针深度为 1~2.5 寸，医者针下有穿透落空感，患者有触电样感觉或向肢端放散为度。同时问患者有何感觉或让其发"啊"的音，一般得气后，轻提插捻转 3~5 分钟，维持刺激 0.5 分钟左右，随后缓慢出针，出针后平卧，针刺配穴，手法用补法，留针 30 分钟。

【功效】开窍醒脑，泻火息风，通利咽喉，调畅经气。

【适应证】**癔症性喑（痰气交阻，气机郁滞，脉气失和证）。**

【疗效】痊愈者 98 例，显效者 10 例，全部有效。

【来源】周志杰，张福会. 快速针刺哑穴治疗癔病失音 108 例. 陕西中医，1994，15 (11)：516

针刺四关穴

双合谷　双太冲

【用法】首先取合谷，局部常规消毒后，用 2 寸 30~32 号毫针，刺入行提插捻转手法，得气后将针提至皮下，然后针尖微向上刺入 1~1.5 寸，使针感向上传导,最好能传至肘关节以上;再取太冲穴,针刺方向亦是向上倾斜,针尖对准涌泉穴,刺入得气后使针感向上传导,若能过膝最好,深度亦达 1~1.5 寸。每次留针 20 分钟,7 次为 1 个疗程,同时予以暗示疗法。

【功效】调畅气机,开胸解郁。

【适应证】**癔症性暗(肝气郁滞证)。**

【疗效】病情在 1 周以内,1 次即愈,一般针 1 个疗程可达临床治愈。

【来源】康洪源. 四关穴治疗癔病性失音. 江西中医药,1997,28(6):43

针刺失音穴

失音穴

【用法】失音穴位于喉结上方,在舌骨上缘中点,即廉泉穴上 3 分处,如疗效不显可配左金津、右玉液穴。患者取坐位,头微后仰,医者取 2.5 寸毫针,经消毒后将针刺入失音穴,针身应取向后上斜刺,进针 2 寸许,待患者有较强的酸胀感后,即可将针取出,不需留针;若配刺金津、玉液穴时,可于针刺失音穴后,缓慢退针,当针尖退至皮下 2 分时,改变针刺角度,分别刺入左金津、右玉液穴,手法强度略大于失音穴,亦不需留针。每日或隔日 1 次,针刺同时对患者进行语言暗示,肯定本法的疗效,以增强患者的治疗信心,并让患者发"啊"音,能发音成功就可望治愈。

【功效】开郁闭豁痰浊。

【适应证】**癔症性暗(气机郁闭,气痰互结证)。**

【疗效】30 例患者全部治愈,针刺 5 次以内者 18 例,12 次以内者 7 例,13 次以上者 5 例。

【来源】贾锐,马锡芬,刘柳. 针刺失音穴治疗癔病性失音 30 例. 中国康复,1988,(3):155

针刺廉泉穴为主

廉泉 人迎 涌泉

【用法】治疗前应使周围环境安静,通过详细了解病史和体格检查,与患者建立良好的关系,以增强患者治愈疾病的信心和决心,取得患者的信任与合作。嘱患者平卧，全身放松，穴位常规消毒后，选用30号2寸毫针，先针廉泉穴，进针后向舌根方向斜刺1~1.5寸，采用提插捻转刺激泻法，边针边引导患者发声，不留针。再针人迎穴，肩下置一小枕，充分暴露颈部，消毒后缓慢进针，深3~5cm，待有酸麻胀感后，留针20分钟。再针涌泉穴，快速进针，以短促的重刺激，并予捣动，捻转，约1分钟后起针，同时加强语言暗示。

【功效】开窍醒脑，利舌通咽，疏通气要。

【适应证】癔症性喑（情志郁结，气郁化火，声门不利证）。

【疗效】本组15例全部痊愈，其中1次治愈12例，2~3次治愈3例。

【来源】李丽英.针刺治疗癔病性失音.辽宁中医杂志，2005，32（6）：569

🪷 针刺后溪穴

后溪穴

【用法】取后溪穴（男左女右）进行针刺，边捻转边询问患者感觉，一般患者均在1~3分钟内患者喊"疼"的声音而获得痊愈。

【功效】通督脉，调气机。

【适应证】癔症性喑（气机紊乱证）。

【来源】程怀孟.针刺后溪穴治癔病性失音.中国中医药报，2010，2（5）：1

🪷 针刺人中穴

人中穴

【用法】取人中穴，常规消毒后，用1.5寸毫针速刺行强刺激手法，以患者泪下、声出为度。

【功效】疏肝解郁，利喉开音。

【适应证】癔症性喑（肝气郁滞证）。

【来源】吉天祥.针刺人中穴治疗癔病性失音症.广西中医药，1985，（3）：39

🪷 针刺环甲膜

环甲膜

【用法】患者取端坐位，头稍后仰，医生中指触及甲状软骨切迹中点，中指与食指平行向下触及陷点，即为环甲膜，用 1.5~2 寸针斜 30°角向上进针直达声门下，强刺，必将剧咳得音，不取针并鼓励患者大声说话，咳嗽，对话，询问病史，了解患者心理状况，强刺 2~5 分钟后，说话自如，声调宏亮，即取针，并鼓励患者继续大声说话，至病愈。

【功效】疏肝解郁，利喉开音。

【适应证】**癔症性暗（肝气郁滞证）。**

【疗效】9 例患者全部治愈。

【来源】高步生. 针刺环甲膜配合语言暗示治疗功能性失音. 陕西中医，1987，1（1）：272

手法按摩

颈前带状肌　颈后风池穴　环甲肌

【用法】放松疗法后，按顺序进行四肢、头、颈、肩放松训练。颈部按摩部位为颈前带状肌、颈后风池穴和环甲肌；三个部位顺序轮替进行，颈后风池穴按摩力度适当加大，在按摩环甲肌的同时嘱患者发"i"音，时间为 5 分钟左右。治疗室要安静，治疗前通过交谈使患者放松心情。

【功效】疏肝解郁，利喉开音。

【适应证】**癔症性暗（肝气郁滞证）。**

【疗效】1 例治疗 5 分钟后，可正常发音，1 例治疗 3 分钟后发声基本正常。2 例均在 1 周后随访，发声正常。

【来源】李革临，俞方，宋晓红，等. 手法按摩治愈功能性发声障碍二例. 听力学及言语疾病杂志，2008，16（2）：168

第六节　喉白斑病

喉白斑病是指喉黏膜上皮片状角化增生的一种疾病，主要病理变化是上皮增生，表皮细胞角化不全以及上皮下有炎性变化。喉属肺系，为发声之官，因此该病主要发生于声带。主要临床表现为声音嘶哑，随着病情的加重，患者喉咙中会出现白色扁平片状，表面有比较平整的斑块或斑片，并且不容易去除。

临床上认为造成该病的原因，可能与吸烟、用声不当、慢性喉炎、病毒感染、胃食管返流、维生素或微量元素缺乏等多种因素有关。部分患者可演变为喉癌，在病理学上主要表现为上皮非典型增生，具有一定的恶变倾向，因此常被视为癌前病变，恶变率在 19% 左右。其诊断标准主要包括：电子喉镜下可见喉黏膜慢性充血，表面有白色点状锥形突起，其周围有一较红的充血区，拭之易脱落，但易再生，声带表面或其边缘的前、中 1/3 部位，有微凸起的白色扁平片状、表面平整的斑片，或声带表面有片状白色乳头状或结节状斑块，范围局限，不易除去，声带运动良好。

目前对喉白斑病多主张采取喉显微手术切除术，但术后声音的恢复及复发等仍为临床比较棘手的问题，采用中西医结合方法治疗喉白斑病可以充分发挥手术及中医中药在各自领域的优势，取得满意的治疗效果。

本病属于中医学"慢喉喑""积证"的范畴。正气衰败，脏腑阴阳气血亏虚是形成喉白斑病的基础。其病因病机是正气亏虚，肺肾阴虚，虚火上炎，兼挟痰湿，瘀毒互结，郁积内留。

🪷 金喉一方

猫爪草 10g　白花蛇舌草 20g　夏枯草 15g　浙贝母 10g　瓜蒌仁 10g　海藻 15g　昆布 15g　红花 10g　毛冬青 10g　薏苡仁 30g　土茯苓 20g　五指毛桃 20g

【用法】水煎服，每天 2 次，每日 1 剂，14 天为 1 个疗程，连续使用 4 个疗程。

【功效】活血化痰散结，扶正解毒。

【适应证】**喉白斑病术后（痰湿瘀阻证）。**

【临证加减】兼气虚者加党参 10g、黄芪 15g；阴虚者加生地黄 15g。

【疗效】以本方治疗喉白斑病术后复发率为 4.00%。

【来源】卢标清，李云英，孙一帆，等. 两种治疗方法在喉白斑病显微手术后应用的比较研究. 中国医药科学，2012，2（13）：16

养阴逐瘀汤

南沙参 9g　北沙参 9g　生白芍 12g　百合 15g　天花粉 15g　生山楂 20g　血余炭 9g　射干 6g　夏枯草 9g　山茱萸 12g　浙贝母 9g　蝉蜕 9g　桔梗 5g　生甘草 3g　生黄芪 30g　薏苡仁 30g

【用法】水煎服，每天 2 次，每日 1 剂，1 个月为 1 个疗程，连续治疗 2 个疗程。

【功效】养阴清热，渗湿化瘀。

【适应证】**喉白斑病（肺肾阴虚，虚火上炎，兼挟痰湿证）。**

【疗效】以本方治疗喉白斑病痊愈率为 84.00%，总有效率为 98.00%。

【来源】师秀平. 养阴逐瘀汤联合西医常规治疗喉白斑病 50 例. 西部中医药，2012，25（7）：50

王辉喉白斑病术后方

鹿角胶（烊化）6g　熟附子（先煎）3g　夏枯草 15g　肉桂（后下）3g　炒党参 10g　茯苓 15g　薏苡仁 15g　黄芪 15g　蝉蜕 6g　红花 6g　莪术 9g　乌梅 9g　白花蛇舌草 15g

【用法】熟附子先煎 30 分钟，上药除鹿角胶及肉桂外，头煎加水约 400ml，先泡 20 分钟，武火煮沸后，改小火再煮沸 30 分钟，离火前 15 分钟加入肉桂，取汁约 150ml；二煎加水约 400ml，武火煮沸后，改小火再煮沸 30 分钟，取汁约 150ml；两煎药汁混合后，分成 2 份，将鹿角胶烊化兑服，早、晚饭后温服，每天 2 次，每日 1 剂，连用 14 天为 1 个疗程。间隔一周后，根据病情还可连用 1~2 个疗程。治疗期间嘱戒烟及避免不良用声、刺激性食物等。

【功效】温补肺肾，益气化瘀，解毒开音。

【适应证】**喉白斑病术后（肺肾阴虚兼气虚血瘀证）。**

【疗效】服上方 1 月余，检查见双侧声带白斑已经褪去十之七八，守方加北沙参、芦根，继服 1 月余，复诊发音正常，检查见声带亦恢复正常。

【来源】王辉. 中医药治疗喉白斑临床心得. 甘肃科技，2007，23（12）：217

间变性喉白斑术后复发验方

夏枯草 15g　白花蛇舌草 15g　生薏苡仁 15g　红花 6g　炙僵蚕 3g　桔梗 10g　海藻 10g　昆布 10g　生甘草 6g

【用法】头煎加水约 400ml，先泡 20 分钟，武火煮沸后，改小火再煮沸 45 分钟，取汁约 150ml；二煎加水约 400ml，武火煮沸后，改小火再煮沸 45 分钟，取汁约 150ml；两煎药汁混合后，分成 2 份，早、晚饭后 1 小时温服，每天 2 次，每日 1 剂。在接受中药治疗期间，喉部病变皆停用其他治疗措施。

【功效】化痰散瘀，养阴利喉。

【适应证】间变性喉白斑术后复发（痰瘀互阻，兼有伤阴证）。

【临证加减】两侧声带充血者加玄参、生地黄；喉部干燥者加天冬、麦冬、石斛；大便干结者加全瓜蒌、生大黄或芦荟丸；高血压者加生牡蛎、车前草；胃窦炎者上方去炙僵蚕，加川黄连、八月扎、蓬莪术；喉黏膜鳞状上皮不典型增生者加生黄芪、芙蓉叶、半枝莲、炮山甲。

【疗效】以本方治疗 9 例间变性喉白斑患者中，8 例经 3～7 个月治疗后，临床症状消失，声带白斑全部消退，门诊随访 10～24 个月均未见复发。1 例术后加用放射治疗仍复发者，经中药治疗 10 个月后，两侧声带白斑较前消退约 1/3，鳞状上皮中～重度不典型增生转化为上皮轻度炎症。

【来源】李春芳，忻耀杰，张娜，等．喉白斑和喉乳头状瘤的中医治疗．中国中西医结合耳鼻咽喉科杂志，2006，14（1）：43－44

郑昌雄验方

夏枯草 30g　白花蛇舌草 30g　生薏苡仁 30g　桔梗 6g　生甘草 6g　半枝莲 15g　玄参 9g　南沙参 9g　天冬 9g　麦冬 9g　天花粉 10g　红花 9g　炙僵蚕 6g　海藻 10g　昆布 10g　炙龟甲（先煎）10g

【用法】炙龟甲打碎先煎 30 分钟，余上药水煎服，每天 2 次，每日 1 剂。嘱禁烟、戒酒及禁食羊肉、杨梅等性热食品。

【功效】化痰祛瘀，养阴利喉。

【适应证】间变性喉白斑（痰瘀交阻，伴有阴虚证）。

【疗效】以本方治疗喉白斑，患者诉发声已恢复正常，喉镜检查见双侧声带呈慢性充血，白斑消退，双侧声带表面光滑。门诊随访 3 个月，未见喉白斑复发。

【来源】王建芳，滕磊．郑昌雄治疗嗓音病验案 5 则．上海中医药杂志，2013，47（9）：15

第七节　喉良性肿瘤

喉良性肿瘤包括喉乳头状瘤、血管瘤、纤维瘤、软骨瘤、黏液瘤、神经纤维瘤和声带肉芽肿。临床上以咽异物感，或声音嘶哑甚至失声为主要症状。肿瘤大者，可出现喘鸣及呼吸困难。肿瘤可累及喉的任何部分，切除可恢复发音，喉括约肌及气道的功能完整。

该病尚无明确病因，但可能与下列因素有关：吸烟、饮酒过度、慢性炎症刺激、空气污染、病毒感染、癌前期病变、放射线及性激素等。早期症状不典型，可有吞咽异物感或梗塞感。血管瘤者可咯血，尤其进食尖锐硬性食物后即可出血。其临床表现常有：①声音沙哑：经常性的会发生声音沙哑的症状，无其他不适，常多被误认为是扁桃体炎、感冒、喉炎等引起的，疏忽了治疗；②颈部淋巴结肿大；③干咳带血：早期多为咳嗽，长期性的，无好转现象，后期会有少量痰，无咳血，随病变发展可出现痰中带血，甚至咳血；④咽喉肿痛：咽喉肿瘤会伴有长期的咽喉肿痛现象，如果肿瘤向深部侵犯，就会堵住气管或者是食道，并引起同时反射性耳痛，因咽痛导致吞咽困难。本病西医多以手术治疗为主，但术后复发率较高。

本病的病因病机多为：①肺胃蕴热，痰浊结聚：肺胃素有蕴热，若过食辛辣，或外感邪毒，多语损气，则内外邪热相搏，肺胃火热循经上蒸咽喉，痰热交蒸，久滞咽喉而成肿块；②肝气郁结，气滞血瘀：由于七情所伤，以致肝气郁结，疏泄失常，气机阻滞不畅，久则气滞血瘀而成肿块。

🪷 李淑良气虚痰瘀验方

　　荔枝核10g　橘核10g　夏枯草10g　白花蛇舌草10g　半枝莲10g
胖大海10g　诃子6g　太子参30g　麦冬30g　五味子10g　赤芍10g
红花10g

【用法】水煎服，每天2次，每日1剂。

【功效】益气活血，清热散结。

【适应证】**喉乳头状瘤（肺脾气虚，痰瘀中阻证）。**

【临证加减】脾气虚甚者加炒扁豆15g、鸡内金10g。

【疗效】以本方治疗喉乳头状瘤诸症皆减，未见复发。

【来源】李蕾. 李淑良教授治疗喉良性肿瘤的经验. 中华中医药杂志，2008，23
（7）：597

🪷 李淑良阴虚痰瘀验方

　　百合30g　白茅根15g　玄参15g　金莲花30g　车前草30g　野菊
花20g　牡丹皮10g　木蝴蝶6g　黄芩10g　土贝母10g　僵蚕10g

【用法】水煎服，每天2次，每日1剂。

【功效】益气养阴，清热利咽。

【适应证】**声带肉芽肿（肺肾阴虚，痰瘀阻滞证）。**

【疗效】以本方治疗声带肉芽肿，患者复查喉镜示：双声带边缘光滑，闭
合佳。

【来源】李蕾. 李淑良教授治疗喉良性肿瘤的经验. 中华中医药杂志，2008，23
（7）：598

🪷 李春芳喉瘤验方

　　夏枯草15g　白花蛇舌草15g　生薏苡仁15g　红花6g，炙僵蚕3g
玄参10g　生地黄15g　生甘草6g　芦根12g　麦冬12g　生黄芪15g
芙蓉叶10g　沙参12g

【用法】水煎服，每天2次，每日1剂。

【功效】化痰散瘀。

【适应证】**喉乳头状瘤（痰瘀中阻证）。**

【疗效】以本方治疗喉乳头状瘤随症加减，可有效延长本病复发的间隔期。

【来源】马捷，李峰. 喉乳头状瘤病中医研究进展. 辽宁中医药大学学报, 2010, 12 (5)：84

🪷 郑昌雄喉瘤验方

姜竹茹 9g　茯苓 10g　白花蛇舌草 30g　生牡蛎（先煎）30g　夏枯草 15g　生薏苡仁 30g　川红花 9g　炙僵蚕 6g　桔梗 6g　生甘草 5g

【用法】生牡蛎先煎 30 分钟，余上药水煎服，每天 2 次，每日 1 剂。嘱禁烟、戒酒及禁食羊肉、杨梅等性热食品。

【功效】化痰除湿，祛瘀利喉。

【适应证】**喉乳头状瘤术后复发伴喉肉芽肿（痰湿挟瘀，上逆于喉证）。**

【临证加减】大便欠畅者，加全瓜蒌；食欲减少者，去炙僵蚕，加谷芽、麦芽等。

【疗效】以本方治疗后，发声基本恢复正常，纳出增加。喉镜检查见左侧声带前 1/3 处边缘微突起，如芝麻大小，表面光滑，内收外展活动良好，双侧室带及声门区均正常。继服药 14 剂，以巩固疗效。随访 1 年未见复发。

【来源】王建芳，滕磊. 郑昌雄治疗嗓音病验案 5 则. 上海中医药杂志, 2013, 47 (9)：16

🪷 郑昌雄喉肉芽肿验方

姜竹茹 10g　炒枳壳 6g　夏枯草 30g　白花蛇舌草 30g　生薏苡仁 30g　茯苓 10g　红花 9g　桔梗 6g　玄参 9g　南沙参 10g　生甘草 6g

【用法】水煎服，每天 2 次，每日 1 剂。嘱禁烟、戒酒及禁食羊肉、杨梅等性热食品。

【功效】化痰除湿，佐以祛瘀利喉。

【适应证】**喉肉芽肿（痰湿挟瘀证）。**

【疗效】以本方治疗喉肉芽肿后，门诊随访 10 月余，未见复发。

【来源】王建芳，滕磊. 郑昌雄治疗嗓音病验案 5 则. 上海中医药杂志，2013，47（9）：16

第八节 喉 癌

喉癌指发生在颈前中央，上接咽部，下连气管和喉内部的恶性肿瘤。其临床症状主要为声音嘶哑，甚则失声，可伴有咳嗽、痰中带血、口气恶臭、吞咽梗阻等症，晚期可出现吸气性呼吸困难、喉鸣等症状。

喉癌的发生目前尚无确切病因，可能是多种因素共同作用导致，主要有以下方面：吸烟、饮酒、空气污染、职业因素、病毒感染、性激素、微量元素缺乏及放射线等。

目前喉癌的治疗包括手术治疗、放射治疗、化疗及生物治疗等。如能早期诊断，早期进行中西医结合治疗，一般预后尚好。因此，多种方式联合治疗，可以使喉癌 5 年生存率得以提高，最大限度的保留患者喉的发声功能，提高患者的生活质量。

喉癌属于中医学"喉菌""喉疳""喉瘤""锁喉疮"等范畴。咽喉为人之要塞，与呼吸饮食有关，经脉循行在此交会，因此喉癌的病因病机与五脏六腑均有联系，其中尤与肺、脾、肾、肝关系密切。喉癌的中医治疗中，脏腑经络内生之热毒是贯穿喉癌始终的关键着眼点。但临证时，必须考虑喉癌为本虚标实的基本特点，遵循"急则治其标，缓则治其本"的原则。本的治疗，应着眼于补益脾肾；标的治疗，则应从痰、火、瘀、毒的角度予以把握，以期尽除内生热毒，还咽喉以清润。具体运用时，需综合运用，并有所侧重，功补兼施。

孙桂芝喉癌验方 I

太子参 9g　白术 9g　茯苓 9g　甘草 6g　生黄芪 15g　熟地黄 24g
山茱萸 12g　山药 12g　泽泻 9g　牡丹皮 9g

【用法】水煎服，每天2次，每日1剂。

【功效】健脾除湿，滋养肾阴。

【适应证】**喉癌（脾肾两虚证）。**

【临证加减】痰湿较甚，加清半夏、陈皮祛痰散结，理气醒脾；胃寒纳呆，加砂仁、木香温中行气，取香砂六君子之意；肾阳亏虚明显，则酌加黑附子、桂枝振奋阳气，阴生阳长，源源不绝；肾阴亏虚火旺，虚烦盗汗，则加知母、黄柏清火存阴。

【来源】王辉，孙桂芝．孙桂芝教授从热毒内生辨治喉癌的临床经验．中华中医药杂志，2012，27（4）：1129

孙桂芝喉癌验方Ⅱ

桑白皮12g 浙贝母10g 杏仁8g 百合12g 生薏苡仁15g 冬瓜子12g 牛蒡子10g 射干6g 清半夏10g 胆南星3g 僵蚕6g 桔梗10g

【用法】水煎服，每天2次，每日1剂。

【功效】清肺降热，除痰利咽。

【适应证】**喉癌（肺热火毒，上攻于喉证）。**

【临证加减】若见痰热互结，火毒留滞咽喉，则以除痰清利为要，急则治标。重用祛痰清热利咽药物之外，另加鱼腥草、猫爪草、瓜蒌、旋覆花、海浮石等，清化热痰，解毒散结；酌加土茯苓、炒白术、陈皮健脾理气，以断生痰之源。

【来源】王辉，孙桂芝．孙桂芝教授从热毒内生辨治喉癌的临床经验．中华中医药杂志，2012，27（4）：1129

孙桂芝喉癌验方Ⅲ

龙胆草6g 黄芩9g 栀子9g 柴胡6g 当归3g 生地黄9g 泽泻12g 通草6g 车前子9g 桃仁12g 川芎5g 赤芍6g 地龙6g 九香虫3g 佛手6g 香橼6g 乌药6g 绿萼梅5g 桔梗5g

【用法】水煎服，每天2次，每日1剂。

【功效】疏肝消火，行气祛瘀。

【适应证】**喉癌（肝郁火热，气滞血瘀证）**。

【来源】王辉，孙桂芝. 孙桂芝教授从热毒内生辨治喉癌的临床经验. 中华中医药杂志，2012，27（4）：1129

孙桂芝喉癌验方Ⅳ

炮山甲（先煎）6g　皂角刺9g　鳖甲（先煎）15g　龟甲（先煎）15g　乳香5g　没药5g　金银花10g　川贝母8g　天花粉12g　山慈菇3g　半枝莲15g　草河车8g　白花蛇舌草15g　生甘草6g

【用法】炮山甲、鳖甲、龟甲打碎先煎30分钟，余上药水煎服，每天2次，每日1剂。

【功效】软坚散结，解毒抗癌。

【适应证】**喉癌（痈疽热毒证）**。

【来源】王辉，孙桂芝. 孙桂芝教授从热毒内生辨治喉癌的临床经验. 中华中医药杂志，2012，27（4）：1130

清瘤亮喉方

党参12g　麦冬10g　太子参10g　石斛12g　沙参12g　龟甲（先煎）15g　天花粉12g　佩兰8g　藿香8g　砂仁8g　射干6g　皂角刺6g　石菖蒲6g　夏枯草12g　白花蛇舌草15g　牡丹皮10g　焦山楂15g　鸡内金10g

【用法】龟甲打碎先煎30分钟，余上药水煎服，每天2次，每日1剂。

【功效】益气养阴，化湿解毒。

【适应证】**咽喉癌术后及放化疗后或晚期癌（气阴两虚，痰湿血瘀证）**。

【疗效】340例咽喉癌患者应用清瘤亮喉方治疗后，结果放化疗及术后反应减轻260例，肿瘤缩小者40例，肿瘤未变化者20例，有效率88.2%，随访观察5年生存率85%。

【来源】韩秀丽，汪冰，陈万军. 清瘤亮喉方治疗咽喉癌临床观察. 辽宁中医药大学学报，2010，12（6）：58

清咽利隔散加减

金银花 15g　连翘 12g　栀子 10g　黄芩 6g　黄连 3g　玄参 10g
生大黄 6g　山豆根 8g　锦灯笼 10g　半枝莲 15g　白花蛇舌草 15g　猫
人参 10g　蒲公英 10g　冬凌草 6g　生甘草 6g

【用法】水煎服，每天2次，每日1剂。

【功效】清热降火，散结利咽。

【适应证】**喉癌（肺胃积热证）**。症见：声音嘶哑，咽喉肿痛，喉部异物感，吞咽不利，咳嗽，咳痰，痰中带血，恶心厌食，小便黄赤，大便坚涩，舌绛、苔黄，脉洪数。

【来源】周维顺，谢长生. 略论喉癌的诊治原则. 浙江中医学院学报，1998，22（6）：29

丹栀逍遥散加减

牡丹皮 10g　栀子 10g　当归 10g　赤芍 9g　白芍 10g　柴胡 9g
茯苓 12g　半枝莲 15g　白花蛇舌草 15g　生甘草 6g　山豆根 8g　蒲公英 10g　开金锁 15g　冬凌草 6g　生黄芪 15g　女贞子 12g　薏苡仁 15g

【用法】水煎服，每天2次，每日1剂。

【功效】疏肝解郁，清泻肝火。

【适应证】**喉癌（肝气郁结证）**。症见：喉部不适，有异物感，声音嘶哑，口苦咽干，吞咽不利，头晕目眩，胸胁胀痛，舌燥、苔薄黄，脉弦。

【来源】周维顺，谢长生. 略论喉癌的诊治原则. 浙江中医学院学报，1998，22（6）：29

金匮肾气丸合柴胡清肝饮加减

知母 10g　黄柏 8g　生地黄 15g　熟地黄 15g　牡丹皮 10g　山茱萸 8g　柴胡 6g　蒲公英 10g　冬凌草 6g　赤芍 9g　白芍 9g　青皮 6g
陈皮 6g　炙甘草 6g　山豆根 8g　半枝莲 15g　藏青果 10g　开金锁 15g
猫人参 10g　猫爪草 9g　浙贝母 8g　蒲公英 10g　女贞子 12g　生薏苡

仁 15g

【用法】水煎服，每天 2 次，每日 1 剂。

【功效】滋肾培元，解郁清热。

【适应证】**喉癌（肾虚内热证）**。症见：声哑失音，喉部溃烂作痛，纳减，痛连耳窍，痰涎奎盛，五心烦热，苔厚腻，脉沉数。

【来源】周维顺，谢长生．略论喉癌的诊治原则．浙江中医学院学报，1998，22（6）：29

❀ 白英清喉汤

白英 30g　龙葵 3g　蛇莓 24g　半枝莲 24g　猕猴桃根 30g

【用法】水煎服，每天 2 次，每日 1 剂。

【功效】清热解毒。

【适应证】**喉癌（热毒壅盛证）**。

【临证加减】热毒壅盛者加一枝黄花 9g、蒲公英 15g、夏枯草 15g；热盛津伤者加鱼腥草 9g、石韦 9g、岩珠 9g、灯笼草 9g、玄参 15g、麦冬 15g；气血亏虚者加党参 15g、黄芪 15g、太子参 9g、大枣 30g。

【疗效】本方治疗 1 例喉癌（右侧声带鳞状细胞癌），治疗 2 个月后声音增响，咽痛痊愈，喉镜检查肿块消失，随访 7 年，未见复发。

【来源】胡熙明，吕明方．中国中医秘方大全．上海：文汇出版社，1989：634

❀ 吹喉消肿方

硼砂 4.5g　玉丹 0.15g　黄柏 0.06g　明腰黄 0.6g　蒲黄 0.06g
白芷 0.03g　冰片 0.6g　甘草 0.3g　薄荷 0.1g

【用法】上述药均研细末吹喉，每天 2 次，每日 1 剂。

【功效】散风泄火，攻坚破积。

【适应证】**喉癌（风热壅结证）**。

【临证加减】痰火壅盛者以葶苈子 3g、旋覆花 3g、马兜铃 4.5g、牛蒡子 9g、桔梗 3g、光杏仁 9g、川贝母 9g、莱菔子 9g、焦栀子 9g、淡黄芩 6g、连翘 9g、蝉蜕 1.5g，水煎服；津伤痰凝者以玄参 9g、紫蛤壳 15g、甜杏仁 9g、麦冬 9g、代赭石 12g、川贝母 6g、白英 15g、马兜铃 4.5g、冬瓜子 9g、莱菔子 9g、郁李仁 9g、稆豆衣 9g，水煎服。

【疗效】本方治疗 1 例喉癌获愈。

【来源】胡熙明，吕明方. 中国中医秘方大全. 上海：文汇出版社，1989：634－635

喉癌散结汤

半枝莲 31g　蛇莓 15g　山豆根 15g　丹参 21g　急性子 15g　僵蚕 10g　蜈蚣 1 条　射干 10g　夏枯草 15g　昆布 15g　威灵仙 12g　浙贝母 21g

【用法】水煎服，每天 2 次，每日 1 剂。

【功效】清热化痰，软坚散结。

【适应证】**喉癌（痰热互结证）**。

【临证加减】热盛加黄连 8g、天葵子 15g、天花粉 12g；津伤加沙参 15g、天冬 20g、麦冬 10g、玉竹 10g、百合 15g、玄参 12g；痰多加法半夏 10g、茯苓 10g、桔梗 10g。

【疗效】本方治疗 1 例左侧声带高分化鳞状上皮癌，治后肿块消失，咽及声带表面光滑，活动良好。

【来源】胡熙明，吕明方. 中国中医秘方大全. 上海：文汇出版社，1989：635

天龙舒喉方

壁虎 25 条　蛤粉 50g　粳米 60g　僵蚕 15g　全蝎 15g　蜈蚣 10 条　硼砂 15g　露蜂房（烧存性）30g

【用法】将壁虎、蛤粉、粳米三药同炒至米焦黄，再与僵蚕、全蝎、蜈蚣、硼砂、露蜂房（烧存性）共研为细末，装入胶囊，每服 4 粒，1 日 3 次，温开水送服。

【功效】软坚散结。

【适应证】**晚期喉癌（痰浊凝聚证）**。

【临证加减】临床使用时应配合应用软坚散结汤剂：夏枯草 15g、山慈菇 15g、七叶一枝花 15g、威灵仙 15g、猫爪草 25g、鸡内金 15g、生牡蛎（先煎）

30g、太子参 15g、焦山楂 10g、神曲 10g、麦芽 10g、米醋 20ml，水煎服。

【疗效】本方治疗 1 例晚期喉癌（Ⅰ级鳞状上皮细胞癌），治疗 120 天后症状全消，喉镜检查肿块已消，声带运动闭合良好，随访 7 年未见复发。

【来源】胡熙明，吕明方．中国中医秘方大全．上海：文汇出版社，1989：635－636

❀ 段凤舞喉癌验方

天冬 10g　麦冬 10g　五味子 10g　党参 10g　山豆根 10g　射干 10g　天花粉 15g　夏枯草 15g　浙贝母 10g　生黄芪 30g　枸杞子 15g　女贞子 15g　六神曲 15g　焦山楂 15g　龙葵 15g　蛇莓 15g　白英 15g

【用法】水煎服，每天 2 次，每日 1 剂，连服 1 个月为 1 个疗程。

【功效】滋肾健脾，清热软坚。

【适应证】喉癌（脾肾两虚兼有热毒证）。

【来源】赵建成．段凤舞肿瘤积验方．合肥：安徽科学技术出版社，1997：104

❀ 豆铃汤

山豆根 9g　马兜铃 15g　牛蒡子 15g　桔梗 9g　露蜂房 9g　蝉蜕 9g　连翘 30g　黄芩 9g　全蝎 9g　石斛 15g　麦冬 15g　生甘草 3g

【用法】水煎服，每天 2 次，每日 1 剂。

【功效】清热解毒，润喉利咽。

【适应证】喉癌（热毒炽盛证）。症见：声音嘶哑，甚至失音，或咳嗽，咳痰带血，或发生剧烈的呛咳。

【来源】赵建成．段凤舞肿瘤积验方．合肥：安徽科学技术出版社，1997：105

❀ 豆干汤

山豆根 9g　射干 9g　露蜂房 9g　蛇蜕 9g　全蝎 9g　桔梗 9g　石斛 9g　麦冬 15g　北沙参 30g　玄参 18g　生甘草 3g

【用法】水煎服，每天 2 次，每日 1 剂。

【功效】清热活血，滋阴润燥。

【适应证】**喉癌晚期（热毒炽盛，阴虚血瘀证）**。症见：喉癌晚期出现咳血、咳嗽、呼吸困难，声哑或失音，颈部淋巴结肿大，恶病质表现者。

【来源】赵建成. 段凤舞肿瘤积验方. 合肥：安徽科学技术出版社，1997：105

银硼丸

露蜂房　金银花　硼砂　蛇蜕　山豆根　土茯苓　全蝎各等份

【用法】上药共研细末，水泛为丸，如绿豆大小，每次服 6～9g，每日 3 次。黄芪煎水送下，或开水送下。

【功效】清热解毒，消炎消肿。

【适应证】**喉癌初期（热毒炽盛证）**。症见：喉癌初期发音疲倦、声音嘶哑者。

【来源】赵建成. 段凤舞肿瘤积验方. 合肥：安徽科学技术出版社，1997：105

金马丸

郁金 120g　制马钱子 60g　火硝 30g　山豆根 60g　白矾 30g　料姜石 60g

【用法】上药共研细末，水泛为丸，如绿豆大小，每次服 1.5～3g，每日 3 次。

【功效】清热解毒，消坚攻积。

【适应证】**喉癌（热毒炽盛证）**。

【来源】赵建成. 段凤舞肿瘤积验方. 合肥：安徽科学技术出版社，1997：105－106

喉癌早期验方

玄参 12g　山豆根 12g　僵蚕 12g　天冬 15g　麦冬 15g　露蜂房 15g　金银花 15g　马勃 10g　半枝莲 30g　白花蛇舌草 30g

【用法】水煎服，每天 2 次，每日 1 剂。

【功效】清热解毒，软坚散结。

【适应证】**喉癌早期（热毒炽盛证）**。症见：鼻塞，干咳无痰，咽干口燥，声音嘶哑，饮水不多，苔薄黄，脉浮数。

【来源】赵建成．段凤舞肿瘤积验方．合肥：安徽科学技术出版社，1997：106

喉癌中晚期验方

玄参12g　浙贝母12g　马勃10g　莪术15g　穿山甲15g　硼砂6g　硇砂3g　全蝎3g　蜈蚣2条　七叶一枝花24g　半枝莲30g　白花蛇舌草30g

【用法】水煎服，每天2次，每日1剂。

【功效】清热解毒，软坚散结。

【适应证】**喉癌中、晚期（热毒炽盛证）**。症见：声音嘶哑进行性加重，咽喉有异物感、紧迫感、甚则吞咽困难，呼吸困难，颈部肿块，消瘦纳差，舌有瘀斑、苔薄，脉细涩。

【来源】赵建成．段凤舞肿瘤积验方．合肥：安徽科学技术出版社，1997：106

消瘤碧玉散

硼砂10g　冰片1g　胆矾1g

【用法】上药共研成细末，用以点患处。

【功效】开结通喉。

【适应证】**喉癌（痈疽热毒证）**。

【来源】赵建成．段凤舞肿瘤积验方．合肥：安徽科学技术出版社，1997：106

解毒散结抗癌验方

开金锁30g　大青叶15g　山豆根15g　玄参15g

【用法】水煎服，每天2次，每日1剂。

【功效】清热解毒，散结利喉。

【适应证】**喉癌（热毒炽盛证）**。

【来源】赵建成．段凤舞肿瘤积验方．合肥：安徽科学技术出版社，1997：106－107

葵英喉癌验方

龙葵 30g 白英 30g 蛇莓 15g 七叶一枝花 15g 开金锁 15g 灯笼草 10g

【用法】水煎服，每天 2 次，每日 1 剂。

【功效】解毒，抗癌，散结。

【适应证】**喉癌（痈疽热毒证）。**

【临证加减】肿瘤溃烂者加蒲公英 30g、半枝莲 10g。

【来源】赵建成. 段凤舞肿瘤积验方. 合肥：安徽科学技术出版社，1997：107

八宝珍珠散

儿茶 4.5g 川黄连（末）4.5g 川贝母（去心）4.5g 青黛 4.5g 红毼（烧灰存性）3g 铅粉 3g 黄柏末 3g 鱼脑石（微煅）3g 琥珀末 3g 人中白 6g 硼砂 2.4g 冰片 1.8g 京牛黄 1.5g 珍珠（豆腐煮，研末）1.5g 麝香 1g

【用法】上药各研成极细末，掺一处研匀，用细毛笔或纸卷将药吹入喉内烂肉处。

【功效】滋阴清热，透脓解毒。

【适应证】**喉癌腐烂（痈疽热毒兼有阴虚火旺证）。**

【来源】赵建成. 段凤舞肿瘤积验方. 合肥：安徽科学技术出版社，1997：107

益气养阴抗癌验方

黄芪 30g 半枝莲 30g 白花蛇舌草 30g 玉竹 18g 穿山甲 15g 莪术 15g 麦冬 15g 天冬 15g 玄参 12g

【用法】水煎服，每天 2 次，每日 1 剂。

【功效】清热解毒，益气滋阴。

【适应证】**喉癌晚期（气虚血热证）。**症见：声哑更甚，包块溃烂，口干引饮，干咳痰少，气短无力，饮食少思，小便黄，大便结燥，舌红、无苔，脉细无力。

【来源】赵建成. 段凤舞肿瘤积验方. 合肥：安徽科学技术出版社，1997：107

青黛牛黄散

青黛 12g　人工牛黄 12g　紫金锭 6g　野菊花 60g

【用法】上药共研成细末，每次 3g，每天服 3 次。

【功效】清热解毒。

【适应证】**喉癌（热毒痈疽证）**。

【来源】赵建成. 段凤舞肿瘤积验方. 合肥：安徽科学技术出版社，1997：108

马兰牛蒡散

马兰子 1.8g　牛蒡子 1.8g

【用法】上药共研成细末，每空心温水 1 次服下。另以牛蒡子 90g、盐 60g，研匀炒热，包熨喉外。

【功效】清热解毒消肿。

【适应证】**喉癌（热毒壅盛证）**。

【来源】赵建成. 段凤舞肿瘤积验方. 合肥：安徽科学技术出版社，1997：108

气血两清喉癌验方

黄连 6g　黄芩 6g　赤芍 6g　天花粉 10g　连翘 10g　玄参 10g　金银花 15g　羚羊角粉 0.3g（另吞）

【用法】水煎服，每天 2 次，每日 1 剂。

【功效】养阴清热，解毒化瘀。

【适应证】**喉癌（火毒瘀结证）**。

【临证加减】声音嘶哑者加射干 6g、胖大海 6g。

【来源】赵建成. 段凤舞肿瘤积验方. 合肥：安徽科学技术出版社，1997：108

解毒散结抗癌验方

老硼砂 30g　赤练蛇粉 30g　乌梅 15g　桔梗 15g　海浮石 15g　胆

南星 23g 薄荷 15g 饴糖 120g

【用法】共研细末，炼蜜为丸，每丸重 3g。每次 1 丸，口内含化，每日 3~4 次。

【功效】清肺化痰，软坚散结。

【适应证】**喉癌（肺热火毒证）。**

【来源】赵建成. 段凤舞肿瘤积验方. 合肥：安徽科学技术出版社，1997：109

清热凉血抗喉癌验方

紫雪散 30g 犀角 30g 羚羊角 30g 生石膏 30g 寒水石 30g 升麻 30g 玄参 60g 甘草 24g 沉香 15g 木香 15g

【用法】共研细末，每次 3g，每日 2 次，白开水冲服。

【功效】清热凉血解毒。

【适应证】**喉癌初期未溃者（热毒壅盛证）。**

【来源】赵建成. 段凤舞肿瘤积验方. 合肥：安徽科学技术出版社，1997：109

清热化痰抗喉癌验方

射干 9g 炒僵蚕 9g 胖大海 9g 蝉蜕 6g 凤凰衣 6g 板蓝根 6g 地龙 4.5g 桔梗 4.5g 土贝母 9g 败酱草 12g 凤尾草 12g

消瘤丸：全蝎、蜂房、蛇蜕各等份，研末水泛为丸。

【用法】水煎服，每天 2 次，每日 1 剂。每日另吞消瘤丸 9g，1 次吞服。

【功效】清热化痰利喉。

【适应证】**喉癌（痰热互结证）。**

【来源】赵建成. 段凤舞肿瘤积验方. 合肥：安徽科学技术出版社，1997：109

喉癌外治验方

黄柏 3g 黄连 3g 冰片 1.2g 麝香 0.3g 玄明粉（风化）3g 明矾 1.5g 鹿角霜（刮去皮、髓）15g 硼砂 7.5g（炒） 甘草 1.5g

【用法】先研黄柏、黄连和玄明粉，再入其他药，共研极细末。取少许吹入患处，配合内服药。

【功效】清热凉血，透脓解毒。

【适应证】**喉癌（热毒壅盛证）**。

【来源】赵建成.段凤舞肿瘤积验方.合肥：安徽科学技术出版社，1997：110

六神丸

珍珠粉 4.5g　犀牛黄 4.5g　麝香 4.5g　雄黄 3g　蟾酥 3g　冰片 3g

【用法】各研细末，用酒化蟾酥，与前药末调匀为丸，如芥子大，百草霜为衣。每服 5～10 丸，每日 2～3 次。亦可研末外用。孕妇慎用。

【功效】清凉解毒，消炎止痛。

【适应证】**喉癌（热毒痈疽证）**。

【来源】赵建成.段凤舞肿瘤积验方.合肥：安徽科学技术出版社，1997：111

消瘰丸合二陈汤加减

玄参 30g　牡蛎 15g　川贝母 6g　黄芩 10g　半夏 10g　陈皮 10g
白花蛇舌草 30g　桃仁 10g　甘草 6g　水蛭 3g　马勃 10g

【用法】水煎服，每天 2 次，每日 1 剂。

【功效】清热化痰，散结消积。

【适应证】**喉癌（痰瘀壅滞证）**。

【来源】周宜强.实用中医肿瘤学.北京：中医古籍出版社，2006：371

龙马饮

马勃 10g　龙葵 30g　黄连 6g　黄芩 10g　牛蒡子 10g　岗梅 10g
山豆根 6g　夏枯草 20g　沙参 15g　玄参 10g　甘草 6g　桔梗 10g

【用法】水煎服，每天 2 次，每日 1 剂。

【功效】泻火解毒，清咽散结。

【适应证】**喉癌（火毒内结证）**。

【临证加减】热甚者加生石膏、龙胆草；头痛剧烈者加三七、五灵脂等；

痰多者加陈皮、瓜蒌仁、浙贝母等。

【来源】周宜强．实用中医肿瘤学．北京：中医古籍出版社，2006：371

知柏地黄丸加减

知母 10g　黄柏 10g　熟地黄 20g　山茱萸 10g　山药 20g　茯苓 20g

泽泻 10g　麦冬 15g　牛蒡子 10g　桔梗 10g　浙贝母 10g

【用法】水煎服，每天 2 次，每日 1 剂。

【功效】养阴滋肾，解毒散结。

【适应证】喉癌（阴虚火旺证）。

【临证加减】咳血者加仙鹤草、血余炭；气短、自汗者加党参；低热者加地骨皮、青蒿。

【来源】周宜强．实用中医肿瘤学．北京：中医古籍出版社，2006：371

生脉散合百合固金汤加减

西洋参 10g　沙参 15g　生地黄 20g　百合 20g　川贝母 6g　麦冬 20g　五味子 10g　石斛 15g　黄精 15g　生黄芪 20g　枸杞子 20g　大枣 6g　甘草 6g

【用法】水煎服，每天 2 次，每日 1 剂。

【功效】益气养阴，润肺化痰。

【适应证】喉癌（气血亏虚证）。

【临证加减】咽喉干燥疼痛者加玄参、青果、山豆根；口干舌绛明显者加知母，重用沙参、麦冬；食欲不振加谷芽、麦芽、神曲；汗多、气短者加白术、防风；烦躁失眠者加酸枣仁。

【来源】周宜强．实用中医肿瘤学．北京：中医古籍出版社，2006：372

麻朴汤加减

麻黄 6g　杏仁 15g　生甘草 3g　桔梗 10g　川厚朴 10g　清半夏 10g　枳壳 12g

【用法】水煎服，每天 2 次，每日 1 剂。

【功效】疏风解表，温肺散寒。

【适应证】喉癌（风寒袭肺证）。

【来源】李家庚. 中医肿瘤防治大全. 北京：科学技术文献出版社，2006：251

冬参汤加减

人参 10g　茯苓 15g　全当归 15g　阿胶（烊化）15g　生地黄 30g
麦冬 20g　天冬 20g　诃子 12g　梨汁 30ml

【用法】水煎服，每天 2 次，每日 1 剂。

【功效】补虚益气，润燥清音。

【适应证】喉癌（气阴两虚证）。

【来源】李家庚. 中医肿瘤防治大全. 北京：科学技术文献出版社，2006：251

利咽清金汤加减

桔梗 10g　黄芩 10g　浙贝母 10g　生栀子 10g　山豆根 10g　麦冬
15g　草河车 15g　薄荷 6g　紫苏 6g　金果榄 6g　牛蒡子 12g　马勃
12g　板蓝根 20g

【用法】水煎服，每天 2 次，每日 1 剂。另服知柏地黄丸，每次 1 丸，每
日 2 次。

【功效】养阴滋肾，益气清金，解毒散结。

【适应证】喉癌（阴虚火旺，毒结咽喉证）。

【临证加减】咳血重者加仙鹤草 30g、血余炭 15g。

【来源】李家庚. 中医肿瘤防治大全. 北京：科学技术文献出版社，2006：251

导痰汤加减

法半夏 10g　陈皮 10g　白术 10g　枳实 10g　制胆南星 10g　杏仁
10g　浙贝母 10g　桃仁 10g　葶苈子 10g　茯苓 30g　薏苡仁 30g　半
枝莲 30g　白花蛇舌草 30g　大枣 10 枚

【用法】水煎服，每天 2 次，每日 1 剂。

【功效】健脾燥湿，化痰散结。

【适应证】喉癌（痰结湿聚证）。

【临证加减】若痰郁发热者，加金银花 10g、连翘 10g；痰中带血者加白茅根 30g、黛蛤散 30g、仙鹤草 30g、血余炭 10g、藕节 10g；胸胁胀痛者加全瓜蒌 15g、延胡索 15g、制乳香 10g、制没药 10g。

【来源】李家庚．中医肿瘤防治大全．北京：科学技术文献出版社，2006：252

大补阴丸合薯蓣丸加减

知母 15g 熟地黄 15g 鳖甲 15g 当归 15g 白术 15g 威灵仙 15g 鬼箭羽 15g 黄柏 12g 山药 10g 龙齿 10g 人参 10g 桔梗 10g 柴胡 10g 茯苓 20g

【用法】水煎服，每天 2 次，每日 1 剂。

【功效】益气养阴，化毒开音。

【适应证】喉癌（气阴两虚证）。

【来源】王希胜，张亚密．肿瘤病中医特色诊疗全书．北京：化学工业出版社，2011：56